Knee Fractures
膝关节骨折
治疗策略

原著 [德] Marc Hanschen

　　　[德] Peter Biberthaler

　　　[加] James P. Waddell

主译　王　刚

中国科学技术出版社

·北 京·

图书在版编目（CIP）数据

膝关节骨折治疗策略 / (德) 马克・汉斯 (Marc Hanschen), (德) 皮特・比伯塔勒 (Peter Biberthaler),
(加) 詹姆斯・P. 瓦德尔 (James P. Waddell) 原著；王刚主译 . — 北京：中国科学技术出版社，2024.7
　书名原文：Knee Fractures
　ISBN 978-7-5236-0619-3

Ⅰ . ①膝… Ⅱ . ①马… ②皮… ③詹… ④王… Ⅲ . ①膝关节—骨折—治疗 Ⅳ . ① R683.420.5

中国国家版本馆 CIP 数据核字（2024）第 072800 号

著作权合同登记号：01-2024-0728

First published in English under the title
Knee Fractures
edited by Marc Hanschen, Peter Biberthaler, James P. Waddell
Copyright © Springer Nature Switzerland AG 2021
This edition has been translated and published under licence from Springer Nature Switzerland AG.
All rights reserved.

策划编辑	丁亚红	孙　超
责任编辑	丁亚红	
文字编辑	韩　放	
装帧设计	佳木水轩	
责任印制	徐　飞	

出　　版	中国科学技术出版社
发　　行	中国科学技术出版社有限公司
地　　址	北京市海淀区中关村南大街 16 号
邮　　编	100081
发行电话	010-62173865
传　　真	010-62179148
网　　址	http://www.cspbooks.com.cn

开　　本	889mm × 1194mm 1/16
字　　数	344 千字
印　　张	14.5
版　　次	2024 年 7 月第 1 版
印　　次	2024 年 7 月第 1 次印刷
印　　刷	北京盛通印刷股份有限公司
书　　号	ISBN 978-7-5236-0619-3/R・3243
定　　价	228.00 元

译者名单

主　译　王　刚

副主译　张月雷　吕胜松

译　者　（以姓氏笔画为序）

万里甫　王凤斌　司坤鹏　严　超　杜公文　张　琦

张利锋　周　剑　章乐成　隋　聪

内容提要

　　本书引进自 Springer 出版社，是一部关于膝关节及其周围骨折和相关损伤的综合指南，涵盖了膝关节的解剖、膝关节损伤的影像学评估、膝关节骨折的流行病学和骨折分类、术前计划、不同类型骨折的治疗方法及术后康复等内容。此外，书中还讨论了膝关节周围骨折、浮膝损伤、感染性和非感染性不愈合等并发症的治疗，为读者提供了相应的参考和治疗方案，并对老年及青少年等特殊人群在膝关节骨折方面的挑战进行了总结。本书内容翔实，科学性强，可供广大骨科从业者及膝关节亚专科医师借鉴参考。

译者前言

我们很高兴可以将这部有关膝关节骨折和相关损伤的著作呈现给广大国内读者。虽然在过去的几十年，膝关节骨折的治疗取得了前所未有的新进展，但作为全身最重要的运动关节之一，膝关节损伤的比例一直较高且治疗效果不甚满意，我们深知这个领域的重要性及其对医疗专业人员和研究者的价值。

本书可帮助读者理解膝关节，并提供一份详细的治疗指南。此书开篇从膝关节的解剖结构入手，帮助读者理解膝关节的形态及功能，再通过影像学评估，进一步评估病情和损伤程度，然后系统介绍了不同类型骨折的诊断和治疗，特别强调了术前计划的重要性；详细描述了各部位骨折治疗中常用的固定技术。书中还讨论了膝关节周围骨折、浮膝损伤及感染性和非感染性不愈合等情况的治疗，为读者提供了相应的参考和治疗方案。此外，书中还对老年患者和青少年患者等特殊人群在膝关节骨折方面的特殊挑战进行了总结。最后重点阐述了康复理疗的应用，强调了术后康复的重要性，并提供了指导和建议，以帮助患者尽快恢复功能。我们希望本书能成为创伤骨科同道、医疗从业者、研究人员的宝贵资源，为他们在日常实践和学术研究中提供参考和帮助。

在翻译本书的过程中，我们团队倾注了大量的心血和努力，力求将原文的专业性和准确性传达到译文中，使读者更容易理解。同时对每一章进行了仔细的审校，以确保内容的准确性和一致性。

我们要感谢原作者及其团队的杰出工作，他们把自己深入的研究和丰富的临床经验奉献出来，使本书成为经典。同时，我们还要感谢出版社的支持和信任，让我们有机会将这部重要的著作介绍给大家，将最新的知识和临床经验传递给广大的读者群体。

希望读者能从书中获得有益的知识和实用的指导，将其应用于临床实践、学术研究和教育培训中。我们相信，通过不断学习和分享经验，我们可以进一步提升对膝关节骨折和相关损伤的认识，为患者的治疗和康复做出更大的贡献。祝愿您在阅读本书时获得愉快和有益的体验！

王　刚

目　录

膝关节解剖
Anatomy of the Knee

Moritz Crönlein **著**

吕胜松　王　刚 **译**

第 1 章

缩略语

ACL	anterior cruciate ligament	前交叉韧带
ALL	anterolateral ligament	前外侧韧带
LCL	lateral collateral ligament	外侧副韧带
MCL	medial collateral ligament	内侧副韧带
PCL	posterior cruciate ligament	后交叉韧带

一、股骨远端解剖

股骨髁是股骨远端的膨大部分,从腹侧看像两个并排向前的轮子。股骨髁在背侧被一个较深的切迹即髁间窝分为内外侧髁,在腹侧由股骨滑车相连[1, 2]。股骨髁在冠状面和矢状面上的双凸形状与胫骨近端的凹面形状相互匹配。股骨髁的曲率半径自前向后逐渐增大,内侧髁由 17mm 增加到 38mm,外侧髁由 12mm 增加到 60mm[3]。在内、外侧髁各有一个小的骨性隆起,称为内上髁和外上髁,分别是内、外侧副韧带在股骨侧的附着点。收肌结节位于内上髁的近端,是股骨粗线的内侧唇部分,大收肌附着于此[2, 4]。

二、胫骨近端解剖

胫骨近端被无软骨覆盖的髁间隆起分为内侧平台和外侧平台[2, 4],内侧平台呈双凹形,而外侧平台在矢状面呈凸形,在冠状面呈凹形,结果就是胫骨内侧平台和股骨内侧髁之间具有良好的稳定性,而外侧膝关节,因胫骨外侧平台和股骨外侧髁的不匹配,其稳定性依赖于前交叉韧带的完整[3]。胫骨平台在矢状面上有 4°~9° 的后倾,称为胫骨后倾角(图 1–1),而在冠状面上从外侧到内侧的倾斜约 3°[3, 4]。由于后倾角的存在,在

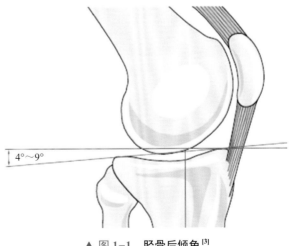

4°~9°

▲ 图 1–1　胫骨后倾角[3]

轴向载荷时，股骨髁倾向于向后滑动，这种作用受到关节囊、韧带和半月板的限制。胫骨近端骨密度最高的部位是内侧胫骨平台。当关节伸直时，由于髁间隆起与髁间窝的良好契合，髁间隆起可作为稳定装置抵抗旋转和内外侧位移（图 1-2）[3, 5]。

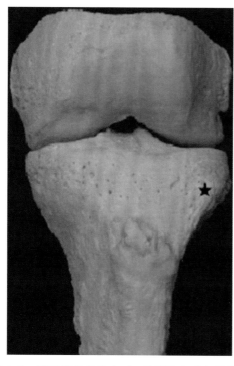

▲ 图 1-2　图示膝关节伸直时，髁间隆起良好地嵌入股骨髁间窝，稳定膝关节免受旋转和内外侧位移作用力的影响 [5]

三、髌骨的解剖

髌骨是一块扁平的三角形籽骨，与股四头肌腱融为一体 [3, 5]。头端连接股四头肌腱，尾端是髌韧带的起点，凸形的前表面遍布小的垂直骨道，内含股四头肌腱纤维，肌腱通过夏普纤维（Sharpey's fiber）连接到髌骨表面 [3, 5]。髌骨的后面由七个不同的关节面组成，包括两个主要关节面（内侧和外侧）和五个位于髌骨边缘的小关节面。各关节面之间由不同的小隆起隔开。髌骨头侧 3/4 被软骨覆盖，与股骨形成髌股关节，而尾侧 1/4 则没有软骨 [3, 4, 6]。

四、膝关节的软骨、韧带、半月板和关节囊

（一）软骨

膝关节软骨是一种透明软骨，由软骨细胞、胶原纤维和透明基质组成。软骨的营养是通过关节滑液扩散来提供的，滑液由膝关节的运动产生，即所谓的"滑液泵"。滑液含有透明质酸，由滑膜分泌，其黏度是可调的，关节运动能够降低滑液的黏度，从而加速滑液在关节内的扩散，反之亦然 [3]。

（二）韧带

1. 侧副韧带　两侧的侧副韧带负责稳定膝关节，防止冠状面上的内、外翻。外侧副韧带（LCL）在横断面近似圆形，起于股骨外上髁，止于腓骨头，与腘肌腱和外侧半月板的关节囊之间留有一个小间隙 [3, 5]。在膝关节完全伸直时，LCL 可防止内翻不稳定；屈曲时，LCL 的张力降低，允许膝关节旋转 [7]。

在外侧还有前外侧韧带（ALL），由法国外科医生 Segond 于 1879 年首次描述，最近越来越受到重视 [7]。ALL 起源于股骨外上髁，且位置不固定，止于 Gerdy 结节和腓骨头尖端之间的胫骨前外侧，其旨在增加膝关节旋转时的稳定性 [7-10]。

内侧副韧带（MCL）是一种宽而扁平的韧带，起于股骨内上髁，止于胫骨内侧髁。其后束附着于膝关节囊，MCL 的深层和内侧半月板相连。在关节完全伸直时，MCL 紧张以防止外翻不稳定（图 1-3）。

2. 交叉韧带　前交叉韧带（ACL）分为三束，前内侧束、中间束和后外侧束。它附着在髁间棘前方，止于股骨外侧髁的内表面。ACL 通过防止伸膝时胫骨向前半脱位来限制过度伸膝不稳定。它还限制了膝关节屈曲时的过度旋转 [3, 5, 12]。

后交叉韧带（PCL）由两束组成，前外侧束和后内侧束。它附着在胫骨髁间棘的后方，并向

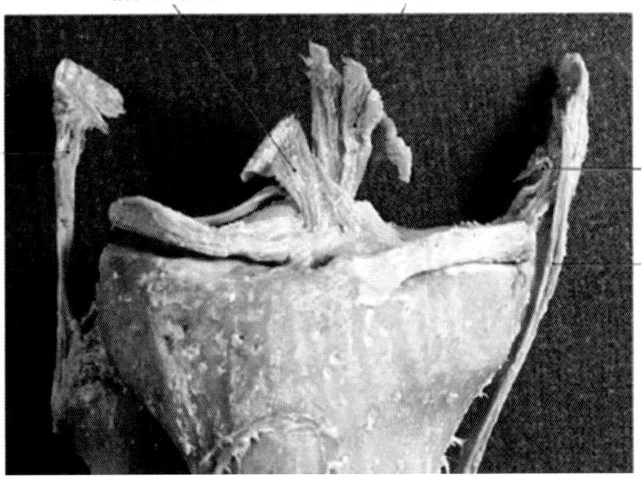

▲ 图 1-3　膝关节解剖的前面观
图片显示了前方观察时侧副韧带、交叉韧带和半月板与胫骨近端之间的关系[11]

前上方附着于股骨内侧髁的外表面。PCL 由自身的滑膜鞘覆盖，由于其在胚胎发育过程中起源于关节外，因此被血管化良好的脂肪垫所包围，这可能是其具有良好愈合能力的一个原因[13]。PCL 起到屈曲稳定的作用，因为它在膝关节屈曲过程中限制了胫骨的向后滑移。此外，PCL 通过限制伸膝过程中的股骨向前滑移，与 ACL 一起限制过度伸膝[3]。

两条交叉韧带均协助侧副韧带对抗内翻或外翻应力，在膝关节内旋时，交叉韧带张力增加，而膝关节外旋时张力减小（图 1-3）。

（三）半月板

膝关节在骨性结构上不完全匹配，由内侧和外侧半月板这两个楔形的纤维软骨盘进行补偿。半月板在解剖上可以分为前角和后角，分别附着在髁间棘的前、后方[5, 14]。内侧半月板和外侧半月板前角之间由横韧带提供额外的固定。内侧半月板为半月形，覆盖胫骨内侧平台关节面的 50%～60%，平均宽度约 10mm[14]。外侧半月板为半圆形，平均宽度为 12mm[3]。半月板的血液供应主要由从关节囊进入半月板边缘 1～2mm 的小血管提供，而更靠内的部分为乏血供区[5, 15, 16]。半月板的主要功能如下。

• 增强关节稳定性。
• 补偿关节的骨性不匹配。
• 被动限制过伸和过屈。
• 通过变形来吸收接触时的应力和能量。
• 改善软骨营养。

（四）关节囊

膝关节囊是一个圆桶状的膜，包裹整个膝关节，并为髌骨留下一个狭小的间隙。关节囊分两层，滑膜层和纤维层[3]。纤维层在内外两侧得到加强，并与半月板边缘相延续[14]。滑膜层高度血管化，由结缔组织构成，产生滑液[17]。滑液的主要成分之一是透明质酸，它对关节润滑和软骨营养具有重要作用[18, 19]。后侧关节囊负责稳定膝关节，防止膝关节过伸及对抗膝关节伸直时的内外旋转。内侧关节囊通过对抗外翻应力、前脱位及膝关节屈曲时的外旋稳定膝关节[20]。外侧关节囊通过对抗屈膝时的内、外旋及伸膝时的内旋稳定膝关节[3]。

五、膝关节的肌肉、神经和血管

（一）肌肉

股四头肌是膝关节最重要的伸肌，可分为四个不同的部分：股直肌、股外侧肌、股内侧肌和股中间肌。伸膝力量通过与髌骨连接的股四头肌腱转移到髌韧带，最后到胫骨结节[3]。膝关节屈肌力量稍弱，分别是大腿后侧肌群（股二头肌、半腱肌和半膜肌组成）和鹅足肌群（缝匠肌、股薄肌和半腱肌组成）。腓肠肌和腘肌在膝关节屈曲中起次要作用。膝关节内旋由缝匠肌、股薄肌、半膜肌、半腱肌和腘肌完成；外旋由股二头肌和阔筋膜张肌完成[3]。

（二）血管

膝关节的血液供应由腘动脉提供。腘动脉穿过腘窝，发出五条不同的分支，通过众多的吻合支相互沟通，形成膝关节动脉网[5]，具体如下。

- 膝上外侧动脉。
- 膝上内侧动脉。
- 膝内侧动脉。
- 膝下外侧动脉。
- 膝下内侧动脉。

（三）神经

神经支配遵循希尔顿定律，即那些支配膝关节运动相关肌肉的神经支配了膝关节运动[5]。内侧的神经网络由胫神经的分支支配；外侧的神经网络由腓神经支配；头侧的神经支配由股神经的少数小分支提供。即使是来自闭孔神经的小分支也会以非常复杂的神经支配模式从内上方进入膝关节[5]。

六、膝关节的功能解剖学

膝关节的运动非常复杂，包括滚动、滑动和末端旋转。1836 年，Weber 等首次对膝关节的运动进行了描述[11]。Weber 等在矢状面上标记膝关节运动时股骨和胫骨的接触点，发现该接触点随着关节屈曲在胫骨上向后移动，屈曲期间股骨接触点之间的距离是胫骨接触点距离的 2 倍[3]。股骨髁通过在胫骨平台上的滚动和滑动机制，防止股骨后脱位，增大了关节的屈曲程度[3]。进一步研究表明，在膝关节屈曲的前 20°～30°，只有滚动运动；而在进一步屈曲时，关节表面才会相互滑动（图 1-4）[3, 11, 21]。Mayer 等在 1853 年[11] 描述了另一种运动，即末端旋转，发生在伸膝的最后 20°[22]，末端旋转即膝关节在完全伸直时会发生 10° 外旋，这是由前交叉韧带和髂胫束共同实现的。在末端旋转结束时，侧副韧带紧张，膝关节生理性半脱位，股骨髁楔入胫骨关节面，为完全伸直的膝关节提供额外的稳定。如果膝关节需要再次屈曲，必须通过内侧旋转装置的紧张来解锁[22]。

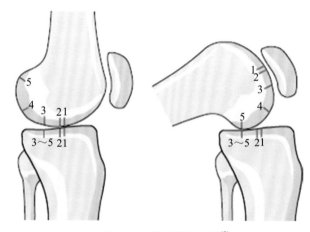

▲ 图 1-4　膝关节运动学[3]

屈膝期间膝关节的滑动机制如图所示。标记股骨内侧髁和胫骨的接触点，虽然膝关节屈曲的前 20° 以滚动机制为主，但在进一步的膝关节屈曲过程中，滑动机制占主导地位

参考文献

[1] Strobel M, Stedtfeld H-W, Eichhorn HJ. Anatomie, Propriozeption und Biomechanik. In: Strobel M, Stedtfeld H-W, Eichhorn HJ, editors. Diagnostik des Kniegelenks. 2nd ed. Berlin: Springer; 1990. p. 2-52.

[2] Wagner M, Schabus R. Knöcherne Strukturen. In: Wagner M, Schabus R, editors. Funktionelle Anatomie des Kniegelenks.

Berlin: Springer; 1982. p. 3-10.

[3] Jerosch J. Endoprothesenrelevante Biomechanik und Pathophysiologie des Kniegelenks. In: Jerosch J, Heisel J, Tibesku CO, editors. Knieendoprothetik. 2nd ed. Berlin: Springer; 2015. p. 5-27.

[4] Jagodzinski M, Müller W, Friederich N. Anatomie. In: Jagodzinski M, Friederich N, Müller W, editors. Das Knie - Form, Funktion und ligamentäre Wiederherstellungschirurgie. 2nd ed. Berlin: Springer; 2015. p. 1-14.

[5] Prescher A. Anatomie des Kniegelenks. In: Wirtz DC, editor. AE-Manual der Endoprothetik - Knie. Berlin: Springer; 2011. p. 1-17.

[6] de Oliveira SD, Briani RV, Pazzinatto MF, Goncalves AV, Ferrari D, Aragao FA, et al. Q-angle static or dynamic measurements, which is the best choice for patellofemoral pain? Clin Biomech. 2015;30:1083-7.

[7] Claes S, Vereecke E, Maes M, Victor J, Verdonk P, Bellemans J. Anatomy of the anterolateral ligament of the knee. J Anat. 2013;223:321-8.

[8] Roessler PP, Schüttler KF, Stein T, Gravius S, Heyse TJ, Wirtz DC, et al. Anatomic dissection of the anterolateral ligament (ALL) in paired fresh-frozen cadaveric knee joints. Arch Orthop Trauma Surg. 2017;137:249-55.

[9] Helito CP, Bonadio MB, Rozas JS, Wey JMP, Pereira CAM, Cardoso TP, et al. Biomechanical study of strength and stiffness of the knee anterolateral ligament. BMC Musculoskeletal Disorders. 2016;17(193):193-9.

[10] Petersen W, Zantop T. Anatomy of the lateral and medial stabilizers of the knee. Arthroskopie. 2017;30:4-13.

[11] Jagodzinski M, Mueller W, Friederich N. Kinematik und angewandte Physiologie und Pathophysiologie der Ligamente. In: Jagodzinski M, Friederich N, Mueller W, editors. Das Knie - Form, Funktion und ligamentäre Wiederherstellungschirurgie. 2nd ed. Berlin: Springer; 2015.

[12] Dargel J, Gotter M, Mader K, Pennig D, Koebke J, Schmidt-Wiethoff R. Biomechanics of the anterior cruciate ligament and implications for surgical reconstruction. Strategies Trauma Limb Reconstr. 2007;2(1):1-12.

[13] Schüttler KF, Ziring E, Ruchholtz S, Efe T. Posterior cruciate ligament injuries. Unfallchirurg. 2017;120:55-68.

[14] Smigielski R, Becker R, Zdanowicz U, Ciszek B. Medial meniscus anatomy—from basic science to treatment. Knee Surg Sports Traumatol Arthrosc. 2015;23:8-14.

[15] Arnoczky SP, Warren RF. Microvasculature of the human meniscus. Am J Sports Med. 1982;10(2):90-5.

[16] Henning CE, Lynch MA, Clark JR. Vascularity for healing of meniscus repairs. Arthroscopy. 2010;26(10):1368-9.

[17] Oliveira I, Goncalves C, Reis RL, Oliveira JM. Synovial knee joint. In: Oliveira JM, Reis RL, editors. Regenerative strategies for the treatment of knee joint disabilities. Berlin: Springer; 2017. p. 21-8.

[18] Iwanaga T, Shikichi M, Kitamura H, Yanase H, Nozawa-Inoue K. Morphology and functional roles of synoviocytes in the joint. Arch Histol Cytol. 2000;63(1):17-31.

[19] Tandon PN, Agarwal R. A study on nutritional transport in a synovial joint. Comput Math Appl. 1989;17(7):1131-41.

[20] De Maeseneer M, Van Roy F, Lenchik L, Barbaix E, De Ridder F, Osteaux M. Three layers of the medial capsular and supporting structures of the knee-MR imaging-anatomic correlation. Radiographics. 2000;20:83-9.

[21] Duda GN, Heller MO, Pfitzner T, Taylor WR, König C, Bergmann G. Biomechanik des Kniegelenks. In: Wirtz DC, editor. AE-Manual der Endoprothetik - Knie. Berlin: Springer; 2011. p. 19-29.

[22] Fuss FK. Principles and mechanisms of automatic rotation during terminal extension in the human knee joint. J Anat. 1992;180:297-304.

第2章

膝关节损伤的影像学
Imaging Following Knee Injury

Tina Zahel   Heike Einhellig   著

章乐成   王   刚   译

一、X 线检查

（一）概述

膝关节 X 线检查是急诊科最常用的影像学检查[1,2]。尽管有了很多新技术，普通 X 线检查仍然非常重要。与计算机断层扫描（computed tomography，CT）相比，它的设备要求低、速度快、成本低；此外，X 线片可以获取整体影像，方便急诊分析病情及制订治疗计划，避免诊断延误导致不良后果。常规检查至少要进行两个视图（前后位视图和侧位视图），这是初步评估的最低要求。

在某些情况下，即使是专家，也很难注意到 X 线片上的细微骨折裂缝。无移位的骨折可能会被遗漏，如胫骨平台轻微塌陷骨折、应力性骨折或不完全骨折。所以多个投照体位有利于提高诊断的成功率，如髌骨切线位片、轴位片、斜位片或施加内翻和外翻应力的正位片等[3-6]。在急症时，由于患者投照体位不当（脱位、疼痛），可能会漏诊骨折。据统计，15% 的患者，尤其是多发性骨折患者，很难在标准体位下摄片，投照体位不当可能妨碍准确的骨折诊断[7]。有学者提出，四个角度投照视图（加双侧斜位片）而不是两个标准位片（正位片和侧位片）在膝关节骨折检测中的准确性更高[5]。

在急救中，如果患肢不能放在标准体位，首选的诊断方法是两张相互垂直的 X 线片，对于一些重叠结构的评估，如髁间区或髌骨，可以进行特殊检查（图 2-1）。

需要注意骨骺影像，髌骨骨化开始于 3—5 岁，通常在青春期结束。也存在残留骨化中心的不完全骨化。股骨远端、胫骨近端和腓骨近端的骨骺一直存在到 17—19 岁[8]。

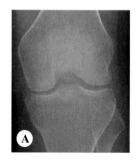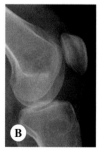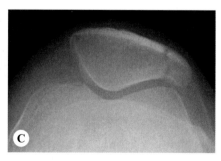

▲ 图 2-1   髌骨垂直骨折
在标准视图中几乎不可见，在轴位片中可以更好地观察到。A. 正位片；B. 侧位片；C. 轴位片

（二）技术

无论何种投照体位，必须除去所有覆盖膝关节的衣物，将膝关节裸露，女性需要排除怀孕情况，需要注意性腺的保护或穿戴铅衣。对于普通 X 线片来说，平均放射剂量约为 0.01 mSv[9]。

1. 标准视图

(1) 膝关节正位（前后位视图）：膝关节 X 线片的主要指征是在急诊室的诊断。多数情况下，在正位片上很容易看到股骨髁或胫骨平台骨折，如果发生脱位更容易辨认。但要评估其他特殊的骨损伤，如 Segond 骨折、髁间棘骨折或脱位（胫骨相对于股骨的移位），需要仔细观察。此外，关节积脂血症（关节积液在髌骨隐窝中呈层状排列）是关节损伤的一个间接征象。当然还可在非急诊情况下进行膝关节 X 线片以进行一些疾病的鉴别诊断，例如，肿瘤、感染、退行性变、剥脱性骨软骨炎或胫骨结节骨软骨炎。

在标准正位片中，一些移位比较少的髌骨骨折或非脱位的胫骨平台骨折容易被漏诊。

正位片摄片时，需要患者尽量取仰卧伸膝位（有时关节轻微屈曲），腿部通常需要轻度内旋使股骨髁与髌骨平行且居中。中心射线须与关节间隙（髌骨下极下方约 1cm）正交，X 线从前到后穿过。在某些情况下，球管与髌骨顶点成 5°～7° 头倾（图 2-2）。

膝关节正位片的标准是股骨胫骨关节间隙清晰可见，股骨髁对称，髌骨居中，胫骨外侧平台呈线形，胫骨内侧平台略呈椭圆形。腓骨头与胫骨部分重叠。

有些情况可能会导致我们在影像学上的误判，如膝关节不在射线平片的中心，则可能出现错误；膝关节伸直不充分（髌骨下极覆盖髁间突，胫骨外侧平台呈椭圆形）；髌骨不够偏内 [腓骨头完全投影在胫骨近端，髌骨远端超过股骨远

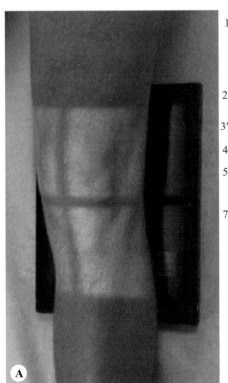
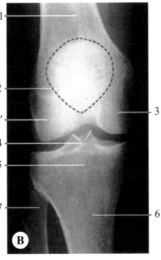

技术参数
RG：无（大物体：r 8）
SID：105（115cm）
自动曝光：自由曝光或中间值测量
暴露：60～75kV；2.5～3.2mAs

针对儿童有不同的技术参数

RG. 辐射网格
SID. 放射源到图像接收器距离

▲ 图 2-2　**A.** 正位片的定位；**B.** 正位片的解剖标志
1. 股骨；2. 髌骨；3. 股骨内侧髁；3′. 股骨外侧髁；4. 髁间棘及内侧和外侧髁间棘；5. 胫骨近端；6. 胫骨干；7. 腓骨头

端，或者，如果投照中心移位，髌骨缘超出股骨边缘内侧，腓骨头几乎完全可见（导致胫骨内侧和外侧平台呈椭圆形）]。

膝关节正位片存在不足，尤其是对髌骨和胫骨近端的显示较差，很难将真正的髌骨骨折与二分髌骨（上外侧象限病变）或其他骨病区分开来，因此，如果遇到这种情况，可能需要加拍其他角度的摄片。

一些骨折，如胫骨平台塌陷骨折，在正位片中也可能难以辨别。为了防止漏诊，应仔细观察胫骨骨关节的轮廓是否中断或不规则；还需要观察胫骨、股骨的对线是否正确（移位应小于5mm）。如果存在关节积血征象，即使在X线片上看不到骨损伤，也必须进行进一步检查。

外翻和内翻应力位片是评估侧副韧带损伤的最佳选择。

进一步的成像技术，如负重下前后位X线片（Rosenberg），旨在评估关节间隙狭窄，而不是用于骨折评估。

(2) 膝关节侧位片：侧位片可以在无遮挡情况下观察髌骨的侧面，还可以评估股骨远端、腓骨和胫骨的近端及邻近的软组织（股四头肌、髌腱和髌上囊），是寻找积脂血症征象的最佳选择。此外，怀疑脱位、骨关节炎或胫骨结节骨软骨炎是侧位X线片的典型适应证。

患者取侧卧位，患肢在上，膝关节轻微屈曲（30°~45°屈曲；肌肉松弛，以使关节间隙显露得最清楚），使膝关节侧面置于图像接收器（image receiver，IR）之上。健肢放于伸直位，以免对影像产生干扰。无法活动的患者也可以将健侧肢体放在X线检查的患肢后面。患肢用楔形垫子垫高固定，股骨髁和髌骨必须垂直于垫子的表面，并且彼此一致。有时需要用垫子固定以避免身体旋转。中心射线聚焦，垂直于膝关节间隙的中外侧，位于髌骨顶点下方2cm处。X线管可以稍微倾斜，使射线垂直于关节间隙（头倾5°）（图2-3）。

对于严重损伤或无法移动的患者，另一种首选的侧位X线检查方法是水平光束视图（横向视图）。患者仰卧。患肢轻微弯曲（约30°）并在膝关节处垫垫子。髌骨朝向前方。图像接收器位于内侧，由外向内发射光束。

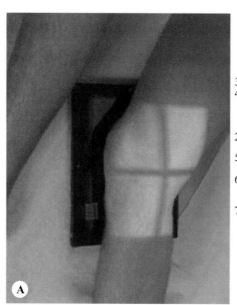
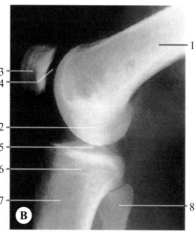

技术参数
同正位片（图2-2）

▲ 图 2-3　A. 侧位片定位；B. 侧位片解剖标志
1. 股骨；2. 股骨髁；3. 髌骨；4. 髌股关节；5. 内外侧髁间棘；6. 胫骨近端；7. 胫骨结节；8. 腓骨头

高质量的侧位片，其标准是两侧股骨髁彼此重叠、髌骨后间隙显示清晰以及胫骨近端关节面平行，髌骨呈标准侧位，腓骨头隐藏在胫骨后部。

低质量的侧位片常常表现为两侧股骨髁不重叠，膝关节旋转得太多或太少，以至于可以看到完整的腓骨头，髌骨被遮挡，如果股骨髁呈双轮廓，则表明小腿与大腿的高度不同。

侧位片通常可以更好地评估胫骨平台的前部或后部塌陷。但即使在侧位片中，也很难评估胫骨近端的后侧部分[6, 10]，此时胫骨平台视图很有用（与胫骨平台成 15° 切线位）。侧视片也有助于观察髁间棘有无骨折[11]。

可以通过评估股骨远端（尤其是髁上）皮质边缘的不连续来判断有无股骨髁的骨折。因骨质的撞击，胫骨平台骨折可以表现为骨皮质的不连续或硬化。髌骨的横行骨折能够得到良好的评估（但纵行骨折在侧位片上通常看不到）。

结合临床检查和标准 X 线视图的结果有时候还不足以诊断病情，这个时候往往需要进一步的检查。当观察到关节积液时，应该想到，这可能是半月板撕裂的间接征象，在 X 线片上表现为延伸到股四头肌和髌腱后面的软组织影。在关节腔大量积液时，髌骨可以向前或向下移位，此时不一定代表有髌韧带的损伤。

为了评估前交叉韧带或后交叉韧带的损伤情况，可以进行应力位摄片（图 2-4）。

2. 其他摄片

(1) 髌骨轴位片：主要用于判断髌骨垂直骨折、脱位和髌股关节退变。

当怀疑髌骨骨折时，在正常 X 线片上不能判断，可以使用轴位摄片进一步诊断[7]。在髌骨横行骨折或骨折固定后，切勿行髌骨轴位像检查。因为轴位时，髌骨压力较大，那样可能会引起骨折移位。

有几种方法进行轴位成像。患者俯卧位使髌骨位置逐渐升高是最常用的投影方法，此投影需要膝关节可以最大范围的屈曲，理想的体位是大腿和小腿接触，髌骨与图像接收器垂直，下肢可以用带子进行固定（图 2-5）。

中心射线需与髌股关节和图像接收器保持合适的角度，如果关节不呈直角，则投照角度必须为 15%～20%。良好的轴位视图可以显示髌股关节的间隙。

若膝关节疼痛引起关节活动受限，很难在俯卧位摄片；或者对于不能正常活动的患者，坐位或仰卧位也可以进行摄片，此时需要较高的辐射暴露。

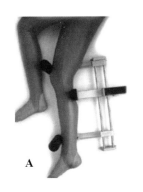
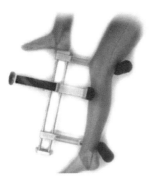
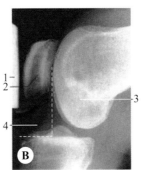

应力试验中 ACL 断裂的证据
1. 应力推挤点
2. 髌骨
3. 股骨髁
4. 不匹配距离

▲ 图 2-4　A. 使用 Telos 设备的前交叉韧带（ACL）和后交叉韧带（PCL）的定位和压力点；B. 应力试验中 ACL 断裂的证据

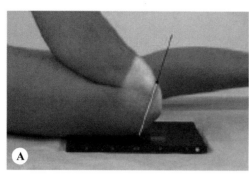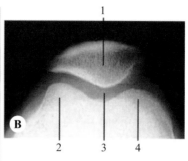

▲ 图 2-5 **A. 轴位片患者体位；B. 轴位片解剖标志**
1. 髌骨；2. 股骨外侧髁；3. 股骨内侧髁；4. 髌股关节

患者坐位或仰卧位，膝关节屈曲（约 45°），需要用楔形垫子稳定膝关节，患者用手握住 X 线板（图 2-6），将图像接收器放置在膝关节上方，垂直于髌骨纵轴（图像接收器距离 115cm）。投照点聚焦在股髌关节或髌骨下极，髌骨需要垂直于图像接收器。射线从小腿远端水平进入（必要时成 5°～10°）。

股四头肌紧张（髌骨移位引起）或髌股关节不可见（投照角度不正确）会导致摄片失败。

为了进一步评估髌股关节或髌骨脱位，可以通过增加膝关节屈曲角度和增加 X 线管的角度来获得所谓的 en-défilé 系列位片（30°、60° 和 90° 膝关节屈曲）。

(2) 隧道位片：累及股骨髁（后下关节面）、股骨髁间窝及胫骨髁间棘等处的骨折、退变和游

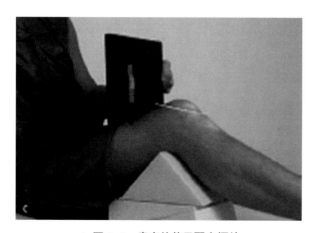

▲ 图 2-6 **患者体位及配合摄片**

离体是行隧道位片的适应证。

患者取仰卧位，膝关节屈曲（45°；用沙袋固定膝盖）。腿部轻微内旋。髌骨位于股骨髁之间。投照点位于关节间隙（髌骨下极下方）并放大，与下肢轴线垂直。图像接收器位于膝关节正下方，平放在检查台上。患者也可取俯卧位，膝盖同样屈曲（45°），髌骨靠在影像接收器上（图 2-7）。

清晰的隧道位片可看到股骨髁间窝，外侧平台呈清晰线状，股骨髁无遮挡；失败的摄片则隧道被遮盖无法清晰显示，往往是由于肢体外旋或投照射线不垂直于胫骨所致。

(3) 斜位片（内旋或外旋）：股骨髁的斜行骨折、腓骨头骨折，尤其是胫骨的骨骺损伤、小的撕脱骨折或非移位骨折，通常需要额外的影像学检查，它们可以在斜位 X 线片中被轻松诊断。然而，受伤患者因活动受限往往不能摆这个体位，因此常用于肿瘤、骨关节炎或腓骨头骨折的诊断。

患者取仰卧位，伸膝，足和小腿呈内旋或外旋（足 / 下肢向内或向外旋转 45°，用楔形靠垫固定）。射线聚焦于膝关节间隙，由前向后，由内向外或由外向内，与膝关节间隙互相垂直（图 2-8）。

良好的斜位片能够看到膝关节间隙和部分未覆盖的髌骨。腓骨头通过 45° 内旋摄片可完全显

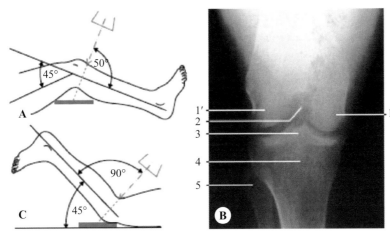

▲ 图 2-7　**A.** 隧道位片可能的投照角度；**B.** 隧道位片的解剖标志
1. 股骨内侧髁；1′. 股骨外侧髁；2. 髁间窝（隧道）；3. 髁间棘；4. 胫骨近端；5. 腓骨头

技术参数
RG：无
过滤器：无
SID：105cm
暴露：60~75kV；3.2mAs
IR：18×24cm，横向
校准：中心

针对儿童有不同的技术参数

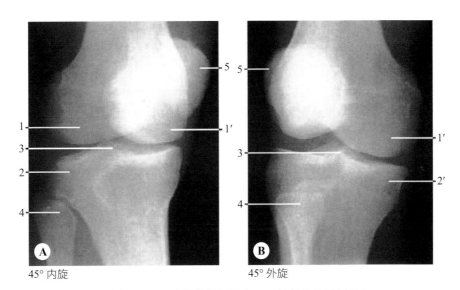

45° 内旋　　　　　　　　　45° 外旋

▲ 图 2-8　**A.** 内旋的解剖标志；**B.** 外旋位的解剖标志
1. 股骨外侧髁；1′. 股骨内侧髁；2. 胫骨外侧平台；2′. 胫骨内侧平台；3. 髁间隆突；4. 腓骨头；5. 髌骨

露（腓骨头视图）。

大多数其他已知的膝关节成像项目不用于紧急诊断，但它们可以用于其他临床适应证，如骨关节炎。

（三）病例与误区

具体见图 2-9 至图 2-17（图片由 Klinikum recht der Isar，Munich，Germany，Institute of Radiology 提供）。

二、特殊影像学检查

（一）概述

膝关节是一个解剖复杂的关节，附着在骨上的各种韧带、肌腱和半月板结构均容易受伤。在创伤患者检查中，即使是很小的骨折块也要进行检测和分析。

近 10 年来，除了 X 线片外，现代成像技术的可用性和质量也得到了快速发展。在复杂的膝关节周围骨折病例中，需要使用 CT 或磁共振成

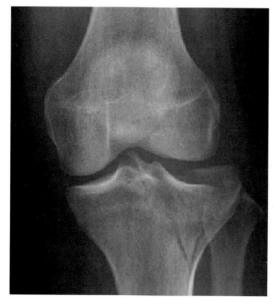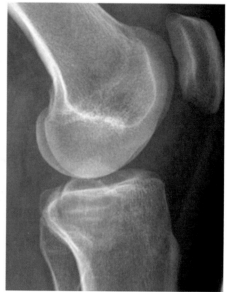

▲ 图 2-9　胫骨外侧平台骨折
伴有胫骨外侧平台塌陷的胫骨近端多发骨折

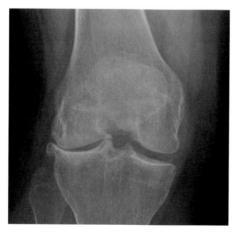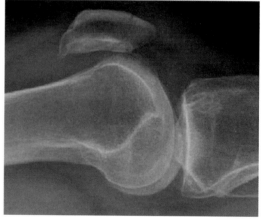

▲ 图 2-10　髌骨骨折
正位 X 线片髌骨骨折线几乎不可见

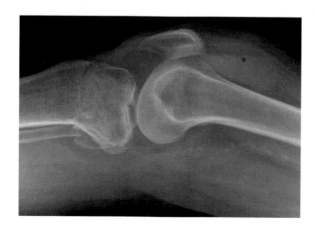

◀ 图 2-11　积脂血症
胫骨近端多发骨折患者的积脂血症
（＊），在侧位片显示最佳

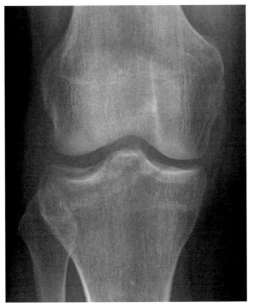
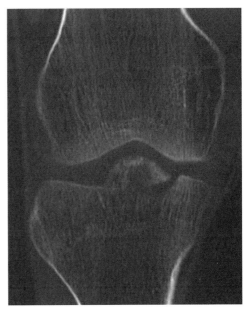

▲ 图 2-12　髁间棘骨折

髁间棘骨折累及胫骨内侧平台，伴胫骨外侧平台后侧塌陷骨折

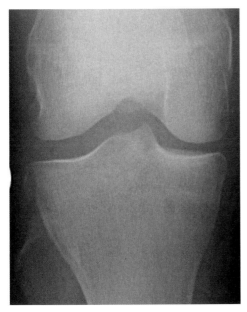

▲ 图 2-13　Segond 骨折

胫骨近端外侧边缘撕脱骨折，需特别关注前交叉韧带，进一步 MRI 评估至关重要

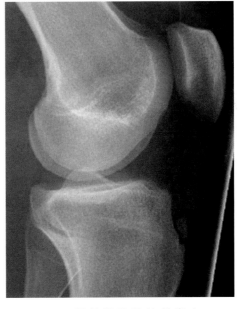

▲ 图 2-14　胫骨粗隆骨软骨炎（Osgood-Schlatter disease）

胫骨结节骨软骨炎伴骨骺未闭

像（magnetic resonance imaging，MRI）等横断面成像技术。

（二）成像模式

1. 计算机断层扫描（CT）　X 线片仍是骨折诊断的金标准。然而，大多数 X 线片的特殊投影由于操作困难，使用受到限制，常被 CT 所取代。如果临床检查为可疑骨折，即使 X 线片中的标准摄片为阴性，也建议进行额外的 CT 成像[12]。

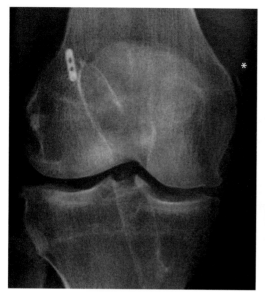
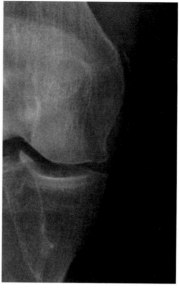

◀ 图 2-15 佩 - 施 二 氏 病 （Pellegrini-Stieda disease）
前交叉韧带重建患者股骨边缘附近的内侧副韧带创伤后骨化（＊）

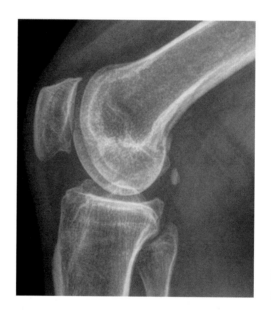

◀ 图 2-16 腓肠豆
膝关节骨关节炎患者腓肠肌外侧头的常见籽骨

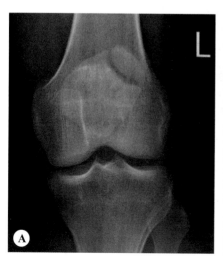
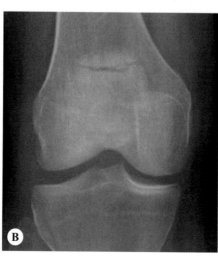

◀ 图 2-17 二分髌骨
A. 二分髌骨，上外侧未骨化的骨块，无锐利的骨折线；B. 横行髌骨骨折伴锐利的骨折线

由 Godfrey Newbold Hounsfield 开发的第一台原型 CT 仪于 1971 年在英国伦敦使用。横断面 CT 图像基于人体组织的不同放射性密度。密度测量以 Hounsfield 单位记录。20 世纪 70 年代初，CT 首次在医院使用。20 世纪 90 年代初，螺旋 CT 仪的引入允许对患者进行连续的移动扫描，立体数据的收集取代了单一切面的扫描，使多平面重建成为可能。不久后，多探测器扫描仪（MDCT）也随之推出。现在可以在短时间内同时采集多个层面的影像，较薄的层面可以在更短的时间内扫描完成。2005 年，第一台双能 CT 仪问世，双能 CT 仪有两个不同能级的 X 线源同时旋转，允许发现更精确的组织特征。

后处理方法包括多平面重建（multiplanar reformation，MPR）、最大强度投影（maximum intensity projection，MIP）和体绘制技术（volume rendering technique，VPR）。MPR 和 MIP 是任何可选平面上的二维重建图像，标准为轴向、冠状面和矢状面。MIP 图像可重建密度最高的物体，如血管中的造影剂。VPR 是三维图像。后者可用于临床演示或为患者提供更好的视觉理解[13]。

在急性多发伤的情况下，计算机断层扫描已成为必不可少的一项检查手段。研究表明，全身 CT 可提高这些患者的生存率。然而，全身 CT 意味着高辐射暴露（10～20mSv）风险。特别是在非急诊环境中，保持低辐射剂量才是更合理的做法[14]。为了减少辐射暴露，必须根据 ALARA（as low as reasonably achievable）（尽可能低）原则应用辐射。这一原则意味着检查应选择性地针对重要的器官或解剖区域，并且必须权衡高质量图像和辐射的潜在损害之间关系。膝关节系列位片的有效辐射剂量估计为 0.02 mSv，而计算机断层扫描的有效辐射剂量约为它的 10 倍。

专门设计的成像协议和现代数据处理技术，如迭代重建算法，可以显著减少剂量并提高图像质量[15]。

一般来说，CT 有助于制订膝关节骨折保守或手术治疗的临床决策。描述骨折的全部范围和骨折类型很重要，对于涉及关节的骨折尤其如此（图 2-18）。Schatzker 分型等骨折分型系统有助于评估初始骨折类型、制订手术计划和预测预后[16]。

与 X 线片相比，CT 可以更好地显示某些膝关节骨折。CT 可以显示影像学上隐匿的骨

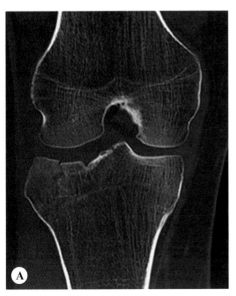
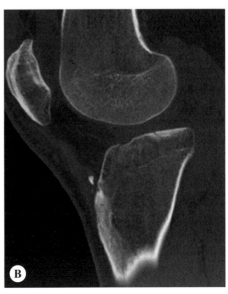

◀ 图 2-18　胫骨外侧平台骨折（A. 冠状位图像；B. 矢状位图像）。CT 显示有轻微移位的皮质骨折和积脂血症

折，如后内侧角骨折[17]。单纯性髌骨骨折通常能够在 X 线片中诊断；然而，在某些情况下，例如，二分髌骨、复杂骨折或可疑的骨软骨病变，额外的 CT 可能更有利于明确诊断[18]。胫骨平台骨折通常涉及骨皮质中断和关节面塌陷或脱位，而 CT 对于细微的骨折较为敏感，更容易明确诊断。骨折移位通常有较高的韧带损伤风险；也常常伴有软骨面损伤，在这种复杂的情况下，CT 可以更准确地显示。通过软组织窗，CT 还可以为韧带或其他软组织损伤提供线索。有文献报道，很多创伤经 CT 后，发现了 X 线片发现不了的新的损伤；通过 CT 准确了解病情后，很多时候都对初始治疗策略进行了修改[16]。

膝关节周围骨折手术，尤其是胫骨平台骨折的手术，可能非常具有挑战性。为了使承重关节达到最佳功能，避免术后早期骨关节炎的发生，需要解剖复位，恢复关节面的平整性及韧带的稳定性。因此，了解骨折线、塌陷和移位情况至关重要。CT 为外科医生提供了重要信息（骨折具体情况、骨折分型等），有助于术前规划，包括手术入路或材料选择[19]。

此外，三维图像绘制技术可以更好地可视化骨折程度，用于临床中病情的分析，以便于向患者解释手术计划。

使用 CT 还可以评估术后状态，包括金属内固定的位置、骨折的位置或愈合过程。此外，CT 有助于分析股骨和胫骨的对位关系，尤其是对于髌骨慢性不稳定或骨关节炎的患者[20]。

如果需要，静脉注射碘造影剂可以更好地描述潜在的血管损伤或血管状态。尤其适用于骨折移位较重、远端脉搏搏动消失或怀疑出血等情况（图 2-19）。对于膝关节损伤中血管的评估，CT 血管造影（computed tomography angiography，CTA）已在很大程度上取代了传统的血管造影[16]。

2. 磁共振成像（MRI） 磁共振成像（MRI）的基础是磁场，当患者被放置在扫描仪中时，会受到磁场的影响。发射器施加射频脉冲，这会导致人体内磁化分子排列的变化。这些分子排列变化被接收器捕捉为信号。向患者施加额外的磁场（梯度），以允许在人体内进行选择。然后，收集的信号数据可以用于进一步的图像处理，就像 CT 中的图像处理一样。

与 CT 等其他成像技术相比，在 MRI 中，多个组织特异性参数决定了图像的对比度。如组织的质子密度、T_1 和 T_2 弛豫时间[21]。

评估膝关节损伤的标准方案应包括三个不同平面（轴位、冠状面、矢状面）的脉冲序列。此外，扫描中应包括额外的 T_1 加权图像。软骨的评估需要高的分辨率，因此，应额外增加三维梯度的回波序列[22]。在术后患者中，可能需要调整 MR 方案以避免金属植入物引起的伪影，可以使用具有脂肪抑制的中间加权 TSE 序列。如果怀疑感染，可在 T_1 加权图像中使用额外的静脉造影剂。对于进一步的诊断检查，可以使用 MR 关节造影，此项检查需要直接将钆基造影剂注射入膝关节[23]。

过去，临床医生对韧带损伤大多依赖体格检查和关节镜检查。如今，在许多情况下，MRI 可能是一种很好的补充或替代方法。与其他成像技术相比，MRI 的优势在于其良好的软组织对比度。虽然 CT 也能提供软组织损伤的间接征象，但 MRI 可以直接显示韧带和半月板结构及包括肌肉在内的周围软组织（图 2-20）。此外，它可以显示软骨和骨软骨损伤。MRI 的缺点是检查时间长、成本高和适用性稍差。

对于单纯的骨骼检查，CT 是有效且精确的，尤其是在粉碎性骨折中。CT 可以更好地显示骨折块的数量和移位情况。这些类型的骨折通常倾向于开放修复，软组织损伤情况在术中就可以被同时探查和修复[24]。

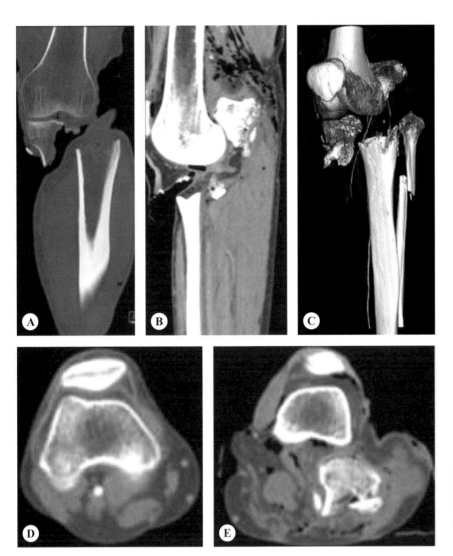

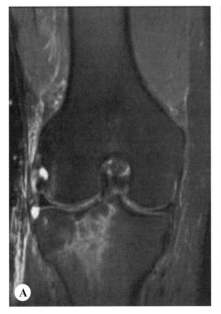

◀ 图 2-19　Ⅲ度开放性膝关节骨折伴广泛软组织损伤。应用碘化造影剂后的 CT 不仅可以显示骨折移位和软组织紊乱，还可以显示血管损伤。重建的三维图像（C）显示了具有多个骨块的复杂骨折

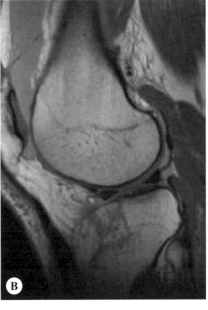

◀ 图 2-20　伴有典型骨髓水肿的胫骨外侧平台骨折。骨折线延伸至皮质。胫骨软骨有一个小的裂缝。MRI 还显示了外侧副韧带断裂（A. 质子密度脂肪抑制加权冠状位图像）和积脂血症（B. T_1 加权矢状位图像）

对于合并疼痛的创伤患者，患者常不能配合，临床检查可能具有挑战性，这个时候就有必要进行 CT、MRI 等检查。Prokop 等发现 63% 的胫骨平台骨折患者合并软组织损伤，为了获得最佳结果，早期全面检测了解组织损伤情况，以规划最佳的治疗方案是非常重要的 [24]。

在许多创伤患者的膝关节初步评估中，MRI 已成为诊断性膝关节镜的替代方法。它对于检测关节内部损伤具有较高的灵敏度。基于 MRI 图像的术前规划可能有助于缩短手术时间 [16]。MRI 对膝关节软骨的评估是极好的。Friemert 等研究表明，MRI 成像对胫骨平台骨折中软骨损伤的诊断具有非常高的特异性（97%～99% ）[25]。

MRI 在检测损伤引起的骨髓水肿方面非常敏感（图 2-21）。骨髓水肿在股骨或胫骨的位置为损伤机制提供了线索。在轴向移位损伤中，骨髓水肿通常发生在外侧胫骨平台和股骨外侧髁的后部。在这种类型的创伤中，常常伴随交叉韧带、半月板或后外侧角结构等软组织的损伤。位于髌骨和（或）股骨外侧髁内侧的骨髓水肿，或大量积液及膝关节处的软组织水肿，均提示关节的近期脱位 [12]。

此外，MRI 也有助于检测 CT 无法发现的骨折。由于骨髓水肿，MRI 很容易发现应力性和不完全骨折。MRI 还显示了潜在的退行性改变，如骨坏死、囊肿，甚至恶性病变，需要与急性创伤性病变加以区分 [26]。

MRI 可用于术后患者的随访，特别是软组织结构的观察或创伤后变化的检测，如慢性骨髓炎。交叉韧带移植失败、再断裂、移植物撞击、关节纤维化、神经节变性和局部感染是典型的术后并发症，均可以在 MRI 扫描中发现。

虽然 MRI 在膝关节损伤的术前和术后检查中似乎不可或缺，但目前仍然缺乏在这些损伤中使用 MRI 的标准。

3. 超声　最容易获得、最具成本效益的成像方法仍然是超声（ultrasound，US）。US 既不需要接受像 X 线片或 CT 那样的电离辐射，也不需要像 MRI 那样的长时间检查。

超声波有助于检测肌肉撕裂，通常表现为低回声变化（新鲜血液）及典型的肌肉纹理消失。在膝关节创伤中，超声波可用于观察股四头肌腱、髌韧带和侧副韧带，肌腱撕裂通常也表现出低回声变化。交叉韧带和半月板不是超声的观察

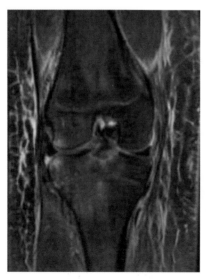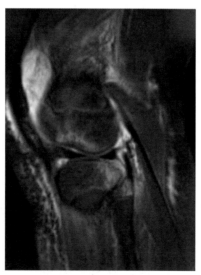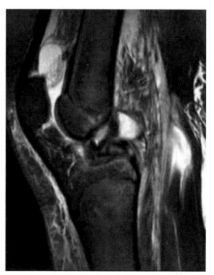

▲ 图 2-21　前交叉韧带止点撕脱骨折。发生轴移损伤中的股骨外侧髁、胫骨外侧平台和腓骨头挫伤后典型的骨髓水肿。质子密度脂肪抑制加权图像显示骨髓水肿和伴随的软组织损伤

领域[26]。

当使用超声检查骨折时，建议探查骨和软组织之间正常的连续高回声界面。如果该层界面被破坏，则表明可能发生骨皮质的断裂。骨折最重要的间接征象是积脂血症的存在。在超声检查中，积脂血症通常被视为具有两层（高回声脂肪和无回声血液）或三层（脂肪、无回声血清和血液）的异质性集合。只有髌下脂肪垫破裂是与积脂血症的不同诊断。使用直接征象和间接征象，超声检测骨折的灵敏度为 94%。此外，彩色多普勒超声（彩色多普勒）可用于检测血管损伤或血流减少。

然而，超声波耗时且依赖于观察者的经验，无法获得完整的影像，骨折线或骨折移位的范围和方向无法充分描述[27]。

4. 关节造影　膝关节造影是一种有创的侵入性操作，可以与 CT 和 MRI 成像相结合。造影剂需要直接注入关节，通常在透视下进行引导。注射后应立即获取横断面图像[28]。

CT 关节造影可用于进一步评估创伤后的膝关节。对于有 MRI 禁忌证的患者，它可以作为一种替代方法。在急性骨折中，CT 关节成像用于评估潜在的退行性改变，包括半月板损伤和韧带撕裂、软骨丢失、软骨下囊肿、硬化和骨赘等[29]。

MR 关节造影也可用于膝关节创伤后的进一步评估。在术后评估半月板和软骨方面尤其有用。这可能有助于区分半月板撕裂或缝合不充分与退行性半月板改变[23]。

（三）总结

在急性膝关节创伤中，膝关节骨折的准确诊断和可视化对于最佳治疗策略的制订至关重要。虽然 X 线片仍然是初步诊断中最重要的成像模式，但包括 CT 和 MRI 在内的横断面成像技术已变得不可或缺。

在急诊室，CT 通常很容易执行，可以快速获取图像。然而，辐射剂量需要限制在最低限度。CT 有助于复杂病例的术前规划，建议对复杂的胫骨平台骨折常规进行 CT，以尽量减少术后并发症。CT 也有助于骨折患者术后随访时的评估。在严重创伤下，应用造影剂可以评估血管状态。

与 CT 相比，MRI 在描述软组织结构和软骨方面有很大优势。因此，在膝关节创伤的初步评估中，它往往成为诊断性膝关节镜的良好替代方法。MRI 也可以通过骨髓水肿来了解损伤机制，对损伤机制的了解有助于检测伴随的软组织损伤，如交叉韧带断裂。MRI 甚至能检测到即使是 CT 也难以发现的隐匿性骨折。此外，在患者的术后随访中，尤其是在判断术后并发症的原因时，需要进行 MRI 检查。

在特殊情况下，横截面成像技术（CT 和 MRI）可辅以关节造影，尤其适用于半月板和韧带撕裂的初步检测及术后随访。

参考文献

[1] Fagan DJ, Davies S. The clinical indications for plain radiography in acute knee trauma. Injury. 2000;31(9):723-7.

[2] Stiell IG, et al. Implementation of the Ottawa Knee Rule for the use of radiography in acute knee injuries. JAMA. 1997; 278(23):2075-9.

[3] Bohndorf K, Kilcoyne RF. Traumatic injuries: imaging of peripheral musculoskeletal injuries. Eur Radiol. 2002; 12(7): 1605-16.

[4] Daffner RH, Tabas JH. Trauma oblique radiographs of the knee. J Bone Joint Surg Am. 1987;69(4):568-72.

[5] Gray SD, et al. Acute knee trauma: how many plain flm views are necessary for the initial examination? Skelet Radiol. 1997;26(5):298-302.

[6] Newberg AH, Greenstein R. Radiographic evaluation of tibial plateau fractures. Radiology. 1978;126(2):319-23.

[7] Mustonen AO, Koskinen SK, Kiuru MJ. Acute knee trauma:

analysis of multidetector computed tomography findings and comparison with conventional radiography. Acta Radiol. 2005;46(8):866-74.

[8] Spratt J, Salkowski L, Weir J, Abrahams P. Imaging atlas of human anatomy. Philadelphia, PA: Elsevier; 2010.

[9] European Commission, Directorate-General for the Environment. Radiation protection 118: referral guidelines for imaging. Luxembourg: European Commission, Directorate-General for the Environment; 2000.

[10] Moore TM, Harvey JP Jr. Roentgenographic measurement of tibial-plateau depression due to fracture. J Bone Joint Surg Am. 1974;56(1):155-60.

[11] Rogers LF. Radiology of skeletal trauma. 2nd ed. New York: Churchill Livingstone; 1992.

[12] Mauch F, Drews B. Magnetresonanz-und Computertomographie. Unfallchirurg. 2016;119:790-802.

[13] Alkadhi H, Leschka S, Stolzmann P, Scheffel H. Wie funktioniert CT? Berlin: Springer; 2011.

[14] Huber-Wagner S, et al. Effect of whole-body CT during trauma resuscitation on survival: a retrospective, multicentre study. Lancet. 2009;373(9673):1455-61.

[15] Stengel D, et al. Dose reduction in whole-body computed tomography of multiple injuries (DoReMI): protocol for a prospective cohort study. Scand J Trauma Resusc Emerg Med. 2014;22:15.

[16] Markhardt BK, Gross JM, Monu JU. Schatzker classification of tibial plateau fractures: use of CT and MR imaging improves assessment. Radiographics. 2009; 29(2): 585-97.

[17] Weil YA, et al. Posteromedial supine approach for reduction and fixation of medial and bicondylar tibial plateau fractures. J Orthop Trauma. 2008;22(5):357-62.

[18] Wild M, Windolf J, Flohé S. Patellafrakturen. Unfallchirurg.

2010; 5:401-12.

[19] Wicky S, et al. Comparison between standard radiography and spiral CT with 3D reconstruction in the evaluation, classification and management of tibial plateau fractures. Eur Radiol. 2000;10(8):1227-32.

[20] Goutallier D, et al. Influence of lower-limb torsion on long-term outcomes of tibial valgus osteotomy for medial compartment knee osteoarthritis. J Bone Joint Surg Am. 2006; 88(11):2439-47.

[21] Weishaupt D, Köchli VD, Marincek B. Wie funktioniert MRI? Berlin: Springer; 2014.

[22] Wörtler K. MRT des Kniegelenkes. Radiologe. 2007; 47: 1131-46.

[23] Wörtler K. MRT des Kniegelenks nach Kreuzbandund Meniskusoperationen. Radiologie up2date. 2009;9(01):67-81.

[24] Prokop A, et al. [Multislice CT in diagnostic work-up of polytrauma]. Unfallchirurg. 2006;109(7):545-50.

[25] Friemert B, et al. Diagnosis of chondral lesions of the knee joint: can MRI replace arthroscopy? A prospective study. Knee Surg Sports Traumatol Arthrosc. 2004;12(1):58-64.

[26] Wolf K. Bildgebende Verfahren und Strahlenschutz in der Unfallchirurgie. Unfallchirurg. 1996;99(11):889-900.

[27] Carter K, et al. Ultrasound detection of patellar fracture and evaluation of the knee extensor mechanism in the emergency department. West J Emerg Med. 2016;17(6): 814-6.

[28] Kassarjian A. Current concepts in MR and CT arthrography. Semin Musculoskelet Radiol. 2012;16(1):1-2.

[29] Kijowski R, et al. Imaging following acute knee trauma. Osteoarthr Cartil. 2014;22(10):1429-43.

股骨远端骨折的流行病学与分型
Epidemiology and Classification of Distal Femur Fractures

Lukas Negrin **著**

吕胜松 **译**

第 3 章

一、股骨远端骨折的流行病学

股骨远端骨折的特点是少见且伴随软组织损伤。文献报道，2000 年，它们占所有年龄段的儿童和成人骨折的 0.4%[1, 2]，然而，这一比例在 1937—1956 年为 0.6%，1894—1937 年为 4.7%[3]。在 2000 年以前的 30～40 年，成年人（年龄≥16岁）股骨远端骨折发生率约占所有股骨骨折的 4%，且维持在这一水平[4, 5]。然而从 2011 年开始，发生率有所上升[4]。如表 3-1 所述，该骨折具有经典的双峰分布，其峰值分布在年轻男性和高龄女性患者[5-8]。

（一）老年和超高龄患者的股骨远端骨折

55.2% 的成人股骨远端骨折发生在 65 岁以上的老年人，36.8% 发生在 80 岁以上的超高龄患者中[3]。此外，股骨远端骨折占老年患者所有

骨折的 0.9%，占超高龄患者所有骨折的 1.2%，在女性中的比例分别为 83% 和 86%[3]。因此，Kolmert 和 Wulff[5] 在 60 岁以上的患者中报道了 87% 的女性发病率。男性中，老年患者发病率为每年 8.4/100 000，超高龄患者发病率为每年 20.1/100 000，而女性的发病率分别为每年 30.1/100 000 和 64.0/100 000[3, 9]。

在年龄 65+ 组和 80+ 组，大多数股骨远端骨折发生于骨质疏松后的中度创伤[5, 7]。在老年（超高龄）患者中，95.2%（96.4%）的股骨远端骨折由摔倒后的低能量损伤引起[3]。因此，在两个年龄组中都很少发现合并损伤和严重的软组织损伤[10]。文献报道，骨质疏松性股骨远端骨折在最近 30 年内增加了 4 倍[11]。最新报道，在 60 岁或以上的患者中检测到的股骨远端假体周围骨折占所有假体周围骨折的比例为 52.2%[12]。股骨

表 3-1 流行病学和人口统计数据

第一作者	出版年份	观察周期	起源	骨折次数	患者年龄	男性高峰（岁）	女性高峰（岁）	超过 50 岁（%）	女性（%）	严重创伤（%）	年发病率（n/100 000）	股骨骨折比例（%）
Kolmert[5]	1982	1969—1976	瑞典	137	≥16	≤20	61—80	84.0	73.0	38.0	5.1	4
Arneson[6]	1988	1965—1984	美国	123	>0	5—24	≥75		60.2	42.0	11.7	
Martinet[7]	2000	1980—1989	瑞士	2165	>0	约20	约70	37.6	48.5			6
Court-Brown[1]	2006	2000	英国	24	≥12		>75	62.5	66.7		4.5	3
Ng[8]	2012	1984—2007	美国	201	>0	10—19	80—90	64.7	73.1	38.3	8.2	

远端骨折是最常见的假体周围骨折[13]，是股骨第二常见的脆性骨折，仅次于髋关节[14]。基于1997—2008 年进行的 44 511 例初次全膝关节置换术和 3222 例翻修手术，初次全膝关节置换术后 5 年（10 年）股骨远端骨折的发生率为 0.6%（1.3%），翻修术后为 1.7%（2.2%）[15]，大多数发生在股骨髁上区域[16, 17]。

（二）青壮年患者的股骨远端骨折

44.8% 的股骨远端骨折（男性 55.0% 和38.5% 女性）发生在 16—65 岁年龄组[3]。它们通常是由高能量创伤引起的[1]，如道路交通事故，主要是汽车和摩托车事故（53%～74%）[7, 18, 19]，或从高处坠落（13%～20%）[18, 19]。由于创伤力量大，很多患者股骨远端骨折伴随着严重的软组织损伤[18, 20]。

（三）青少年股骨远端骨折

文献报道了不同的数据，股骨远端骨折占 16岁以下儿童骨折患者的 0.3%（2000）[2]，17 岁以下儿童患者的 1.1%（2009—2011）[21] 及 17 岁儿童和青少年的所有股骨骨折的 11.7%[22]（1998—2001）和 24.6%[21]（2009—2011）。随着新的诊断工具的应用，发现了很多隐匿性骨折，这可能是文献报道发生率增加的原因。在 2009—2011 年的流行病学调查中，28.1% 的股骨远端骨折为骨骺损伤，它们占所有骨折的 0.3%[21]。根据 Eid 和Hafez[23] 的报道，青少年股骨远端骨骺骨折的发生率最高，其中男性高于女性。年龄较大的儿童和青少年的股骨远端骨折主要由高能量创伤导致（机动车碰撞、行人被汽车撞击和运动事故），而高能量的跌倒和虐待是婴幼儿股骨远端骨折的主要原因[22]。

二、分型

（一）骨折分型

临床上，股骨远端骨折通常根据骨折位置如股骨髁上 / 髁间或干骺端 / 骨骺，骨折形态（横

向、倾斜、螺旋）及骨折的位移、角度和粉碎性来描述。股骨远端骨折的分型在文献中有所不同。Chiron[24] 和 Stewart 等[25] 将这些骨折分为单髁、髁上和髁间（T 型骨折）骨折，Neer 等[26]省略了前两组。

1. Neer 分型　1967 年，Neer 等[26] 发表了股骨髁上 – 髁间骨折的简单分型方案，并细分为以下几类：微小移位骨折（Ⅰ度）；股骨髁移位骨折（Ⅱ度），包括内侧髁（ⅡA）和外侧髁（ⅡB）移位；伴随髁上和骨干骨折的髁间骨折（Ⅲ度）。由于这一分型系统没有为外科医生提供太多临床和预后信息，很少被使用。

2. Seinsheimer 分型　1980 年，Seinsheimer[27]报道了一个更详细的分型系统。Ⅰ型为无移位骨折（骨折块移位小于 2mm）。Ⅱ型为仅累及干骺端远端的骨折，没有延伸到髁间区域，细分为两部分骨折（ⅡA 型）和粉碎性骨折（ⅡB 型）。Ⅲ型为累及髁间切迹的骨折，单髁或双髁分离（ⅢA～ⅢC 型）。Ⅳ型为骨折延伸穿过股骨髁的关节面。它们结合了内侧髁骨折（ⅣA 型）、外侧髁骨折（ⅣB 型）和粉碎性骨折（ⅣC 型）。尽管 Seinsheimer 分型以更详细的方式描述了骨折类型，该分型并未广泛使用，因为这一分型不便于交流且对骨折的预后参考意义有限。

3. 股骨远端骨折 AO/OTA 分型　股骨远端骨折的 AO/OTA 分型，如图 3-1 所示[28, 29]。这一分型侧重于解剖位置（指定为 33），并与损伤能量相关，该分型包含了膝关节股骨髁以远的所有骨折，且能够指导临床转归。

股骨远端骨折分为关节外损伤（A 型）、部分关节内损伤（B 型，意味着关节面的一部分仍然与股骨骨干接触）和完全关节内损伤（C 型，两个髁与股骨干分离），每种骨折类型又进一步分为 3 种亚型。33-A1 亚型为干骺端的简单骨折，33-A2 为干骺端的楔形骨折，33-A3 为干骺端的复杂骨折；33-B1 为矢状面上外侧髁的部分

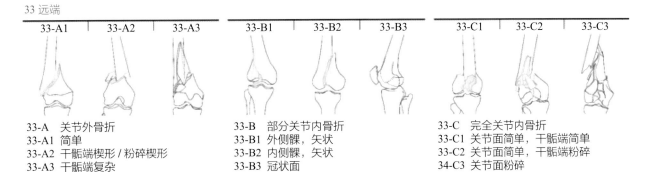

33 远端

| 33-A1 | 33-A2 | 33-A3 | 33-B1 | 33-B2 | 33-B3 | 33-C1 | 33-C2 | 33-C3 |

33-A　关节外骨折
33-A1　简单
33-A2　干骺端楔形 / 粉碎楔形
33-A3　干骺端复杂

33-B　部分关节内骨折
33-B1　外侧髁，矢状
33-B2　内侧髁，矢状
33-B3　冠状面

33-C　完全关节内骨折
33-C1　关节面简单，干骺端简单
33-C2　关节面简单，干骺端粉碎
34-C3　关节面粉碎

▲ 图 3-1　股骨远端骨折的 AO/OTA 分型（转载自 www.aofoundation.org）

关节内骨折，33-B2 为矢状面上内侧髁的部分关节内骨折，33-B3 表示冠状面上内侧或外侧髁的部分关节内骨折（Hoffa 骨折）；33-C1 亚型为合并简单干骺端骨折和简单劈裂的髁上 / 髁间骨折，33-C2 为合并复杂干骺端骨折和简单关节面骨折的髁上 / 髁间骨折，33-C3 为合并复杂关节面骨折的髁上 / 髁间骨折。

从 A 到 C 的进展中，骨折的严重程度增加，预后越来越差。这同样适用于每种类型中的亚型，从 1 到 3 越来越严重。股骨远端骨折的 AO/OTA 分型可用于指导治疗，包括手术入路和骨折植入物的选择，它已被世界各地的创伤外科医生广泛使用和接受[30]。

（二）软组织损伤分型
骨折相关的软组织损伤可以发生在所有骨折

中，因为它可能会为骨愈合造成不利的环境，是整个创伤中的重要部分，也是手术决策和术中策略的重要参考因素。

1. Tscherne 和 Oestern 分型　Tscherne 和 Oestern 分型[31] 是定义软组织损伤的常用参考系统[32]。它区分开放（O）和闭合（C）两个主要的骨折类型。在每一类型中，软组织损伤根据严重程度分为四类（表 3-2）。该系统评定的损伤严重程度与长期预后之间的关系已被广泛接受[33]。

有趣的是，Tscherne 和 Oestern 分型是唯一的闭合性骨折软组织损伤分型系统[33]。

2. Gustilo 和 Anderson 分型　Gustilo 和 Anderson[34] 在对 1025 例病例分析的基础上提出了开放性骨折的分型系统。他们最初描述了三种类型：伤口干净、小于 1cm 且几乎没有或没

表 3-2　软组织损伤的 Tscherne 分型

等　级	开放性软组织损伤	闭合性骨折
0		C 0——没有或轻微的软组织损伤
I	O 1——皮肤被骨片刺破，无或最小的皮肤挫伤，可忽略不计的污染	C 1——浅表皮肤挫伤或对皮肤的磨损
II	O 2——皮肤撕裂伴周围皮肤或软组织挫伤和中度污染	C 2——深度污染的擦伤和局部皮肤或肌肉挫伤
III	O 3——广泛的软组织损伤，主要血管和（或）神经损伤，筋膜室综合征，严重污染	C 3——大面积皮肤挫伤，肌肉破坏或皮下组织撕脱、脱套伤、筋膜室综合征、血管损伤
IV	O 4——部分截肢和截肢（所有重要解剖结构分离，剩余软组织桥小于肢体周径的 1/4）	

有污染的骨折（Ⅰ型）、皮肤撕裂大于1cm且周围组织无皮瓣和撕脱的骨折（Ⅱ型），以及伴有广泛软组织损伤、通常伴有血管损伤，伴或不伴有严重污染的骨折（Ⅲ型）。因在临床应用过程中仍存在许多不同因素，Gustilo、Mendoza和Williams[35]进一步提出了ⅢA、ⅢB和ⅢC亚组，即骨折端有足够的软组织覆盖（ⅢA），广泛的软组织缺失、骨膜剥离和骨外露，且伴随严重的污染（ⅢB）或伴随需要修复的主要血管损伤（ⅢC）。该系统根据造成损伤的能量、软组织损伤程度和污染程度来确定骨折的严重程度。从Ⅰ型进展到ⅢC型意味着造成损伤的能量更大，软组织和骨损伤程度更重，并发症发生率更高。

Gustilo和Anderson分型已成为最常用的开放性骨折分型系统[36]，能够指导临床治疗方案和诊疗规范，预测可能出现的并发症[36]。

（三）假体周围骨折分型

由于膝关节周围人工假体的使用越来越多，假体周围骨折发生率不断增加，而前述的分型系统并不包括假体稳定性和骨质量这两个对诊疗方案具有决定意义的因素，因此，学者们提出了假体周围骨折的特定分型系统。

1. Rorabeck分型系统　Rorabeck分型[37, 38]

根据全膝关节置换术股骨组件的特点，将骨折移位和假体的稳定性考虑在内，将假体周围骨折分为三类，在图3-2中显示。Ⅰ型骨折为稳定假体周围的无移位股骨远端骨折（移位小于5mm，成角小于5°）。Ⅱ型骨折为移位的股骨远端骨折（移位≥5mm或成角≥5°），假体稳定。这类骨折细分为ⅡA型（非粉碎性）和ⅡB型（粉碎性）。而松动假体周围的无移位或移位骨折分别归类为ⅢA型和ⅢB型。因为严重的骨质丢失，这类骨折需要置换假体且应保证假体柄在股骨中心的稳定。Rorabeck分型是最常用的假体周围骨折分型系统[39]，其主要优点是简单。然而，它并不涉及骨的质量（如骨质疏松症）、受伤前的松动、潜在的植入物、骨折类型，或是否存在同侧髋关节置换。而在计划骨折固定或假体置换时必须考虑所有这些因素。

2. 统一分型系统（UCS）　统一分型系统（unified classification system，UCS）[40]是一种标准化的假体周围骨折分型系统，最近由AO组织提出。它可用于描述任何假体周围骨折，且与身体区域无关。此外，它还提供了一个骨折治疗的实用指南[40, 41]。总体来讲，共有六个基本骨折类型（A～F），定位于六个区域（Ⅰ～Ⅵ），包括膝

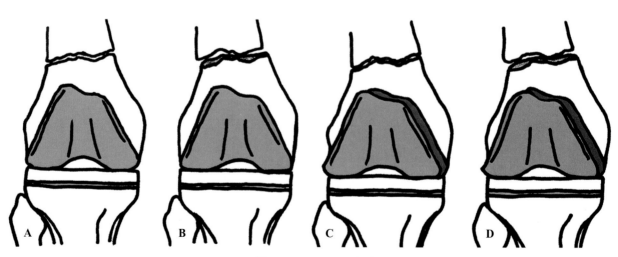

▲ 图3-2　Rorabeck分型
A. Ⅰ型；B. Ⅱ型；C和D. Ⅲ型

关节（Ⅴ）[42]。根据 AO/OTA 骨折和脱位分型系统，数字 3 定位于股骨远端。Ⅴ.3-A 表示内翻 / 外翻损伤，Ⅴ.3-A1 累及外上髁，Ⅴ.3-A2 累及内上髁。Ⅴ.3-B 表示假体骨床的损伤。Ⅴ.3-B1 是指具有良好骨量的稳定柄近端的假体周围骨折，Ⅴ.3-B2 是指具有良好骨量的松动柄近端的骨折，Ⅴ.3-B3 是指骨量减少或丢失的松动柄近端的骨折。Ⅴ.3-C 型骨折位于假体和骨水泥近端，而 Ⅴ.3-D 型骨折位于靠近膝关节的髋关节和膝关节假体之间。而 Ⅴ.3-E 为胫骨半关节置换术后的股骨髁关节面骨折[42]。UCS 系统应用于全膝关节置换后的假体周围骨折时，具有较高的观察者间可靠性和观察者内可靠性[43]。

（四）小儿骨折分型

骨骺是儿童解剖结构中最薄弱的部位，识别并准确诊断骨骺骨折对于治疗至关重要，以尽量减少骨折造成的生长障碍和成角畸形。

1. 股骨远端骨骺骨折的 Salter-Harris 分型 1963 年，Salter 和 Harris 根据骺板、干骺端和骨骺损伤的范围提出了 5 级分型系统[44]，如图 3-3 所示。随后，又增加了六种罕见的类型（Ⅵ[45] 和 Ⅶ～Ⅸ[46]）。Ⅰ型是指穿过骺板的横行骨折，但骨折线未累及邻近的骨骺或干骺端。Ⅱ型骨折的特点是通过骺板，骨折线延伸到相邻干骺端的一角，骨骺完整。Ⅲ型骨折线通过骺板和骨骺，使骨骺的一部分与干骺端分离。Ⅳ型为矢状位骨折线，从干骺端皮质向下延伸至骺板并进

入骨骺。Ⅴ型骨折是挤压或压缩型损伤，仅累及骺板，而没有骨干或骨骺骨折，导致 X 线片上骨骺和干骺端之间的间隙降低。Salter-Harris 分型被认为是评估预后和生长障碍的有用工具[47]。它已在世界范围内广泛使用[48]。

2. AO 儿童长骨骨折的复合分型 为在处理儿童和青少年长骨骨折时达成共识，AO 儿童长骨骨折的复合分型（Pediatric Comprehensive Classifcation of Long Bone Fractures，PCCF）在 2007 年被提出并进行了评估[49, 50]。根据 Audigé 等[51] 提出的三层次概念。PCCF 的整体结构建立在骨折部位和骨折形态的基础上[50, 52]。骨折形态通过特定的子代码进行表示（1～9）。骨骼及其节段的编号与 AO/OTA 骨折和脱位分型的编号相似，但它针对不断生长的骨骼进行了调整。此外，PCCF 将严重程度分为两类：①简单，具有两个主要骨折段；②多发粉碎[50, 52]。总体而言，国际上公认和接受的骨折类型均被考虑在内。

小儿股骨远端骨折被分类至四位或五位代码。代码以 33 开头，表示骨骼和节段，然后是子节段（M，干骺端；E，骺端）、子节段特定的子模式数字和（如果适用）严重程度等级。在韧带撕脱的情况下，字母 m（内侧）或 l（外侧）表示受影响的一侧。股骨远端干骺端骨折已确定三种骨折类型（图 3-4）。环面骨折（M/2），也称为屈曲骨折，是不完全骨折，定义为一侧的骨皮质压缩而对侧皮质保持完整[53]。完全骨折

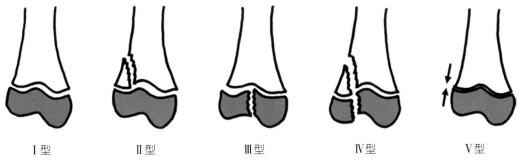

| Ⅰ型 | Ⅱ型 | Ⅲ型 | Ⅳ型 | Ⅴ型 |

▲ 图 3-3 **Salter-Harris 分型**

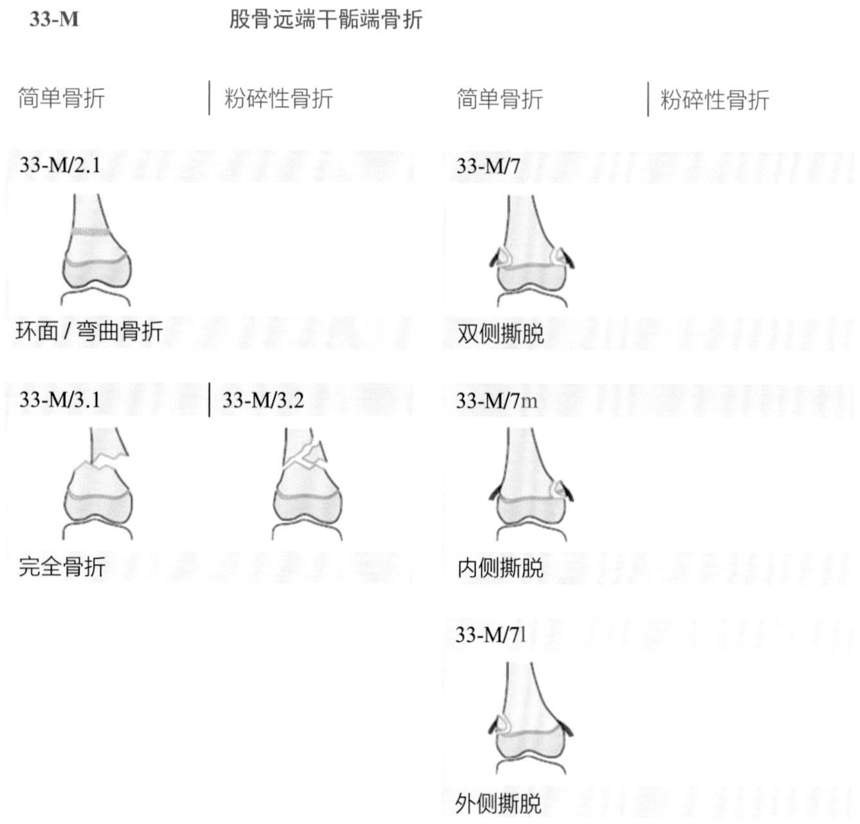

33-M 股骨远端干骺端骨折

简单骨折	粉碎性骨折	简单骨折	粉碎性骨折

33-M/2.1

环面 / 弯曲骨折

33-M/3.1 | 33-M/3.2

完全骨折

33-M/7

双侧撕脱

33-M/7m

内侧撕脱

33-M/7l

外侧撕脱

◀ 图 3-4 **AO 儿童股骨远端干骺端骨折的复合分型**（转载自 **www.aofoundation.org**）

（M/3）涉及骨骼的整个横截面，而撕脱性骨折（M/7）表明在韧带附着部位有一小块骨皮质分离。根据 Salter 和 Harris [44]，骨骺骨折的类型包括 Ⅰ～Ⅳ 型（使用子编码 E/1～E/4）、韧带撕脱（E/7）和带有从关节表面撕脱的小的骨软骨碎片的片状骨折（E/8）（图 3-5）。

在一项 2716 名患者的专注于小儿长骨骨折流行病学的回顾性队列研究中[54]，PCCF 系统成功用于骨折分类，且似乎对累及干骺端和骨骺的下肢骨折特别全面[55]。

三、高能量创伤中的合并损伤

在非骨质疏松的股骨远端骨折是轴向暴力合并内、外翻或高能扭转作用在屈曲膝关节上的结果[20, 56]。毫无疑问，这些较大的暴力会产生额外的伤害。尽管 1/5 的股骨远端骨折被认为是孤立性损伤[57, 58]，但在高能量的膝关节周围骨折中，合并损伤高达 95%[18, 59, 60]；多发伤的比例可达 28%～48%[18, 20, 57, 61–63]。

（一）同侧肢体损伤

由于暴力过大，股骨远端骨折中 14%～27%[20, 60, 61, 64, 65] 的患者存在同侧下肢的其他骨折。具体而言，股骨干骨折占 4%～5%[18, 66]，股骨粗隆间骨折占 4%[66]，胫骨骨折占 5%～23.3%[18, 67–69]。髌骨受累率为 5%～19%[18, 20, 57, 68, 70, 71]，踝关节和足部损伤分别为 5%[68] 和 8%[71]。上肢损伤也发现于 2% 的患者中[60]。由于损伤能量大，骨盆骨折也相当常见（18%～42%）[65, 72]。10%～30% 的患者合并膝关节韧带损伤[20, 68, 70, 71, 73]，主要累及前交叉韧带[70]。在 4%～12%[64, 67, 71] 的患者中可观察到半月板损伤，而 7% 的患者中存在片状骨折[64]。此外，股骨远端骨折常合并严重的软组织损伤[73, 74]，据报道，23% 的患者存在软组织损伤[63]，其中闭合性损伤约 20%[64]。

33-E　　　　　　股骨远端骨骺骨折

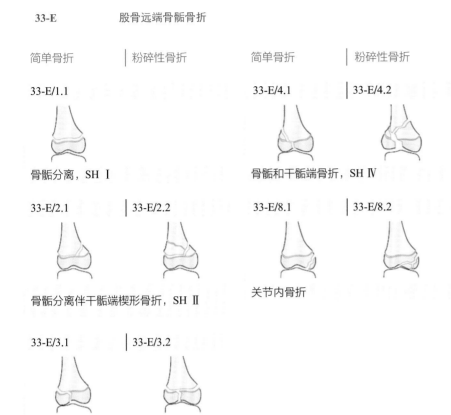

| 简单骨折 | 粉碎性骨折 | 简单骨折 | 粉碎性骨折 |

33-E/1.1

骨骺分离，SH Ⅰ

33-E/2.1　　33-E/2.2

骨骺分离伴干骺端楔形骨折，SH Ⅱ

33-E/3.1　　33-E/3.2

骨骺骨折，SH Ⅲ

33-E/4.1　　33-E/4.2

骨骺和干骺端骨折，SH Ⅳ

33-E/8.1　　33-E/8.2

关节内骨折

◀ 图 3-5　AO 儿童股骨远端骨骺骨折的复合分型（转载自 **www.aofoundation.org**）

5%～10%[56, 59] 的股骨远端骨折为开放性损伤，开放性伤口通常位于髌上平面的大腿前方，导致股四头肌和伸肌装置受损[56]。神经血管损伤较为少见，然而，必须优先予以诊断和治疗[20]，血管损伤发生率为 0.2%～10%[20, 25, 59, 72]，神经损伤为 1%～5%[18, 20, 72]。

小儿股骨远端骨骺骨折合并损伤的数据非常有限。据报道韧带损伤发生率为 37.5%[75]，腓神经麻痹 7.3%[23]，血管损伤 2.6%[23]。

（二）其他部位损伤

一般来说，对侧下肢骨折的发生率为 8%～33.4%[60, 65, 76]，其中股骨干骨折占 5%[68]，胫骨骨折占 10%[69]。上肢骨折比例为 5%～33%[60, 65, 66, 68]。5%～83% 的患者合并胸部损伤[65, 68, 72]。18%～58% 的患者合并腹部损伤[65, 72]，4%～25%[65, 71, 72] 的患者合并脊柱骨折，头部损伤的发生率占 10%～42%[65, 68, 72]。最后，在小儿股骨远端骨骺骨折中，4.6% 合并内脏损伤，13.9% 合并伴随的骨骼损伤[23]。

参考文献

[1] Court-Brown CM, Caesar B. Epidemiology of adult fractures: a review. Injury. 2006;37(8):691-7.

[2] Rennie L, Court-Brown CM, Mok JY, Beattie TF. The epidemiology of fractures in children. Injury. 2007;38(8):913-22.

[3] Court-Brown CM, Bugler KE. Epidemiology of fractures in the elderly. In: Court-Brown C, McQueen M, Swiontkowski MF, Ring D, Friedmann SM, Duckworth AD, editors. Musculoskeletal trauma in the elderly. Boca Raton: CRC Press; 2016.

[4] Davidson E, Court-Brown CM. Distal femoral fractures. In: Court-Brown C, McQueen M, Swiontkowski MF, Ring D,

Friedmann SM, Duckworth AD, editors. Musculoskeletal trauma in the elderly. Boca Raton: CRC Press; 2016.

[5] Kolmert L, Wulff K. Epidemiology and treatment of distal femoral fractures in adults. Acta Orthop Scand. 1982;53(6):957-62.

[6] Arneson TJ, Melton LJ 3rd, Lewallen DG, O'Fallon WM. Epidemiology of diaphyseal and distal femoral fractures in Rochester, Minnesota, 1965-1984. Clin Orthop Relat Res. 1988;(234):188-94.

[7] Martinet O, Cordey J, Harder Y, Maier A, Bühler M, Barraud GE. The epidemiology of fractures of the distal femur. Injury. 2000;31(Suppl 3):C62-3.

[8] Ng AC, Drake MT, Clarke BL, Sems SA, Atkinson EJ, Achenbach SJ, Melton L Jr. Trends in subtrochanteric, diaphyseal, and distal femur fractures, 1984-2007. Osteoporos Int. 2012;23(6):1721-6.

[9] Court-Brown CM, Clement ND, Duckworth AD, Aitken S, Biant LC, McQueen MM. The spectrum of fractures in the elderly. Bone Joint J. 2014;96-B(3):366-72.

[10] Neubauer T, Krawany M, Leitner L, Karlbauer A, Wagner M, Plecko M. Retrograde femoral nailing in elderly patients: outcome and functional results. Orthopedics. 2012;35(6):e855-61.

[11] Kannus P, Niemi S, Palvanen M, Parkkari J, Pasanen M, Järvinen M, Vuori I. Continuously rising problem of osteoporotic knee fractures in elderly women: nationwide statistics in Finland in 1970-1999 and predictions until the year 2030. Bone. 2001;29(5):419-23.

[12] Streubel PN, Ricci WM, Wong A, Gardner MJ. Mortality after distal femur fractures in elderly patients. Clin Orthop Relat Res. 2011;469(4):1188-96.

[13] Ebraheim NA, Kelley LH, Liu X, Thomas IS, Steiner RB, Liu J. Periprosthetic distal femur fracture after total knee arthroplasty: a systematic review. Orthop Surg. 2015; 7(4): 297-305.

[14] Nieves JW, Bilezikian JP, Lane JM, Einhorn TA, Wang Y, Steinbuch M, Cosman F. Fragility fractures of the hip and femur: incidence and patient characteristics. Osteoporos Int. 2010;21(3):399-408.

[15] Meek RM, Norwood T, Smith R, Brenkel IJ, Howie CR. The risk of peri-prosthetic fracture after primary and revision total hip and knee replacement. J Bone Joint Surg Br. 2011;93(1):96-101.

[16] Kim KI, Egol KA, Hozack WJ, Parvizi J. Periprosthetic fractures after total knee arthroplasties. Clin Orthop Relat Res. 2006;446:167-75.

[17] Whitehouse MR, Mehendale S. Periprosthetic fractures around the knee: current concepts and advances in management. Curr Rev Musculoskelet Med. 2014;7(2):136-44.

[18] Bedes L, Bonnevialle P, Ehlinger M, Bertin R, Vandenbusch E, Piétu G, SooFCOT. External fixation of distal femoral fractures in adults' multicentre retrospective study of 43 patients. Orthop Traumatol Surg Res. 2014;100(8):867-72.

[19] Nagla A, Manchanda A, Gupta A, Tantuway V, Patel V, Arshad N. Study to evaluate the outcomes of surgical stabilization of distal 1/3rd fracture shaft femur with retrograde nailing. Int J Res Orthop. 2017;3(1):96-102.

[20] Schütz M, Kääb MJ. Distale Femurfrakturen. In: Haas NP, Krettek C, editors. Tscherne Unfallchirurgie Hüfte Oberschenkel. Berlin: Springer; 2012.

[21] Audigé L, Slongo T, Lutz N, Blumenthal A, Joeris A. The AO Pediatric Comprehensive Classification of Long Bone Fractures (PCCF). Part III: multifragmentary long bone fractures in children—a retrospective analysis of 2,716 patients from 2 tertiary pediatric hospitals in Switzerland. Acta Orthop Scand. 2017;88(2):133-9.

[22] Rewers A, Hedegaard H, Lezotte D, Meng K, Battan FK, Emery K, Hamman RF. Childhood femur fractures, associated injuries, and sociodemographic risk factors: a population-based study. Pediatrics. 2005;115(5):e543-52.

[23] Eid AM, Hafez MA. Traumatic injuries of the distal femoral physis. Retrospective study on 151 cases. Injury. 2002;33(3):251-5.

[24] Chiron HS, Tremoulet J, Casey P, Muller M. Fractures of the distal third of the femur treated by internal fixation. Clin Orthop Relat Res. 1974;100:160-70.

[25] Stewart MJ, Sisk TD, Wallace S. Fractures of the distal third of the femur. J Bone Joint Surg Am. 1966;48:784-807.

[26] Neer CS 2nd, Grantham SA, Shelton ML. Supracondylar fracture of the adult femur. A study of one hundred and ten cases. J Bone Joint Surg Am. 1967;49(4):591-613.

[27] Seinsheimer F 3rd. Fractures of the distal femur. Clin Orthop Relat Res. 1980;(153):169-79.

[28] Müller ME, Koch P, Nazarian S, Schatzer J. The comprehensive classification of fractures of long bones. Berlin: Springer; 1990.

[29] Foundation AO. AO/OTA fracture and dislocation classification 2014. Available from https://aotrauma. aofoundation.org/Structure/education/self-directedlearning/reference-materials/classifications/Pages/aoota-classification.aspx

[30] Berner A, Schütz M. Distal Femur Fractures. In: Oestern HJ, Trentz O, Uranues S, editors. Bone and joint injuries: trauma surgery III. Berlin: Springer; 2014.

[31] Tscherne H, Oestern HJ. A new classification of soft-tissue damage in open and closed fractures. Unfallheilkunde. 1982;85(3):111-5.

[32] Ibrahim DA, Swenson A, Sassoon A, Fernando ND. Classifications in brief: the tscherne classification of soft tissue injury. Clin Orthop Relat Res. 2017;475(2):560-4.

[33] Dirschl DR, Cannada LK. Classification of fractures. In: Rockwood CA, Green DP, Bucholz RW, editors. Rockwood and Green's fractures in adults. 7th ed. Philadelphia: Wolters Kluwer Health/Lippincott Williams & Wilkins; 2010. p. 39-52.

[34] Gustilo RB, Anderson JT. Prevention of infection in the treatment of one thousand and twentyfive open fractures of long bones: retrospective and prospective analyses. J Bone Joint Surg Am. 1976;58:453-8.

[35] Gustilo RB, Mendoza RM, Williams DN. Problems in the management of type Ⅲ (severe) open fractures: a new

classification of type Ⅲ open fractures. J Trauma. 1984; 24(8): 742-6.

[36] Kim PH, Leopold SS. In brief: Gustilo-Anderson classification. [corrected]. Clin Orthop Relat Res. 2012; 470(11): 3270-4.

[37] Lewis PL, Rorabeck CH. Periprosthetic fractures. In: Engh GA, Rorabeck CH, editors. Revision total knee arthroplasty. Baltimore: Williams & Wilkins; 1997. p. 275-95.

[38] Rorabeck CH, Taylor JW. Classification of periprosthetic fractures complicating total knee arthroplasty. Orthop Clin North Am. 1999;30(2):209-14.

[39] Yoo JD, Kim NK. Periprosthetic fractures following total knee arthroplasty. Knee Surg Relat Res. 2015;27(1):1-9.

[40] Duncan CP, Haddad FS. Classification. In: Schutz M, Perka C, Ruedi TP, editors. Periprosthetic fracture management. Stuttgart: Georg Thieme Verlag; 2013. p. 47-89.

[41] Duncan CP, Haddad FS. The Unified Classification System (UCS): improving our understanding of periprosthetic fractures. Bone Joint J. 2014;96-B(6):713-6.

[42] Duncan CP, Haddad FS. Unifed classification system. AO Foundation. 2015. Available from: www.aofoundation.org/legal.

[43] Van der Merwe JM, Haddad FS, Duncan CP. Field testing the Unifed Classification System for periprosthetic fractures of the femur, tibia and patella in association with knee replacement: an international collaboration. Bone Joint J. 2014; 96-B(12):1669-73.

[44] Salter RB, Harris WR. Injuries involving the epiphyseal plate. J Bone Joint Surg Am. 1963;45(3):587-622.

[45] Rang M. The growth plate and its disorders. Baltimore: Williams and Wilkins; 1969.

[46] Ogden JA. Skeletal growth mechanism injury patterns. J Pediatr Orthop. 1982;2(4):371-7.

[47] Brown JH, DeLuca SA. Growth plate injuries: Salter-Harris classification. Am Fam Physician. 1992;46(4):1180-4.

[48] Peterson HA. Epiphyseal growth plate fractures. Berlin: Springer; 2007.

[49] Joeris A, Lutz N, Blumenthal A, Slongo T, Audigé L. The AO Pediatric Comprehensive Classification of Long Bone Fractures (PCCF). Part I: location and morphology of 2,292 upper extremity fractures in children and adolescents. Acta Orthop Scand. 2017;88(2):123-8.

[50] Slongo TF, Audigé L, AO Pediatric Classification Group. Fracture and dislocation classification compendium for children: the AO pediatric comprehensive classification of long bone fractures (PCCF). J Orthop Trauma. 2007;21(10 Suppl):S135-60.

[51] Audigé L, Bhandari M, Hanson B, Kellam J. A concept for the validation of fracture classifications. J Orthop Trauma. 2005;19(6):401-6.

[52] Slongo T, Audigé L, AO Pediatric Classification Group. AO pediatric comprehensive classification of long-bone fractures (PCCF). AO Foundation. 2007.

[53] Taylor-Butler KL, Landry GL. Principles of healing and rehabilitation. In: Birrer RB, Griesemer B, Cataletto MB, editors. Pediatric sports medicine for primary care.

Philadelphia: Lippincott Williams & Wilkins; 2002. p. 240.

[54] Joeris A, Lutz N, Wicki B, Slongo T, Audigé L. An epidemiological evaluation of pediatric long bone fractures—a retrospective cohort study of 2716 patients from two Swiss tertiary pediatric hospitals. BMC Pediatr. 2014; 14: 314.

[55] Joeris A, Lutz N, Blumenthal A, Slongo T, Audigé L. The AO Pediatric Comprehensive Classification of Long Bone Fractures (PCCF). Part Ⅱ: location and morphology of 548 lower extremity fractures in children and adolescents. Acta Orthop Scand. 2017;88(2):129-32.

[56] Collinge CA, Wiss DA. Distal femur fractures. In: Bucholz RW, Heckman JD, Court-Brown CM, Tornetta 3rd. P, McQueen MM, Ricci WM, editors. Rockwood and Green's fractures in adults. 7th ed. Philadelphia: Wolters Kluwer; 2015. p. 1719-51.

[57] Kinzl L. Femur:Distal. In: Rüedi TP, Murphy WM, editors. AO principles of fracture management. Stuttgart New York: Thieme; 2000. p. 469-80.

[58] Rüter A, Trentz O, Wagner M. Distales Femur. In: Rüter A, Trentz O, Wagner M, editors. Unfallchirurgie. München: Urban & Fischer; 2004. p. 1013-28.

[59] Weight M, Collinge C. Early results of the less invasive stabilization system for mechanically unstable fractures of the distal femur (AO/OTA types A2, A3, C2, and C3). J Orthop Trauma. 2004;18(8):503-8.

[60] Tailor A, Gajjar S, Mandalia M, Patel Y, Saxena S. Results of locking compression plates in fractures of distal end of femur. IJOS. 2017;3(1):360-3.

[61] Schmit-Neuerburg KP, Hanke J, Assenmacher S. [Osteosynthesis of distal femoral fractures]. Chirurg 1989;60(11):711-722.

[62] Erhardt JB, Vincenti M, Pressmar J, Kuelling FA, Spross C, Gebhard F, Roederer G. Mid term results of distal femoral fractures treated with a polyaxial locking plate: a multi-center study. Open Orthop J. 2014;8:34-40.

[63] Seifert J, Stengel D, Matthes G, Hinz P, Ekkernkamp A, Ostermann PA. Retrograde fixation of distal femoral fractures: results using a new nail system. J Orthop Trauma. 2003; 17(7):488-95.

[64] Tscherne H, Oestern H, Trentz O. Long term results of the distal femoral fracture and its special problems. Zentralbl Chir. 1977;102(15):897-904.

[65] Khalil ALS, Ayoub MA. Highly unstable complex C3-type distal femur fracture: can double plating via a modified Olerud extensile approach be a standby solution? J Orthop Traumatol. 2012;13(4):179-88.

[66] Motten T, Gupta R, Kalsotra N, Kamal Y, Mahajan N, Kiran U. The role of dynamic condylar screw in the management of fractures of the distal end of femur. Int J Orthop Surg. 2009; 17(2):1-5.

[67] Funovics PT, Vécsei V, Wozasek GE. Mid- to longterm clinical findings in nailing of distal femoral fractures. J Surg Orthop Adv. 2003;12(4):218-24.

[68] Aparajit P. A study of management of supracondylar femur fractures by supracondylar nail. IJBABN. 2016;7(8):402-8.

[69] Panchal P, Chintan Patel C, Poptani A. Treatment of distal

end of fracture femur by locking compression plate. Int J Med Sci Public Health. 2015;5(9):1027-9.

[70] Siliski JM, Mahring M, Hofer HP. Supracondylarintercondylar fractures of the femur. Treatment by internal fixation. J Bone Joint Surg Am. 1989;71(1):95-104.

[71] Shafeed TP. Functional outcome of fixation of distal femoral fractures with DF-LCP: a prospective study. Int J Res Orthop. 2016;2(4):291-8.

[72] Kovar FM, Jaindl M, Schuster R, Endler G, Platzer P. Incidence and analysis of open fractures of the midshaft and distal femur. Wien Klin Wochenschr. 2013;125(13-14):396-401.

[73] Walling AK, Seradge H, Spiegel PG. Injuries to the knee ligaments with fractures of the femur. J Bone Joint Surg Am. 1982;64(9):1324-7.

[74] Krettek C. Fractures of the distal femur. In: Heckman JD, Court-Brown CM, Tornetta P, Koval KJ, Bucholz RW, editors. Rockwood and Green's fractures in adults: Rockwood, Green, and Wilkins' fractures. 6th ed. Philadelphia: Lippincott Williams & Wilkins; 2006.

[75] Bertin KC, Goble EM. Ligament injuries associated with physeal fractures about the knee. Clin Orthop Relat Res. 1983;(177):188-95.

[76] Yang RS, Liu HC, Liu TK. Supracondylar fractures of the femur. J Trauma. 1990;30(3):315-9.

股骨远端骨折术前计划
Preoperative Planning in Distal Femur Fractures

Adeel Aqil   Vivek Gulati   James P. Waddell   著

吕胜松   译

第4章

一、保守与手术治疗

股骨远端骨折并不常见，因为它们仅占所有骨折的 0.5%～6%，在累及股骨的骨折中不到 3%[1, 2]。股骨远端骨折存在双峰分布，最常见的是年轻男性和老年女性[1]。非手术治疗包括石膏、牵引或两者结合，在一些文献中获得了良好的结果[3, 4]，早期研究甚至表明保守治疗优于手术治疗[3–5]。然而，这些较早的研究存在选择偏倚，保守治疗主要用于无移位的骨折，而手术治疗则使用了落后的内固定技术和植入物。随访发现，石膏、牵引可导致压疮和关节僵硬[6]，目前股骨远端骨折多数都接受了手术治疗，以实现早期活动，避免关节僵硬，预防与长期卧床相关的并发症[7]。非手术治疗仍在某些病例中发挥作用，在这些病例中，患者不适合手术或伤前肢体无法活动。

股骨远端假体周围骨折

全世界范围内，全膝关节置换（total knee replacement，TKR）病例每年都在增加，假体周围骨折的发生理论上也将增加。文献表明，初次全膝关节置换术后假体周围骨折的风险为 0.2%～2%，而在翻修术后发生率甚至更高[8–11]。很多文献报道了这类骨折并不断提出新的治疗方法。

大多数此类骨折发生在老年女性低能量跌倒后[8, 12]，其他风险因素包括炎症性关节炎、长期使用类固醇和骨量减少[13]。TKR 术后的股骨前方骨皮质的损伤（notching）最初被认为是危险因素之一，生物力学研究似乎也支持将其纳入危险因素，然而，TKR 患者中的股骨前方骨皮质的损伤（notching）现象非常常见[9]，但大多数出现骨折的患者并没有股骨前方骨皮质的损伤（notching）[14, 15]。

保守治疗是治疗的一种选择，包括牵引、石膏或两者结合[16, 17]，长期卧床与肺炎、压疮和血栓栓塞事件的高发有关[18, 19]。据报道，长期卧床患者 1 年的死亡率为 22%，且 9% 的老年患者需二期行膝上截肢手术[18, 19]。这种较高的死亡率和股骨近端骨折几乎差不多。股骨近端骨折的普遍共识是手术治疗，目的是允许早期负重、增加活动能力、独立性和生活质量[20]。

然而，假体置换术后的老年患者再次行内固定治疗并非没有并发症，由于骨量更差，骨折粉碎的可能性更大，意味着内固定失败率更大[21]。

如果发生假体松动，则应使用翻修或肿瘤假体。这类假体具有额外的优势，允许立即负重和更早的功能恢复[22–24]。然而，手术时需要去除更多的骨质，失败后更可能导致截肢[25, 26]。因此，必须根据患者的具体情况采取最合适的手术干预措施。

二、手术治疗时机

一旦决定进行手术干预，应尽快采取措施，防止肺不张、肺炎或制动导致的静脉淤滞及血栓栓塞事件等造成的病情恶化。虽然要尽快手术，但必须确保充分的手术规划，这包括手术准备、相关设备和手术团队。

开放性骨折应尽早进行手术。闭合性骨折如果不能充分准备，手术就需要推迟，这可能意味着治疗的延迟，但推迟手术不应超过一周。所有的治疗方案应根据治疗指南进行[27]。

三、术前计划

术前计划非常重要，需要了解患者的病史，并进行详细的体格检查，如患者术前瘫痪或合并严重的基础疾病（显著增加围术期死亡率的严重疾病状态或预期寿命短的恶性肿瘤），非手术治疗可能更为合适。术前即存在的膝关节疼痛可能提示膝关节置换后的功能不佳甚至假体松动，此时应进行翻修手术而不是内固定手术。

在排除危及生命的损伤之后，对肢体的检查应始终从神经血管检查开始，然后才是对骨折部位的检查。如果骨折是开放的，更需要格外重视。开放性骨折有完全不同的治疗规范，应最大限度地降低感染风险并最大限度地提高保留肢体的机会[27]。还应仔细检查皮肤，因为皮肤菲薄的患者（如长期服用类固醇），在任何阶段的牵引/石膏固定中，均可能出现皮肤撕裂、感染或坏死。

进一步的检查包括膝关节和整个股骨的X线片，以了解骨折的范围。计算机断层扫描（CT）用于确定骨折是否波及关节，并评估膝关节假体是否松动。X线片也可用于评估骨量，这有助于手术干预时决定使用何种内植物。手术方案应该考虑通过牢固的固定或更换膝关节假体，恢复肢体的力线，以利于功能的恢复。理想情况下，应尽量选择允许立即完全负重的手术方案，以更快地恢复正常生活。

（一）股骨远端骨折的髓内钉植入计划

股骨远端骨折的髓内钉可以顺行或逆行植入，顺行髓内钉无法处理非常远端的骨折，因为髓内钉不太可能到达股骨的最远端。此外，大多数顺行髓内钉只有2个或3个远端的锁定孔，远端骨折块的固定不像使用逆行髓内钉时那样牢固。因此，一般而言，逆行髓内钉优于顺行髓内钉。髓内钉通常不用于关节内骨折的治疗，因关节内骨折应该解剖复位、坚强固定，以避免二期愈合及关节表面骨痂的形成；且无移位的骨折也有在插入髓内钉时发生移位的风险。髓内钉治疗关节内骨折时，可以考虑切开复位螺钉固定骨折块后插入髓内钉，但在逆行置钉时会非常困难，因为螺钉可能会干扰髓内钉的插入。在累及关节的长螺旋形骨折中可以尝试使用行髓内钉治疗，可以在插入髓内钉之前将螺钉穿过股骨髁以防止骨折移位。

在选择髓内钉时，应尽量选择粗的髓内钉，以提供更多的旋转稳定性。而且，粗髓内钉减少了螺钉髓内钉界面和髓内钉尖端的应力，从而降低了植入物失败或假体周围骨折的风险[28]（图4-1）。

在髓腔过大无法获得足够的皮质匹配，或由于严重的骨质疏松导致皮质变薄时，可以使用骨水泥来增加旋转稳定性，同时允许更好地植入锁定螺钉[28]。但应确保骨折复位良好，且骨水泥不会从骨折部位漏出。骨水泥的硬化可能会导致附近软组织的热损伤或骨水泥嵌于骨折端抑制骨折愈合。因此，在这些情况下或在使用骨水泥进行额外固定时，建议显露骨折端，随后精确复位和固定，以减少骨水泥漏出的可能性。出于同样的原因，我们还建议不要对骨水泥过度挤压。

（二）股骨远端假体周围骨折的髓内钉植入计划

据报道，这类骨折使用逆行股骨髓内钉的愈

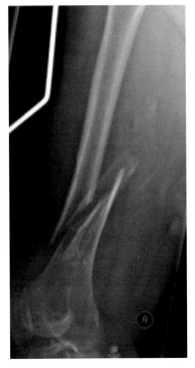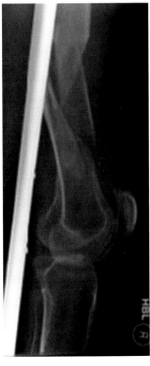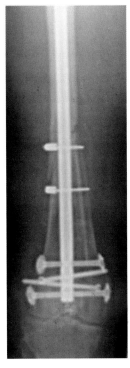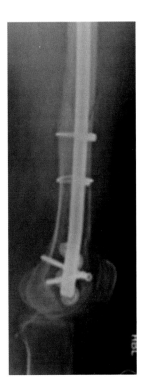

▲ 图 4-1　逆行髓内钉治疗股骨远端骨折

合率最高[12]。这可能是因为适合这项技术的骨折通常具有更多的远端骨量或因为在这一手术过程中骨折部位周围的软组织损伤较轻。此外，股骨扩髓过程中会产生骨泥刺激骨折愈合[28, 29]。从技术上讲，有没有假体对逆行股骨髓内钉的骨折愈合影响不大。但应牢记，关节内骨折时很少存在稳定的 TKR 假体。因此，如果存在关节内骨折，需要考虑假体松动的可能，且应该考虑关节翻修手术是否更合适。如果关节内骨折合并稳定的 TKR 假体，且不影响假体的骨水泥包壳，则应使用髁加压螺钉来复位骨折并防止髓内钉插入造成的进一步粉碎。必须注意植入这些螺钉时避免进入膝关节或阻挡逆行髓内钉的插入。

此外，逆行髓内钉仅适用于保留交叉韧带的膝关节置换且具有足够宽度的髁间切迹，以允许髓内钉的通过。牺牲后交叉韧带的 TKR 具有封闭的假体设计，无法使用逆行髓内钉。在这种情况下，钢板和关节翻修成为唯一的手术选择。必须仔细研究骨折前拍摄的全膝关节 X 线片，偏

外或屈曲的股骨组件可能使髓内钉无法插入，因为髁间切迹在冠状面或矢状面将偏心于股骨的纵轴[30]。股骨假体组件的轻微屈曲最初被认为不是大问题，但当膝关节非常僵硬且不能屈曲至 90° 时，这可能会产生很大的影响。因此，需要询问骨折前的活动范围，在切开之前，麻醉下进行温和的膝关节屈曲检查是一个很好的方法。如果发现膝关节太僵硬无法屈曲到合适的角度，那么应该准备行钢板内固定（图 4-2）。

另一个需要考虑的因素是患者是否有同侧的全髋关节置换或近端髓内装置。逆行髓内钉存在钉尖与髋关节假体柄之间高应力的风险，这可能导致骨折风险的进一步增加。因此，发生在上下假体间的骨折最好使用可以与两个假体重叠的坚固钢板进行固定[30]（图 4-3）。

如果 TKR 可以容纳股骨逆行髓内钉，一定不要忘记假体的聚乙烯衬垫，手术时做好更换的准备，避免其阻止髓内钉插入或在操作时损坏。因此，最重要的是了解 TKR 的品牌，准备好适

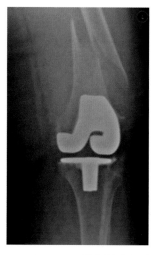
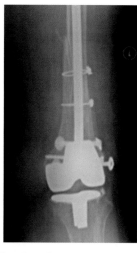

▲ 图 4-2 逆行髓内钉治疗股骨远端假体周围骨折

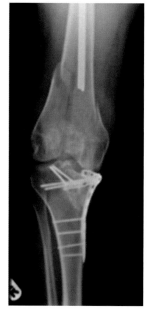
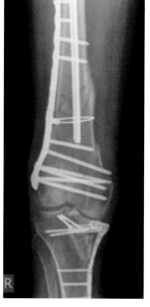

▲ 图 4-3 锁定钢板治疗股骨远端骨折

当的聚乙烯衬垫取出工具，并准备相应的型号和植入工具以备更换，植入髓内钉时要注意膝关节平衡。

（三）股骨远端骨折的内固定计划

在股骨远端骨折固定时，有多种植入物类型可供选择。一些陈旧的植入物已基本废弃，如角钢板、动力髁螺钉和髁支撑钢板，这些植入物技术要求高，力学结构较弱且对远端骨折块的把持不佳[31]。而现代锁定钢板在生物力学上优于非

锁定设计，且在股骨远端骨折的固定中效果更好[32]。锁定钢板使用时允许肌肉下插入，从而减少骨折周围的组织剥离。螺钉头部为螺纹设计，能够与钢板锁定，一旦交锁，植入物就会形成一个角度稳定结构，这大大增加了其抗拔出强度并降低了骨质疏松骨中植入物失败的风险。然而，应在骨折和最近的螺钉之间实现良好的工作长度，以允许骨折部位的合理微动并提供骨愈合的最佳机会（图 4-3）。

（四）股骨远端假体周围骨折的内固定计划

锁定钢板优于非锁定设计，在对这类骨折进行固定时更稳定，能够提高治疗效果[12, 33, 34]。

如果同时存在骨水泥型全髋关节假体，则可以使用穿过骨水泥的双皮质螺钉实现近端的固定。在假体柄水平，可以使用单皮质锁定螺钉，也可以使用双皮质螺钉挤过假体柄的锥形尖端。可以结合钢丝或钛缆环扎提供额外的固定。新设计的万向锁定钢板允许螺钉向不同方向倾斜，这在避免股骨柄对螺钉的阻挡时特别有用。另外，钢板有时具有容纳线缆的内置孔，可使线缆固定的更为牢固，避免在使用时和患者后期康复时发生移位（图 4-4）。

大块的人工皮质骨材料能够提供初始稳定性并桥接骨折间隙，但如果移植的皮质骨只是用捆扎或克氏针固定，并不足以提供其所需的稳定性[35]，仍需要使用锁定钢板，皮质骨移植物可能有助于防止骨折愈合前的内固定失败。锁定钢板具有很好的力学稳定性，尤其应该在骨质疏松患者合并骨缺损时使用[12]。

（五）股骨远端假体周围骨折的关节翻修计划

对于运动功能需求低，股骨骨量不足、韧带不稳定或 TKR 植入物松动的患者，关节翻修术是理想的治疗选择[25, 36]，翻修时可能要进行股骨远端翻修；在严重的股骨髁粉碎性骨折中，也可能需要进行股骨远端置换。这两种情况下，因股

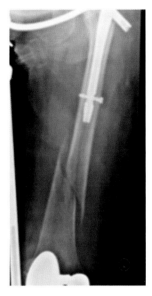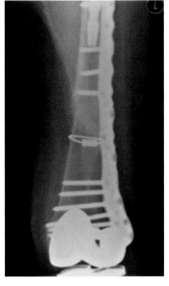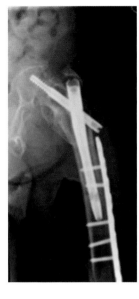

◀ 图 4-4 锁定钢板治疗股骨远端假体周围骨折

骨远端均需被切除，手术技术都没有太大差异。区别在于处理胫骨近端组件时，如果原来有胫骨侧假体，外伤时这一组件可能没有松动，必须注意在去除骨水泥时尽可能多地保留胫骨侧的骨质，这些操作比较复杂，最好由经验丰富的医师完成。所以相对来说，对于原来就有 TKR 的患者，可能技术上更复杂。

目前仍缺乏有力的证据来确定锁定钢板、髓内钉或关节翻修术哪种技术最适合治疗这些骨折。回顾性的 Meta 分析试图阐明这个问题，指出锁定钢板和逆行股骨髓内钉在骨折愈合上没有差异[12]，再无其他特别的科学结论。因此，应根据临床经验、设备和患者的具体情况等谨慎地做出治疗选择。应遵循缓解疼痛、恢复功能的原则，实现患者的早期功能锻炼，减少长时间制动相关的并发症发生。

参考文献

[1] Court-Brown CM, Caesar B. Epidemiology of adult fractures: a review. Injury. 2006;37(8):691.

[2] Martinet O, Cordey J, Harder Y, Maier A, Buhler M, Barraud GE. The epidemiology of fractures of the distal femur. Injury. 2000;31(Suppl 3):C62.

[3] Mooney V, Nickel VL, Harvey JP Jr, Snelson R. Castbrace treatment for fractures of the distal part of the femur. A prospective controlled study of one hundred and fifty patients. J Bone Joint Surg Am. 1970;52(8):1563.

[4] Chiron HS, Tremoulet J, Casey P, Muller M. Fractures of the distal third of the femur treated by internal fixation. Clin Orthop Relat Res. 1974;(100):160.

[5] Neer CS 2nd, Grantham SA, Shelton ML. Supracondylar fracture of the adult femur. A study of one hundred and ten cases. J Bone Joint Surg Am. 1967;49(4):591.

[6] Seinsheimer F 3rd. Fractures of the distal femur. Clin Orthop Relat Res. 1980;153:169.

[7] Smith JR, Halliday R, Aquilina AL, Morrison RJ, Yip GC, McArthur J, Hull P, Gray A, Kelly MB, Orthopaedic Trauma Society. Distal femoral fractures: the need to review the standard of care. Injury. 2015;46(6):1084.

[8] Berry DJ. Epidemiology: hip and knee. Orthop Clin North Am. 1999;30(2):183.

[9] Ritter MA, Thong AE, Keating EM, Faris PM, Meding JB, Berend ME, Pierson JL, Davis KE. The effect of femoral notching during total knee arthroplasty on the prevalence of postoperative femoral fractures and on clinical outcome. J Bone Joint Surg Am. 2005;87(11):2411.

[10] Aaron RK, Scott R. Supracondylar fracture of the femur after total knee arthroplasty. Clin Orthop Relat Res. 1987;(219): 136.

[11] Inglis AE, Walker PS. Revision of failed knee replacements using fixed-axis hinges. J Bone Joint Surg. 1991;73(5):757.

[12] Herrera DA, Kregor PJ, Cole PA, Levy BA, Jonsson A, Zlowodzki M. Treatment of acute distal femur fractures above a total knee arthroplasty: systematic review of 415

cases (1981–2006). Acta Orthop. 2008;79(1):22.

[13] Figgie MP, Goldberg VM, Figgie HE 3rd, Sobel M. The results of treatment of supracondylar fracture above total knee arthroplasty. J Arthroplast. 1990;5(3):267.

[14] Zalzal P, Backstein D, Gross AE, Papini M. Notching of the anterior femoral cortex during total knee arthroplasty characteristics that increase local stresses. J Arthroplast. 2006;21(5):737.

[15] Lesh ML, Schneider DJ, Deol G, Davis B, Jacobs CR, Pellegrini VD Jr. The consequences of anterior femoral notching in total knee arthroplasty. A biomechanical study. J Bone Joint Surg Am. 2000;82-A(8):1096.

[16] Delport PH, Van Audekercke R, Martens M, Mulier JC. Conservative treatment of ipsilateral supracondylar femoral fracture after total knee arthroplasty. J Trauma. 1984;24(9):846.

[17] Hirsh DM, Bhalla S, Roffman M. Supracondylar fracture of the femur following total knee replacement. Report of four cases. J Bone Joint Surg Am. 1981;63(1):162.

[18] Butt MS, Krikler SJ, Ali MS. Displaced fractures of the distal femur in elderly patients. Operative versus non-operative treatment. J Bone Joint Surg Br. 1996;78(1):110.

[19] Karpman RR, Del Mar NB. Supracondylar femoral fractures in the frail elderly. Fractures in need of treatment. Clin Orthop Relat Res. 1995;(316):21.

[20] British Orthopaedic Association. BOAST 1 guideline Version 2. Patients sustaining a fragility hip Fracture. 2012.

[21] Giannoudis PV, Schneider E. Principles of fixation of osteoporotic fractures. J Bone Joint Surg. 2006;88(10):1272.

[22] Schmidt AH, Braman JP, Duwelius PJ, McKee MD. Geriatric trauma: the role of immediate arthroplasty. J Bone Joint Surg Am. 2013;95(24):2230.

[23] Freedman EL, Hak DJ, Johnson EE, Eckardt JJ. Total knee replacement including a modular distal femoral component in elderly patients with acute fracture or nonunion. J Orthop Trauma. 1995;9(3):231.

[24] Wakabayashi H, Naito Y, Hasegawa M, Nakamura T, Sudo A. A tumor endoprosthesis is useful in elderly rheumatoid arthritis patient with acute intercondylar fracture of the distal femur. Rheumatol Int. 2012;32(5):1411.

[25] Pour AE, Parvizi J, Slenker N, Purtill JJ, Sharkey PF. Rotating hinged total knee replacement: use with caution. J Bone Joint Surg Am. 1735;89(8):2007.

[26] Mortazavi SM, Kurd MF, Bender B, Post Z, Parvizi J, Purtill JJ. Distal femoral arthroplasty for the treatment of periprosthetic fractures after total knee arthroplasty. J Arthroplast. 2010;25(5):775.

[27] British Orthopaedic Association. Boast 4 guideline. The management of severe open lower limb fractures. 2009.

[28] Chen SH, Yu TC, Chang CH, Lu YC. Biomechanical analysis of retrograde intramedullary nail fixation in distal femoral fractures. Knee. 2008;15(5):384.

[29] Gliatis J. Periprosthetic distal femur fracture: plate versus nail fixation. Opinion: intramedullary nail. J Orthop Trauma. 2007;21(3):220.

[30] Johnston AT, Tsiridis E, Eyres KS, Toms AD. Periprosthetic fractures in the distal femur following total knee replacement: a review and guide to management. Knee. 2012; 19(3):156.

[31] Forster MC, Komarsamy B, Davison JN. Distal femoral fractures: a review of fixation methods. Injury. 2006;37(2):97.

[32] Zlowodzki M, Williamson S, Cole PA, Zardiackas LD, Kregor PJ. Biomechanical evaluation of the less invasive stabilization system, angled blade plate, and retrograde intramedullary nail for the internal fixation of distal femur fractures. J Orthop Trauma. 2004;18(8):494.

[33] Large TM, Kellam JF, Bosse MJ, Sims SH, Althausen P, Masonis JL. Locked plating of supracondylar periprosthetic femur fractures. J Arthroplast. 2008;23(6 Suppl 1):115.

[34] Erhardt JB, Grob K, Roderer G, Hoffmann A, Forster TN, Kuster MS. Treatment of periprosthetic femur fractures with the non-contact bridging plate: a new angular stable implant. Arch Orthop Trauma Surg. 2008;128(4):409.

[35] Schmotzer H, Tchejeyan GH, Dall DM. Surgical management of intra- and postoperative fractures of the femur about the tip of the stem in total hip arthroplasty. J Arthroplast. 1996;11(6):709.

[36] Berend KR, Lombardi AV Jr. Distal femoral replacement in nontumor cases with severe bone loss and instability. Clin Orthop Relat Res. 2009;467(2):485.

第5章

股骨远端骨折的外固定治疗
External Fixation of Distal Femur Fractures

Arindam Banerjee **著**

严超 王刚 **译**

一、适应证

外固定架很少用于治疗股骨远端骨折。多数外科医生倾向于使用钢板或髓内钉实现坚强内固定，只有内固定装置才能实现关节内骨折的解剖复位，以恢复最佳的关节功能。然而外固定架也有自己的优势，在一些股骨远端骨折中具有特定的价值，其适应证如下。

1. 在多发性肌肉骨骼损伤的患者中，如果不能立即进行确定性手术，可以先使用外固定架固定。这样的多发伤患者需要损害控制（damage control procedure，DCO）以挽救生命，如合并股骨骨折的年轻男性[1]。

2. 对于胸部、腹部或头部严重损伤的多发伤患者，也需要重视损害控制，这些患者常需要在急诊室进行抢救。这类患者肌肉骨骼系统的损伤较小，外固定可使肢体骨折立即获得相对稳定的状态以提供过渡期，直到患者全身情况好转[2]。

3. 股骨骨折有时很复杂，仅靠内植物很难固定。这种情况下，外固定架可以补充和增强骨折的稳定性。如果需要，外固定器可以使用 3 个月以上；如果在后续的 X 线片中看到大量的骨痂形成，骨折端获得相对稳定，可以适度早点移除外固定装置[3]。

4. 外固定器可以单独使用，如 Ilizarov 支架

和混合式支架。Orthofix 和 Delta 框架用途极为广泛，因为它们比 Hoffman 固定器等单一平面框架更稳定[4]。

5. 部分开放性骨折污染严重。这些都是在农业或工业事故中造成的伤害。这些伤口很容易发生无法控制的感染，因此在感染完全得到控制之前，不适合进行明确的内固定。这些患者最好使用外固定架[5]。

6. 合并严重血管损伤时。在膝关节周围，要特别注意腘动脉损伤。腘动脉几乎是终末动脉，它的损伤通常需要急诊修复，防止截肢。血管损伤通常是复杂股骨创伤的一部分，外固定架方便、快速，可以节省宝贵的时间，使血管外科医生能够尽快完成工作。

外固定架必须放置在不会阻碍血管手术的平面上。Schanz 螺钉的放置必须与血管外科医生密切协商。对于骨损伤或血管损伤中的哪一种应该优先处理，目前还没有达成共识，应根据具体情况个体化选择。通常遵循的原则取决于骨折的情况和肢体的即时缺血状态。如果急性缺血的特征明显，血管外科医生必须首先恢复循环；否则，最好紧急恢复骨折的稳定性，以保护后续的血管重建。这在不稳定的骨折中非常重要[6]。

7. 军事创伤经常发生在距离军队医院很远的地方，这时缺乏内固定的基础设施。外固定架可

以用于野战医院，允许患者转移。这减轻了患者的痛苦，也减少了因股骨不稳定而造成的风险。不稳定的股骨骨折在转移过程中可能导致继发性损伤，如脂肪栓塞或 ARDS[7]。

8.股骨远端骨折合并胫骨近端骨折。胫骨近端骨折常伴有软组织脱套伤，症状出现时或出现后可见广泛的水疱和肿胀。这种损伤不适合立即内固定，在严重肿胀的肢体上进行 ORIF 会导致感染和灾难性后果，需要 2～3 周的间隔才能考虑手术，其间患肢适当固定并抬高。外固定架适合在这一过渡期提供稳定性[8]。

9.外固定架也常用于筋膜室综合征患者，作为筋膜切开后稳定骨折的方法[9]。

与胫骨近端骨折不同，股骨远端有宽厚的肌肉覆盖，股四头肌在前面，腘绳肌在后面，内收肌在内侧[10]。由于这些肌肉组织覆盖，股骨远端开放性骨折相对干净，有时可以急诊手术。

二、手术入路

接受外固定的患者一般不需要切开复位骨折端。Schanz 螺钉放置得当，通过间接技术，既可以手法牵引，也可以使用牵张装置。如果骨折是开放的，局部操作是允许的，当然这些操作也是在伤口彻底清创后进行。

外固定架手术操作。尖刀片切开皮肤、皮下和筋膜层，直至骨质，分离软组织（包括骨膜）。需要一个深套筒，以保护周围组织免受钻头旋转运动的附带损害。钻头应该锋利，不要损伤对侧骨皮质外的软组织和重要结构。

为了获得最佳的稳定性，要密切关注以下细节：进针点、进针角度和进针平面。

外科医生必须在脑海中有一个清晰的局部解剖图像及三维图，以便可以选择一条安全的路径来植入 Schanz 螺钉。然后，外固定架的桥接装置可以作为有效的稳定和牵引工具，通过植入的 Schanz 螺钉对骨折施加牵引力。

（一）Schanz 螺钉的植入位置

Schanz 螺钉应放置在骨折部位的两端。螺钉距骨折断端的最佳距离取决于计划的分期手术类型。如果距离太远，骨折端的作用力和固定将不够充分。反之，如果螺钉距离骨折端太近，则会影响到后续的内固定治疗。

如果后期需要行内固定治疗，在同一区域植入固定装置会增加感染率，并削弱骨的强度。在原 Schanz 钉孔内植入螺钉也会导致固定强度不佳。最终的内固定手术中，用于放置螺钉和钢板位置的骨最好是没有被手术侵扰的部位[10]。如果考虑到后期行内固定治疗，Schanz 螺钉最好远离骨折断端。

外固定架不应影响后续整形外科手术或血管外科手术。

（二）植入角度

植入的角度要避免损伤骨折周围的重要血管结构。了解其走行对于避免损伤这些动脉是至关重要的。需要避免的重要结构如下。

1.膝上结构

(1) 内收肌管内的股动脉、股动脉的大穿支（每个病例都难以避免）、股深动脉。

(2)由于股骨远端的动脉供应是前内侧的，所以 Schanz 螺钉通常放置在股骨的外侧或前外侧。

(3)Schanz 螺钉不能放在后方，因为螺钉将位于肢体和病床之间，导致患者疼痛和严重不适。

2.膝关节水平　腘动脉。这是需要牢记的主要结构。它实际上是一条终末动脉，如果受损，将引发外科灾难，甚至截肢。

3.膝下结构　腘动脉的分支主要是胫前动脉和胫后动脉。胫腓干（TP 干）是一条短干，是胫骨前起自腘动脉的直接延续[11]（图 5-1 和图 5-2）。

（三）植入平面

所使用的外固定架可以是单平面或双平面，取决于骨折的稳定性和外科医生计划使用外固定

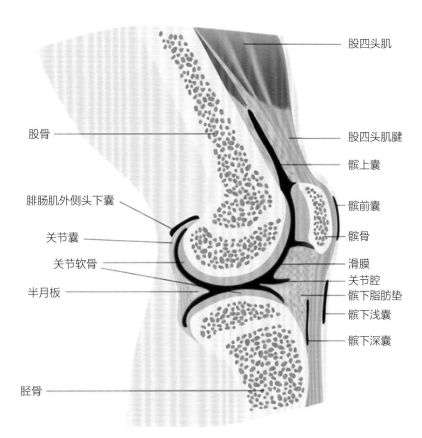

▲ 图 5-1　股骨远端周围的解剖结构

股四头肌

股四头肌腱

髌上囊

髌前囊

髌骨

滑膜

关节腔

髌下脂肪垫

髌下浅囊

髌下深囊

股骨

腓肠肌外侧头下囊

关节囊

关节软骨

半月板

胫骨

架的时间[12]。

三、股骨远端骨折外固定术 1 例

外固定架是浮膝损伤的常见治疗方法，在股骨干骨折的早期也常被使用，但外固定架治疗孤

立股骨远端骨折很少见。

患者男，26 岁，2006 年 12 月出现锁骨开放（图 5-3）和股骨远端粉碎性骨折（Gustilo-Anderson I 级损伤）（图 5-4）。颈部也有切割伤。开放性锁骨损伤是一种潜在的严重损伤，通常与

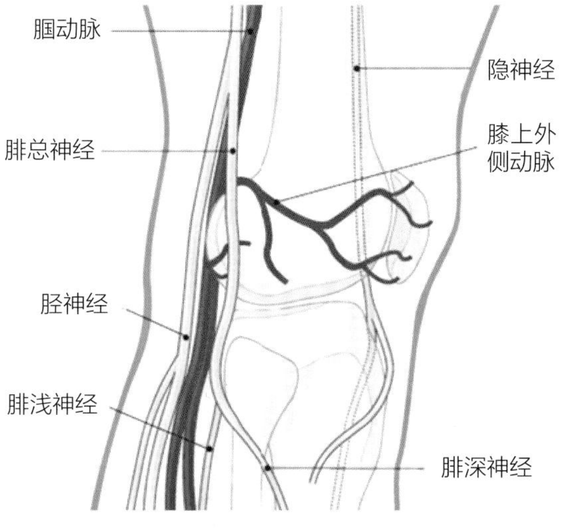

腘动脉

隐神经

腓总神经

膝上外侧动脉

胫神经

腓浅神经

腓深神经

▲ 图 5-2　股骨远端周围的神经血管结构

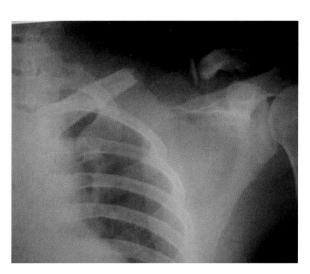

▲ 图 5-3　锁骨开放性骨折伴胸部损伤

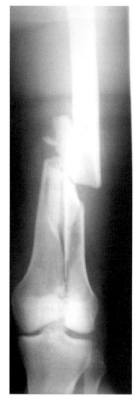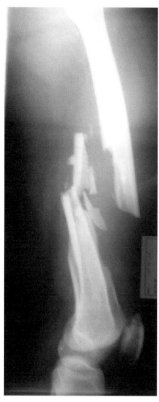

▲ 图 5-4 股骨远端骨折

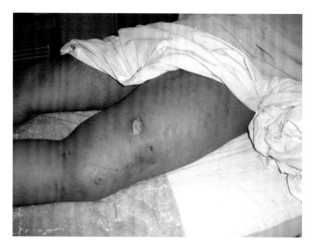

▲ 图 5-5 术前临床照片

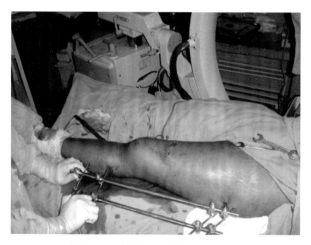

▲ 图 5-6 外固定架在清创术后的应用

危及生命的胸部损伤有关，也危及锁骨下血管。肺损伤和血胸 / 气胸是常见的 [13]。然而，在这一病例中，没有出现严重的胸部损伤。

这位患者接受了股骨远端骨折的外固定（图 5-5 至图 5-7）及大腿伤口的清创。4 周后外固定器改用 ORIF。

要注意，即使在没有危及生命的伤害的情况下，由于病理性的新陈代谢导致 ARDS 的现象也很常见。如果在这种损伤的基础上再加上股骨骨折，而且受害者是年轻的成年男性，风险就会增加很多倍。

因此，在这个特殊的病例中，决定使用外固定器进行初期治疗，直到患者的一般情况稳定下来。锁骨骨折得到治疗，股骨远端随后行内固定手术。

要点

• 在单纯的股骨远端骨折中，使用外固定架作为主要或最终的治疗措施是一种不常见的操作。因为股骨远端有丰富的肌肉覆盖，大多数损伤适合于一期 ORIF。

• 外固定架可作为危及生命的损伤（DCO）或合并疾病或有重大软组织或血管问题的患者的首选治疗方案。

• 外固定架更广泛地应用于合并其他损伤的股骨远端骨折（如胫骨近端骨折 – 浮膝）。这些损伤通常在 2～3 周后或在适合转换的情况下转换为二期 ORIF。

致 谢：使用外固定架治疗股骨远端骨折的病例由来自印度加尔各答的 G.G.Kar 博士提供。

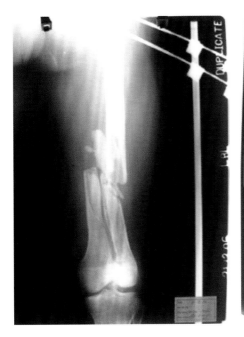
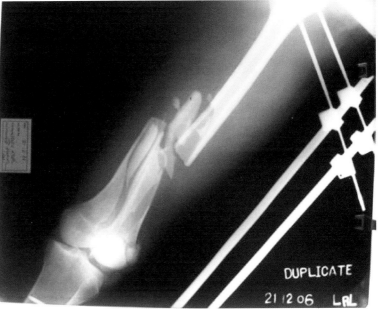

▲ 图 5-7　术后 X 线片

参考文献

[1] Bedes L, Bonnevialle P, Ehlinger M, Bertin R, Vandenbusch E, Piétu G, SoFCOT. External fixation of distal femoral fractures in adults' multicenter retrospective study of 43 patients. Orthop Traumatol Surg Res. 2014;100(8):867-72.

[2] Nicola R. Early total care versus damage control: current concepts in the orthopedic care of polytrauma patients. ISRN Orthop. 2013;2013:329452.

[3] Morshed S, Miclau T 3rd, Bembom O, Cohen M, Knudson MM, Colford JM Jr. Delayed internal fixation of femoral shaft fracture reduces mortality among patients with multisystem trauma. J Bone Joint Surg Am. 2009;91(1):3-13.

[4] Ehlinger M, Ducrot G, Adam P, Bonnomet F. Distal femur fractures. Surgical techniques and a review of the literature. Orthop Traumatol Surg Res. 2013;99(3):353-60.

[5] Copuroglu C, Heybeli N, Ozcan M, Yilmaz B, Ciftdemir M, Copuroglu E. Major extremity injuries associated with farmyard accidents. Sci World J. 2012;2012:314038.

[6] Mavrogenis AF, Panagopoulos GN, Kokkalis ZT, Koulouvaris P, Megaloikonomos PD, Igoumenou V, Mantas G, Moulakakis KG, Sfyroeras GS, Lazaris A, Soucacos PN. Vascular injury in orthopedic trauma. Orthopedics. 2016;39(4):249-59.

[7] Pathak G, Atkinson RN. Military external fixation of fractures. ADF Health. 2001;2:24-8.

[8] Muñoz Vives J, Bel JC, Capel Agundez A, Chana Rodríguez F, Palomo Traver J, Schultz-Larsen M, Tosounidis T. The floating knee: a review on ipsilateral femoral and tibial fractures. EFORT Open Rev. 2017;1(11):375-82.

[9] Harwood PJ, Giannoudis PV, Probst C, Krettek C, Pape HC. The risk of local infective complications after damage control procedures for femoral shaft fracture. J Orthop Trauma. 2006;20(3):181-9.

[10] Micheau A, Hoa D. e-Anatomy 2017. SECTION Limbs. https://www.imaios.com/en/e-Anatomy/Limbs/Leg-arteries-bones-3D

[11] Carroll EA, Koman LA. External fixation and temporary stabilization of femoral and tibial trauma. J Surg Orthop Adv. 2011;20(1):74-81.

[12] Höntzsch D, Gebhard F, Kregor P, Oliver C. Ed. Colton C. External fixator—distal femur—AO surgery reference. https://www2.aofoundation.org/.../04_Sj9CPykssy0xPLMnMz0vMAfGjzOKN_A0M3.

[13] Van Laarhoven JJ, Hietbrink F, Ferree S, Gunning AC, Houwert RM, Verleisdonk EM, Leenen LP. Associated thoracic injury in patients with a clavicle fracture: a retrospective analysis of 1461 polytrauma patients. Eur J Trauma Emerg Surg. 2016;45(1):59-63.

第6章

股骨远端骨折髓内钉治疗
Nail Osteosynthesis of Distal Femur Fractures

Steve Borland　Jeremy Hall　Aaron Nauth　著
严超　王刚　译

股骨远端骨折占股骨骨折的 4%～5%[1]，呈双峰分布，出现在遭受高能量损伤的年轻患者和遭受脆性骨折的老年患者中。此外，全膝关节置换术（total knee arthroplasty，TKA）后膝关节周围假体周围骨折变得越来越常见，最常见于股骨远端骨折[2]。绝大多数股骨远端骨折需要通过手术治疗。

股骨远端骨折应按一般骨折的原则进行治疗。关节内骨折需要通过切开进行解剖复位，以达到绝对稳定和一期骨愈合的目的。相反，骨折的骨干、干骺端部分通常间接复位，目的是恢复长度、对位对线和旋转，同时通过桥接固定，实现相对稳定，骨折二期愈合。

这些目标通常是通过髓内钉或股骨远端锁定钢板作为桥接钢板来实现的。本章重点介绍使用髓内钉治疗股骨远端骨折。

一、适应证

对于大多数股骨远端 A 型（关节外）和 C 型（完全关节内）骨折，包括 TKA 以上的假体周围骨折，均可采用髓内钉治疗[3]。这些指征与锁定钢板的指征相似，但有几个例外。在特定的环境下，髓内钉可能是禁忌的，例如，同侧股骨近端有金属（全髋关节置换或股骨近端髓内钉），关节广泛粉碎性骨折（C3 型），骨折的髁部太小而不能用髓内钉固定（小于 6～7cm）及股骨侧

假体封闭或为带柄的假体。

相反，在许多情况下，股骨远端骨折的髓内钉固定可能具有特殊的优势，这些情况包括向骨干延伸的骨折（图 6-1），与同侧股骨颈骨折相关的骨折（图 6-2）；浮膝损伤，其中股骨远端骨折合并同侧胫骨骨折（图 6-3）；开放性骨折（图 6-4）及需要早期承重的情况（图 6-5）。

现代髓内钉的最新设计使适应证得以大幅扩大。这些措施包括增加远端锁定螺钉的数量，使用斜面、多平面远端锁定螺钉，在髓内钉的远端形成锁定螺钉簇，以及锁定的髁状突螺栓（图 6-1，图 6-3 和图 6-4）或固定角度的锁定螺钉。所有这些现代设计的发展都有助于改善对小的髁骨折块或骨质疏松骨的固定，提供了更好的生物力学从而扩大了髓内钉的适应证和临床效果[4, 5]。

二、顺行与逆行髓内钉

虽然使用顺行髓内钉治疗股骨远端骨折理论上是可行的，最近的系列文章也描述了为此目的而特别设计的顺行髓内钉[6]，但我们仍建议使用逆行髓内钉，原因有几个。第一，通过进钉点直接放置导丝，这方便控制骨折块，从而有利于远端骨折块的复位。第二，对于关节内骨折，骨折块的复位和髓内钉的插入可以通过一个入路实

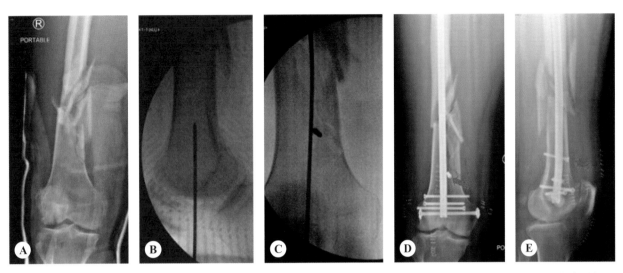

▲ 图 6-1　A. 术前 X 线片显示，一名 64 岁男性在高速摩托车事故中股骨远端关节外粉碎性骨折；B 和 C. 术中透视显示骨折闭合复位，开始插入导丝，并放置 5mm 阻挡钉（红箭）以纠正冠状面移位；D 和 E. 术后 X 线片证实股骨的力线恢复。注意：使用了四个多平面远端锁定螺钉（包括一个锁定髁螺栓）和一个阻挡螺钉（红箭）

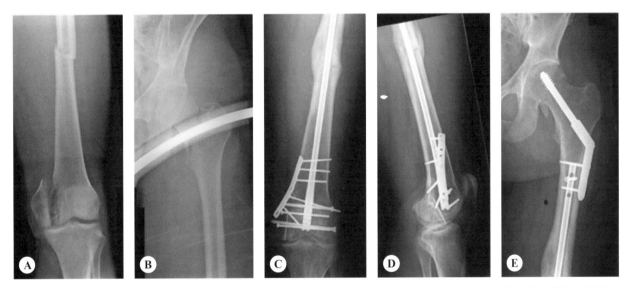

▲ 图 6-2　A 和 B. 术前 X 线片显示，一名 26 岁的男性在一次高速摩托车事故中发生了股骨干远端骨折、股骨内侧髁关节内骨折和移位的股骨颈骨折；C 至 E. 长期随访 X 线片显示三处骨折均愈合。患者接受了经内侧髌旁入路的股骨内侧髁拉力螺钉固定，随后植入逆行髓内钉及股骨内侧髁钢板，最后闭合复位股骨颈骨折，滑动髋螺钉固定。注意，逆行髓内钉止于小粗隆下方，以允许近端滑动髋螺钉植入股骨颈

现。第三，逆行髓内钉是在患者仰卧、腿部放置在可透视的三角架的情况下进行的，较顺行髓内钉极大地提高了股骨远端闭合复位的可能性。第四，远端多锁定的新型逆行髓内钉广泛可用。第五，在治疗股骨远端骨折的文献中，推荐使用逆行髓内钉的更多 [1, 3, 7, 8]。

三、逆行髓内钉与锁定钢板治疗股骨远端骨折

关于使用逆行髓内钉还是锁定钢板治疗股骨远端骨折，目前仍存在争议。如上所述，两种植入物的适应证大致相似。锁定钢板对于较小的远

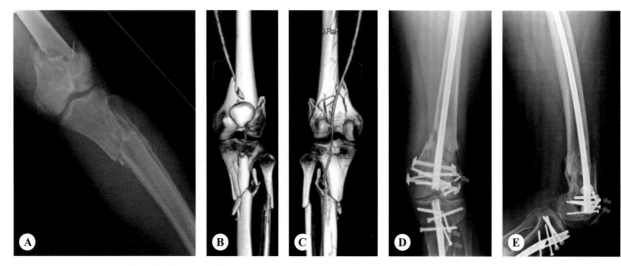

▲ 图 6-3　A 至 C. 术前 X 线片和 CT 三维重建显示，一名 23 岁的男性在高速摩托车事故中发生股骨远端关节内粉碎性骨折和胫骨近端骨折（浮膝损伤），股骨远端骨折为开放性损伤（Gustilo 2 型）；D 和 E. 术后 6 个月 X 线片显示股骨骨折逆行髓内钉和胫骨骨折顺行髓内钉治疗后骨折愈合。注意在股骨远端使用多枚前后和侧方拉力螺钉（红箭），在逆行髓内钉中使用髁螺栓，在胫骨近端使用了阻挡钉（蓝箭）

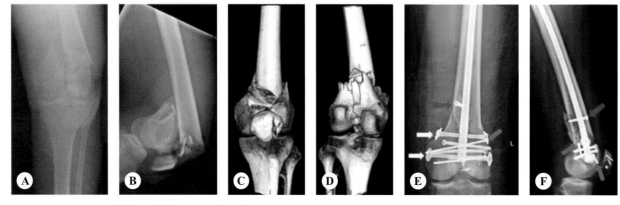

▲ 图 6-4　A 至 D. 术前 X 线片和 CT 三维重建显示，一名 32 岁的男性在高速摩托车事故中发生股骨远端关节内粉碎性骨折。股骨远端骨折为开放性损伤（Gustilo 3 型）；E 和 F. 术后 X 线片显示逆行髓内钉术后骨折端解剖复位。注意：在股骨远端分别于主钉前侧和后侧，由外向内置入拉力螺钉（蓝箭），逆行髓内钉中使用髁螺栓（白箭）及一个阻挡钉以帮助减少冠状面的移位（红箭）

端骨块和规避预先存在的内固定可能更为合适[9]。逆行髓内钉的复位可能更加困难。然而，逆行髓内钉有几个潜在的优势。首先，与锁定钢板相比，新型髓内钉在稳定性和生物力学方面更具优势[4]。其次，髓内钉起到了分担负荷的作用，有助于早期负重。再次，可以使用更小、更微创的切口来插入髓内钉，这样可以更好地保护骨折周围的生物学环境。最后，锁定钢板通常会导致结构过于坚强，对二期骨愈合造成潜在损害，导致

比髓内钉更高的不愈合率[2, 7]。然而，外科手术技术和植入物的设计也一直在发展，并试图通过锁定钢板来解决这些问题[10-12]。

Hoskins 等最近发表了一篇基于 2016 年澳大利亚注册的数据中锁定钢板与逆行髓内钉（retrograde intramedullary nailing，RIMN）治疗股骨远端骨折的回顾性研究[1]。他们分析了 297 名患者（195 名接受锁定钢板治疗，102 名接受RIMN 治疗）。他们的主要发现是根据 6 个月时

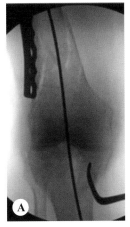
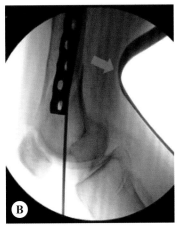
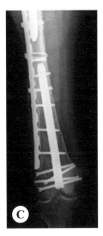
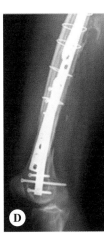
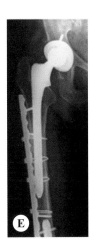

▲ 图 6-5 **A 和 B.** 术中 X 线片显示一名 72 岁女性在低能量跌倒后发生股骨远端关节外骨折。这位患者几年前曾接受过股骨近端假体周围骨折的固定,且固定牢固。选择较短的逆行髓内钉进行治疗,以允许移除最少的内固定,并便于早期负重。注意在骨折顶端放置透光的三角架,以纠正远端骨折块的移位(蓝箭)。导针的理想位置在 **AP** 面上位于髁间切迹的中心,在侧位面上位于 **Blumensaat** 线的前面。此外,术中膝关节屈曲约 **40°**,以便于安全地扩髓。**C 至 E.** 为术后 **6** 个月的 X 线片,显示骨折愈合

的 EuroQol-5 维度(EQ-5D)评分,RIMN 优于锁定钢板,在一般健康结果方面有临床和统计学上的显著差异。在 RIMN 组中,一年后 EQ-5D 评分也有改善的趋势,尽管差异不再具有统计学意义。他们还发现,RIMN 组的成角畸形显著低于锁定钢板组。作者得出结论,对于股骨远端骨折,RIMN 可能是一种比锁定钢板更好的治疗方法。

2013 年 Tornetta 等介绍了一项前瞻性随机试验的结果,作者比较了 156 名股骨远端关节外或关节内骨折的患者,随机分为锁定钢板组(80 名)和 RIMN 组(76 名)[13]。RIMN 显示出了改善患者功能和生活质量的趋势,这高于临床相关性的阈值,但差异未能达到统计学意义。他们还发现,外翻>5° 的畸形愈合在钢板固定中更为常见。这项研究的结果代表了目前唯一的 I 级证据,表明总的来说,在治疗股骨远端关节外或单纯关节内骨折时,RIMN 可能比锁定钢板更有优势。

在 2018 年的一项 Meta 分析中,Koso 等比较了股骨远端骨折钢板与逆行髓内钉的治疗结果[8]。

他们综合了 11 项研究,包括 505 名患者(376 名接受钢板治疗,129 名接受 RIMN 治疗)。作者发现两组在骨不连、畸形愈合、并发症或翻修手术率方面没有显著差异。作者的结论是,根据他们的发现,这两种治疗方法对于股骨远端骨折都是可以接受的,而且植入物的选择可以基于外科医生的偏好、患者的因素和特定的骨折特征。

2014 年 Ristevski 等完成了股骨远端假体周围骨折治疗的系统综述[2]。作者在 418 名患者中比较了锁定钢板和 RIMN 的治疗效果(308 名患者使用锁定钢板,110 名患者使用 RIMN)。在骨不连或二次手术方面两组没有显著差异,然而,锁定钢板有增加骨不连发生的趋势(锁定钢板为 8.8%,RIMN 为 3.6%),但锁定钢板的畸形愈合率显著低于逆行髓内钉(7.6% 和 16.4%)。作者的结论是,他们的研究结果并不能表明哪种技术总体上更具优势。

总体而言,目前的证据并不强烈支持一种技术优于另一种技术,可以根据具体的骨折类型、手术经验和患者因素,由外科医生自行选择髓内钉或钢板进行治疗。

四、手术入路和复位技术

逆行髓内钉的体位是仰卧位，使用可透视的工作台或延长板。通常，在同侧臀部放置一个布垫或沙袋或侧面支撑有助于防止肢体外旋。在某些情况下，获得适当的长度和旋转可能特别困难，例如，高度粉碎性和（或）节段性骨折，我们通常会将患者完全平放，并准备术中活动双侧肢体，以便术中比较两侧肢体的长度和旋转对线。在膝盖下方放置一个可透视的三角形或长方形布包，以允许膝关节屈曲，方便进钉，同时放松腓肠肌，与伸膝装置的牵引相结合，利于骨折端复位。外科医生应该在为患者做准备之前检查是否可以获得合适的透视影像。

手术入路取决于骨折的特点。对于关节外骨折（图 6-1 和图 6-5），在髌骨下极做一个 3cm 的纵向切口。随后劈开髌腱，或通过内侧髌旁显露。通常，需切除一部分脂肪垫，以允许股骨远端的显露并插入导针。对于关节内骨折，必须进行关节内骨折的复位和固定（图 6-2 至图 6-4），采用正式的内侧入路、内侧旁入路、外侧旁入路，对关节面进行显露和固定。除经皮复位工具外，其余切口一般是用于植入锁定螺钉和（或）螺栓的经皮切口。

（一）骨折复位和置钉（关节外骨折）

关节外骨折通常可以闭合复位，并在临时复位后进行手术。复位方法通常包括对肢体的牵引及在可透视的三角包布上屈膝。将可透视的三角包布放置在骨折的顶端，纠正腓肠肌牵拉导致的远端骨折移位（图 6-5）。可以通过直接操作远端肢体来矫正内翻 / 外翻，然后显露逆行髓内钉的正确进钉点。在股骨远端骨折的治疗中，进钉点的定位是关键的，通常决定着骨折的复位质量。进钉点应放置在正位像上髁间切迹的中心，侧位像上 Blumensaat 线的正前方（图 6-5）。在正、侧位两个平面上，导针的走行应该与股骨

远端髓腔一致。一旦确定了最佳的位置，使用开口铰刀进行开口。应使用软组织保护器保护髌腱和髌骨软骨。膝关节屈曲 30°～40° 有助于开口（图 6-5）。开口结束后，将带球头的导丝放入股骨远端，穿过骨折线，到达小粗隆水平。骨折的复位应该通过长度和力线的恢复来确认。如果上述闭合技术不足以实现这一点，则需要进一步的辅助复位。在我们的经验中，这种情况更多发生在更远端和更粉碎的骨折中。可以采用多种经皮策略来保持髓内钉的生物学优势，包括[14]：①经皮骨钩或顶棒；②远端和（或）近端骨折块植入 Schanz 螺钉；③阻挡钉或 Poller 钉（图 6-1 和图 6-4）；④经皮钳夹复位。

在固定股骨远端骨折时，阻挡螺钉是一种极好的辅助复位方法（图 6-1 和图 6-4）。这些螺钉可以放置在近端或远端骨折块中，引导导针的路径并纠正错误的复位（对于股骨远端骨折，最常见于冠状面）。在参考文献 [15, 16] 中已经很好地描述了它们的用途和应用。关键的一点是，在放置阻挡钉后需重新扩髓（图 6-1）。我们倾向于使用髓内钉配套的 5mm 螺钉，这一直径的螺钉更加坚强，在帮助骨折复位方面更加可靠，同时避免了打开另一套器械。一旦实现并确认复位，在球头导丝上以 0.5mm 的增量进行扩髓，直到实现皮质压配（"骨擦感"）。我们通常过度扩髓 1.5mm。髓内钉的长度是根据透视长度选择的，髓内钉的长度近端应达到小粗隆或其上。例外的情况是合并股骨颈骨折，这时我们应将髓内钉置于小粗隆远端，以便于股骨颈滑动髋螺钉的植入（图 6-2）。然后将髓内钉穿过导丝，小心地植入适当的位置，以确保髓内钉沉入股骨远端关节面下至少 3～5mm 处。再次透视确认髓内钉植入后正、侧位两个平面上长度和力线的恢复。根据我们的经验，即使有良好的初始复位和满意的入钉点，在这个阶段需要对骨折复位进行调整的例子也并不少见，特别是在更复杂的 [远端和（或）

粉碎性] 骨折中。这最常发生在冠状面，最好用阻挡钉处理（图 6-1 和图 6-4）。这需要再次取出髓内钉，拧入位置正确的阻挡钉，重新扩髓并植入髓内钉。一旦获得满意的复位，使用导向器进行远端的锁定螺钉植入，螺钉通过经皮切开植入。在股骨远端骨折的治疗中，应该放置多个远端锁定螺钉（最好有 3～4 个多平面螺钉）[5]。我们发现使用锁定的髁螺栓是有利的，特别是在非常远端或关节内的骨折中，这类骨折需要股骨髁的加压和合适固定（图 6-1，图 6-3 和图 6-4）。生物力学和临床文献都支持在这种情况下使用锁定的髁螺栓[4, 17]。一旦远端锁定完成，在近端锁定之前，应确认旋转和长度。在这个阶段移除定位导向器有助于实现这一点，因为它允许腿完全伸展放置在手术台上。长度和旋转可以通过更简单骨折类型中的骨折复位可视化来确认（图 6-4 和图 6-5）。然而，对于更粉碎的骨折，可能需要辅助技术，如比较小转子与对侧肢体的轮廓或自由悬吊对侧肢体，以便在术中进行直接的临床比较（图 6-1）。一旦这一点得到确认，在透视引导下，通过一个小的前部切口钝性分离股直肌，完成近端锁定。根据我们的经验，这些螺钉在女性通常为 35mm，男性为 40mm[18]。根据骨折类型和骨质量，可由外科医生自行决定使用 1 枚或 2 枚近端锁定螺钉。

（二）骨折复位和置钉（关节内骨折）

采用 RIMN 治疗的股骨远端关节内骨折需要切开、解剖复位关节面，并进行坚强固定。我们通常从复位任何冠状面的骨折（"Hoffa 骨折"）开始，用前后螺钉固定（图 6-3）。我们通常使用 3.5mm 或 2.7mm 螺钉，以最大限度地减少干扰。然后以解剖的方式将两个髁一起复位，借助克氏针操作单个的髁，并放置一个大的点状复位钳，然后用 3.5 mm 拉力螺钉从外侧向内侧固定。在植入螺钉时，必须注意避开逆行髓内钉的所需路径，这可能会对技术要求很高。我们通常发现在钉的前面和后面都有足够的空间植入至少一枚拉力螺钉。通常两个拉力螺钉就足够了，特别是当锁定的髁螺栓被打入主钉时（图 6-4）。一旦关节内骨折解剖复位并用拉力螺钉坚强固定，RIMN 就能够经上述步骤植入。

在逆行髓内钉治疗结束时，应对股骨颈进行 X 线检查，以确保没有骨折。我们总是在手术前进行 CT，以寻找高能量股骨骨折的年轻患者中股骨颈骨折的证据，然后再进行 RIMN 手术计划。尽管如此，在髓内钉操作结束时对股骨颈进行检查仍然是必要的。此外，一旦所有的布方巾被移除，在唤醒患者之前，应该检查两侧肢体，以比较长度、力线和旋转。最后，应同时进行远端血管搏动的触诊和膝关节韧带的检查。

五、术后治疗

止痛、抗生素预防性应用和深静脉血栓预防均按股骨远端骨折髓内钉固定后的护理标准进行。术后负重取决于骨折类型和固定方式。对于关节外骨折（包括全膝关节置换术后的假体周围骨折），我们一般允许立即负重（weight-bearing as tolerated，WBAT）。这在老年股骨远端骨折中尤为重要。如果关节内受累，我们通常在前 6 周限制负重，逐渐过渡到足趾触地，然后进行 WBAT。无论骨折类型如何，膝关节的即刻主动和被动活动都是不受限制的。

常规的临床和放射学随访在 6 周、12 周、6 个月和 1 年进行，并持续随访直至临床和放射学上骨折完全愈合。有时，由于内固定突出骨质，患者会在锁定螺钉植入的部位出现症状。一旦骨折愈合，这些螺钉可以在局麻下取出（对于一到两个简单的螺钉），或者作为门诊手术（对于多个症状性螺钉或锁定髁状突螺栓）。除非是在骨不连或感染的情况下进行翻修手术，否则很少需要取出髓内钉。

六、小结

逆行髓内钉是治疗股骨远端关节外骨折和简单关节内骨折的理想选择。在更复杂和更远端的骨折中，逆行髓内钉的技术要求很高，通常需要先进的技术来获得和维持复位。然而，髓内钉在微创植入、生物力学强度、早期负重及提高愈合率和减少并发症等方面有很大的优势。有必要进行进一步的研究，明确RIMN和锁定钢板的适应证并比较其治疗结果。

参考文献

[1] Hoskins W, Sheehy R, Edwards ER, et al. Nails or plates for fracture of the distal femur? Data from the Victoria Orthopaedic trauma outcomes registry. Bone Joint J. 2016;98-B(6):846-50.

[2] Ristevski B, Nauth A, Williams DS, et al. Systematic review of the treatment of periprosthetic distal femur fractures. J Orthop Trauma. 2014;28(5):307-12.

[3] Beltran MJ, Gary JL, Collinge CA. Management of distal femur fractures with modern plates and nails: state of the art. J Orthop Trauma. 2015;29(4):165-72.

[4] Wahnert D, Hoffmeier KL, von Oldenburg G, Frober R, Hofmann GO, Muckley T. Internal fixation of type-C distal femoral fractures in osteoporotic bone. J Bone Joint Surg Am. 92(6):1442-52.

[5] Toro-Ibarguen A, Moreno-Beamud JA, Porras-Moreno MA, Aroca-Peinado M, Leon-Baltasar JL, Jorge-Mora AA. The number of locking screws predicts the risk of nonunion and reintervention in periprosthetic total knee arthroplasty fractures treated with a nail. Eur J Orthop Surg Traumatol. 2015;25(4):661-4.

[6] Zhao Z, Li Y, Ullah K, Sapkota B, Bi H, Wang Y. The antegrade angle-stable locking intramedullary nail for type-C distal femoral fractures: a thirty four case experience. Int Orthop. 2018;42(3):659-65.

[7] Thomson AB, Driver R, Kregor PJ, Obremskey WT. Long-term functional outcomes after intraarticular distal femur fractures: ORIF versus retrograde intramedullary nailing. Orthopedics. 2008;31(8):748-50.

[8] Koso RE, Terhoeve C, Steen RG, Zura R. Healing, nonunion, and re-operation after internal fixation of diaphyseal and distal femoral fractures: a systematic review and meta-analysis. Int Orthop. 2018;42(11):2675-83.

[9] Streubel PN, Gardner MJ, Morshed S, Collinge CA, Gallagher B, Ricci WM. Are extreme distal periprosthetic supracondylar fractures of the femur too distal to fix using a lateral locked plate? J Bone Joint Surg Br. 2010;92(4):527-34.

[10] Ricci WM, Streubel PN, Morshed S, Collinge CA, Nork SE, Gardner MJ. Risk factors for failure of locked plate fixation of distal femur fractures: an analysis of 335 cases. J Orthop Trauma. 2014;28(2):83-9.

[11] Bottlang M, Fitzpatrick DC, Sheerin D, et al. Dynamic fixation of distal femur fractures using far cortical locking screws: a prospective observational study. J Orthop Trauma. 2014;28(4):181-8.

[12] Linn MS, McAndrew CM, Prusaczyk B, Brimmo O, Ricci WM, Gardner MJ. Dynamic locked plating of distal femur fractures. J Orthop Trauma. 2015;29(10):447-50.

[13] Tornetta P EK, Jones CB, Ertl, JP, Mullis B, Perez E, Collinge CA, Ostrum R, Humphrey C, Nork S, Gardner MJ, Ricci WM, Phieffer LS, Teague D, Ertl W, Born CT, Zonno A, Siegel J, Sagi CH, Pollak A, Schmidt AH, Templeman D, Sems A, MD18; Freiss DM, Pape HC. Locked plating versus retrograde nailing for distal femur fractures: a multicenter randomized trial. 2013 Annual meeting of the Orthopaedic trauma association; 2013; Phoenix, Arizona.

[14] Virkus WW, Kempton LB, Sorkin AT, Gaski GE. Intramedullary nailing of periarticular fractures. J Am Acad Orthop Surg. 2018;26(18):629-39.

[15] Stedtfeld HW, Mittlmeier T, Landgraf P, Ewert A. The logic and clinical applications of blocking screws. J Bone Joint Surg Am. 2004;86-A(Suppl 2):17-25.

[16] Auston D, Donohue D, Stoops K, et al. Long segment blocking screws increase the stability of retrograde nail fixation in geriatric supracondylar femur fractures: eliminating the "bell-clapper effect". J Orthop Trauma. 2018;32(11):559-64.

[17] Garnavos C, Lygdas P, Lasanianos NG. Retrograde nailing and compression bolts in the treatment of type C distal femoral fractures. Injury. 2012;43(7):1170-5.

[18] Collinge CA, Koerner JD, Yoon RS, Beltran MJ, Liporace FA. Is there an optimal proximal locking screw length in retrograde intramedullary femoral nailing? Can we stop measuring for these screws? J Orthop Trauma. 2015;29(10):e421-4.

股骨远端骨折钢板和螺钉固定
Plate and Screw Osteosynthesis of Distal Femur Fractures

Jose A. Canseco　Ivan J. Zapolsky　Priya S. Prakash　Derek J. Donegan　著

严　超　王　刚　译

第 7 章

一、股骨远端骨折钢板螺钉固定的适应证

股骨远端骨折占所有骨折的比例不到 1%，约占股骨骨折的 3%～6%[1]。少数患者是遭受意外高能创伤的年轻人；主要的人群是合并有骨质疏松的老年女性，多是低能量损伤，常合并多种内科疾病[2]。

股骨远端骨折的治疗目标有三个：①关节面的解剖复位；②关节面和骨干的功能性复位，恢复肢体长度、对位，纠正旋转；③坚强固定，以允许早期活动[1, 3]。在绝大多数患者中，这些目标的实现需要手术干预。与手术治疗相比，非手术治疗易导致关节僵硬、压迫性溃疡、伤口并发症、肺部并发症、深静脉血栓形成和身体功能下降[1, 4, 5]。

早期许多文献表明，切开复位钢板螺钉固定股骨远端骨折有较高的创面愈合不良风险，所以，一些学者开始使用股骨逆行髓内钉[6-9]。然而，随着锁定钢板微创植入技术与微创手术技术的进步，钢板螺钉固定的并发症明显减少，导致许多学者重新考虑使用钢板和螺钉固定这一类型的骨折[9]。

当选择采取什么方法固定时，必须考虑以下因素：解剖和骨折形态，术后早期能否开始康复锻炼，既往植入的内固定，外科医生的水平及对设备和技术的熟练度[4]。

与髓内器械相比，锁定钢板固定的一个明显优势是能够更好地处理股骨远端的碎骨块。锁定钢板可用于股骨远端关节内骨折的固定和复位，如可固定 AO/OTA 33-C3 骨折。锁定钢板还可以为极远端骨折提供稳定性，这是髓内钉难以提供的[10]。

从历史上看，老式钢板和螺钉在股骨远端骨折固定时稳定性太弱，不足以承受患者的全部重量，尤其对于那些骨质疏松或骨量减少的患者[11, 12]。因此，所有接受这种装置治疗的患者，其患肢将被限制活动或不负重[11-13]。这一点不如髓内钉，以及一些复杂骨折中做的一期全膝关节置换，后者固定强度更好，可以更好地早期功能锻炼。然而，较新的钢板和螺钉所用的材料足够坚强，可以使患者在固定后立即承受重量[13]。

对于股骨远端假体周围骨折，在选择何种内固定方式时必须考虑以前植入的假体[14]。许多全膝关节假体没有髁间开口或开口不够大，髓内钉无法通过假体进入股骨髓腔[14]。已经有文献报道使用特制钻头扩大假体开口，以允许髓内钉植入。也有文献报道使用顺行髓内钉治疗股骨髁上 8cm 以上的骨折[15, 16]，尽管较新的髓内钉设计允许它们用于更远端的骨折。如果假体松动，如 Rorabeck Ⅲ 型骨折，翻修 TKA 是合适的选

择[14, 17]。在不同于上述情况时，钢板和螺钉固定是剩下的选择[14]。

与髓内钉相比，外科医生的能力和对手术技术的熟悉度在股骨远端骨折钢板螺钉的固定中存在显著的影响[18]。研究表明，与经验丰富的外科医生相比，手术量少的外科医生在股骨远端髓内钉治疗中的成功率相当[19]。然而，在股骨远端骨折微创锁定钢板固定时，外科医生的经验是影响患者预后的主要因素[19]。与使用相同系统治疗类似骨折的经验丰富的外科医生相比，经验较少的外科医生治疗的患者有更多的并发症，总体结果较差[20]。

二、股骨远端骨折钢板螺钉内固定植入物的选择

股骨远端骨折的性质或分型将有助于合适固定方式的选择。关节内骨折解剖复位、绝对稳定是最重要的；根据骨折类型对关节外骨折应用绝对或相对稳定原则进行固定[21]。目前，普通钢板固定、角钢板固定和锁定钢板固定是三种主要选择[19, 22]。

（一）普通钢板固定

尽管钢板和螺钉工艺取得了许多技术进步，但仍有一些骨折类型可以使用普通钢板固定，如简单的内侧髁骨折和 Hoffa 骨折，最好通过骨块间加压螺钉辅以具有中和或支撑功能的钢板螺钉来固定（图 7-1）。

（二）角钢板固定

顾名思义，固定角度接骨板是一种"预塑形"的植入物，其钢板的刀片或螺钉采用固定的角度设计，以符合股骨远端的解剖[4, 23]（图 7-2）。在大多数病例中，主要用于干骺端粉碎的简单关节内骨折、关节外骨折、股骨髁上或髁间骨折，或者是单髁骨折[4, 21-23]。随着角稳定钢板的问世，股骨远端的临床疗效得到了明显的提高[19]。

目前存在两种类型的角稳定钢板，角钢板和

动力髁螺钉 / 加压钢板。角钢板稳定、坚强、固定角度结构，允许骨折端的加压[4, 23]。最常用的角钢板是 95° 钢板[19, 22]。考虑到钢板的形状，一

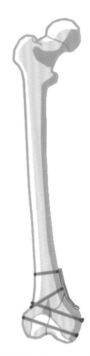

▲ 图 7-1　股骨内侧髁骨折加压螺钉固定，辅以传统钢板作为支撑（图片由 Ivan Zapolsky 博士提供）

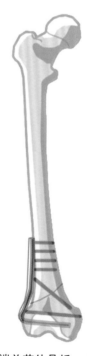

▲ 图 7-2　股骨远端关节外骨折，中和钢板和拉力螺钉固定（图片由 Ivan Zapolsky 博士提供）

且从外侧植入，即可因股骨远端关节面的外翻特点产生内侧的加压[23]。为实现有效固定，刀片必须植于股骨关节线近端约 2cm 处，并位于股骨髁的前半部分[23]。虽然角钢板是一种非常好的固定装置，但其使用也有缺点，特别是在骨质疏松骨或周期性负荷的环境中。由于植入需要广泛的手术暴露，而且处理冠状面骨折线的能力不佳[4, 23]，角钢板的应用逐渐变少。从钢板设计发展而来的动力髁螺钉 / 加压钢板（DC）能够为骨折提供加压效果，特别是当髁间骨折线存在时[4, 23]（图 7-3）。优点是所需的显露范围较小，插入技术也更容易[4, 23]，其缺点与角钢板相似[4]。

（三）锁定钢板固定

随着钢板设计的发展及微创技术的应用，预成型锁定钢板应用于股骨远端骨折[4, 24]。锁定钢板固定的一个优势是提供了更好的结构稳定性，这在骨质疏松性骨折中尤其重要（图 7-4）。具体地说，通过将螺钉直接锁定在板上获得稳定，结构的稳定性与骨 / 钢板之间的相互作用无关，这

是固定角度装置的一个特点[23]。这不仅提高了稳定性，也由于钢板不需要紧贴在骨膜上，避免了钢板下骨膜的失活[19, 23]。锁定钢板倾向于解剖设计，以便在插入时起到复位作用；换句话说，钢板可以用作复位工具[19, 23]。新型锁定钢板设计的其他优点包括，它们能够通过开放或微创途径插入，当然采用何种方式置入钢板取决于骨折类型、关节受累程度和外科医生的经验[23]。通常，较长的钢板更好，以便将应力和应变分布在较长的固定结构上[19, 23]。钢板的放置位置是很重要的，应该放置在与骨皮质平行的位置，在正位像上靠近骨皮质，在侧位像上与股骨髓腔对齐[19, 23]。

值得注意的是，现代技术已经发展出锁定和普通孔的混合结构[19, 23]。通过锁定某些螺纹孔，并在另一些螺丝孔中使用非锁定螺钉，实现一种具备两种结构优点的混合固定，以根据骨质量和固定结构对骨折进行适当的稳定[23]。此外，锁定钢板可以在扭转载荷下提供更好的机械性能，特别是在使用多轴锁定螺钉固定时[19, 23]。

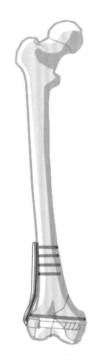

▲ 图 7-3　股骨内侧髁骨折，采用动力髁螺钉固定（图片由 Ivan Zapolsky 博士提供）

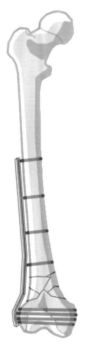

▲ 图 7-4　股骨极远端粉碎性骨折，采用锁定钢板桥接固定（图片由 Ivan Zapolsky 博士提供）

三、股骨远端钢板螺钉内固定的手术入路

股骨远端骨折内固定有三种主要的手术入路：①外侧入路；②内侧入路；③后入路[1, 4, 21, 25]。一些外科医生也描述了一种前入路，通常是内侧或外侧的髌旁入路，本文将在内侧或外侧入路部分分别进行讨论。也有专家使用微创入路，这些微创入路通常是上述入路的演化。

（一）外侧入路

大多数股骨远端骨折采用外侧入路，通常结合髌旁外侧入路（图 7-1）。如果有关节面受累时这种方法特别有用[1, 4, 21]。切开皮肤后，沿皮肤切口切开髂胫束，神经间平面位于股外侧肌和外侧肌间隔及后侧肌群之间[1, 25]。股外侧肌向前拉开，显露股骨远端[1]；在手术切口的近端，股深动脉穿支位于该区域，如果显露时遇到，应仔细结扎。微创手术入路，在股骨外侧髁前半部纵向切开，从髌骨旁向 Gerdy 结节方向，切口近端通过髂胫束。切口到髁上以后，应该稍微偏向外侧，以利于把股外侧肌向前牵开，显露股骨外侧面。

（二）内侧入路

对于股骨内侧髁骨折的钢板内固定，应重点考虑采用内侧入路[21]。该间隙位于股内侧肌和缝匠肌之间（图 7-1）。股内侧肌在前面，缝匠肌稍偏后，向后牵拉缝匠肌，显露大收肌及其在内收肌结节的附着点。大收肌可以向后拉，露出股骨远端[1, 21]。在此入路中，应注意内侧的神经血管束，由股动脉（过渡到腘动脉）、股静脉和坐骨神经（转换为腓总神经和胫神经）组成，正好位于股骨后方和大收肌下方[21]。

该入路可以改良，并与标准的髌旁内侧入路延续，显露股骨/膝关节远端，有助于显露关节内的骨折块[1]。

（三）后侧入路

在极少数情况下，可能需要处理非常靠后的

Hoffa 骨块。在这些情况下，有必要采用膝关节后方入路进行骨折固定。切口位于腘窝中线，成 S 形，先从股二头肌近侧开始，然后对角线穿过腘窝，到腓肠肌内侧头上方[25]。此处没有正式的间隙，但一旦切开深筋膜，就可能会遇到重要的神经血管结构，包括半膜肌和腓肠肌后内侧的胫神经，股二头肌后外侧的腓总神经，以及胫神经内侧和深部的腓动脉和静脉，应该非常小心[25]（图 7-1）。该入路可以向近端延伸，坐骨神经从近端到远端位于股二头肌的前面，股二头肌从内侧向外侧穿过大腿后部[25]。因此，在股骨后入路近端，二头肌和坐骨神经应该向内侧拉开，而在切口的远端，二头肌和坐骨神经应该向外侧拉开[25]（图 7-5）。

四、股骨远端骨折钢板螺钉内固定术后诊疗及随访

在股骨远端骨折钢板和螺钉固定后，严格的术后功能锻炼是成功的关键。关节内骨折要求不负重，而某些类型的固定允许术后的即刻负重，要根据患者具体情况决定[26, 27]。虽然股骨远端骨折后的康复研究很少，但文献表明，术后应早期活动并增加活动范围，以减少因长时间固定而导致的术后并发症；术后即刻的低负荷运动有利于关节软骨的愈合[3-5, 13, 26, 28]。股骨远端骨折钢板螺钉固定后的负重限制取决于骨折类型和患者因素。

如果骨折累及关节，患者必须有 8~12 周的保护性负重，在后续的随访中如果症状缓解，X线提示有愈合表现，才能进一步加强负重[26]。

对于关节外骨折，外科医生应该努力提供一个足够稳定的结构，使患者在手术后立即承受足够的重量[18]。如果肢体术后长度、对位和旋转都没有问题，并且患者术后疼痛耐受，建议立即负重[18]。如果该结构不能提供这种水平的稳定性，则应指导患者进行保护性负重。只要有骨愈合或

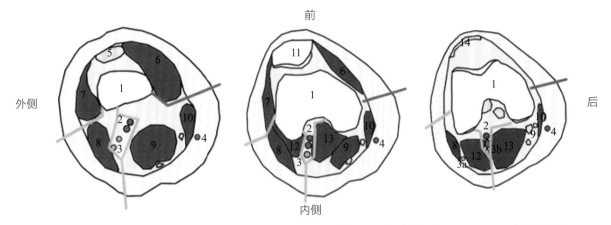

▲ 图 7-5　股骨远端入路。绿色，外侧；蓝色，内侧；橙色，后方（图片由 **Ivan Zapolsky** 博士提供）

1. 股骨；2. 腘动静脉；3. 坐骨神经（腓总神经 3a，胫神经 3b）；4. 大隐神经；5. 股四头肌腱；6. 股内侧肌；7. 股外侧肌；8. 股二头肌；9. 半膜 / 半腱肌；10. 股薄肌；11. 髌骨；12. 腓肠肌外侧头；13. 腓肠肌内侧头；14. 髌腱

骨痂形成的放射学证据，患者在 6~8 周后就可以行走 [27, 29]。

在术后第一天使用铰链支具进行步态训练和膝关节活动，并配合物理治疗，可以改善运动和功能 [1]。对于不能行走或不能活动膝关节的患者，使用 CPM 机锻炼可能是必要的 [3, 30]。康复期间应强调膝关节的完全伸直，以防止屈曲挛缩 [1]。

五、股骨远端骨折钢板螺钉固定临床病例报告

一名 24 岁的男子被一辆汽车撞到，造成多处损伤，包括股骨远端关节内骨折（图 7-6）。患者最初使用一个跨膝关节和踝关节的外固定架固定患肢（图 7-7）。关节内碎骨块首先通过内侧髌

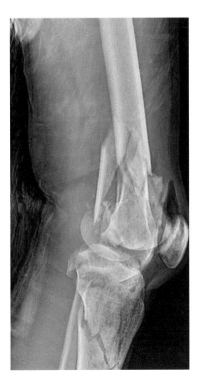

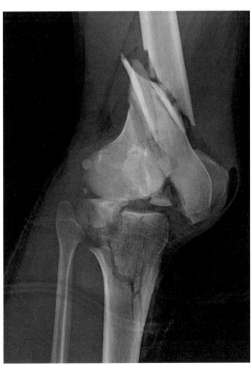

◀ 图 7-6　外伤后原始图片。股骨远端和胫骨近端有明显的关节内粉碎性骨折。这是一个开放性损伤；在正侧位上可以看到关节内气体（图片由 **Derek Donegan MD MBA** 提供）

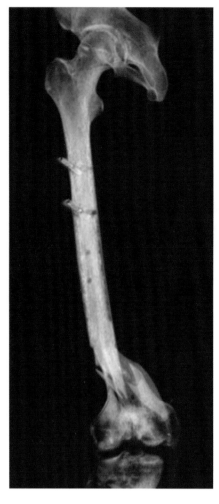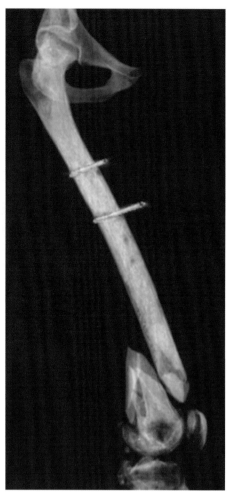

◀ 图 7-7 安装跨膝关节的外固定架后获得的 CT 图像，术前对右侧股骨进行 3D 重建（图片由 Derek Donegan MD MBA 提供）

旁入路切开关节处理。碎骨块复位并固定，形成单一的关节骨块。待关节内骨块复位后，利用预先放置的外固定系统和复位钳将关节骨块作为一个整体复位于干骺端，恢复长度、对位和旋转。通过外侧入路，将 18 孔可变角度的预弯髁钢板以插板的方式放置在股骨外侧。钢板放平后，使用克氏针临时固定。然后在远端和近端分别用非锁定螺钉固定钢板，近端固定螺钉在小粗隆远端，以将钢板压缩到骨面，并恢复股骨冠状面和矢状面的结构。然后利用远端锁定螺钉和近端非锁定螺钉的混合固定进一步固定钢板（图 7-8 和图 7-9）。

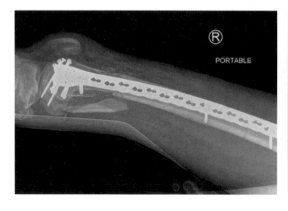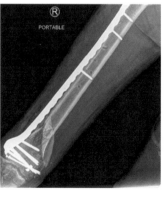

◀ 图 7-8 术后股骨远端和骨干的 X 线片显示股骨远端的长度、对位和旋转得到恢复，关节面解剖复位（图片由 Derek Donegan MD MBA 提供）

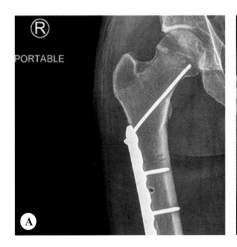
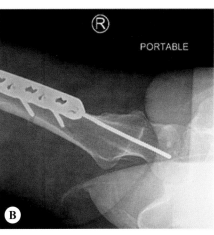

◀ 图 7–9 术后股骨近端 X 线片显示钢板和螺钉的放置。A. 正位；B. 侧位（图片由 Derek Donegan MD MBA 提供）

参考文献

[1] Gwathmey FW, Jones-Quaidoo SM, Kahler D, Hurwitz S, Cui Q. Distal femoral fractures: current concepts. J Am Acad Orthop Surg. 2010;18:597-607.

[2] Court-Brown CM, Caesar B. Epidemiology of adult fractures: a review. Injury. 2006;37:691-7.

[3] Smith JRA, Halliday R, Aquilina AL, Morrison RJM, Yip GCK, McArthur J, Hull P, Gray A, Kelly MB, OTS COTS. Distal femoral fractures: the need to review the standard of care. Injury. 2015;46:1084-8.

[4] Gangavalli AK, Nwachuku CO. Management of distal femur fractures in adults: an overview of options. Orthop Clin North Am. 2016;47:85-96.

[5] Cass J, Sems SA. Operative versus nonoperative management of distal femur fracture in myelopathic, nonambulatory patients. Orthopedics. 2008;31:1091.

[6] Handolin L, Pajarinen J, Lindahl J, Hirvensalo E. Retrograde intramedullary nailing in distal femoral fractures—results in a series of 46 consecutive operations. Injury. 2004;35:517-22.

[7] Ebraheim NA, Liu J, Hashmi SZ, Sochacki KR, Moral MZ, Hirschfeld AG. High complication rate in locking plate fixation of lower periprosthetic distal femur fractures in patients with total knee arthroplasties. J Arthroplast. 2012; 27: 809-13.

[8] Hoffmann MF, Jones CB, Sietsema DL, Koenig SJ, Tornetta P. Outcome of periprosthetic distal femoral fractures following knee arthroplasty. Injury. 2012;43:1084-9.

[9] Ruchholtz S, Tomás J, Gebhard F, Larsen MS. Periprosthetic fractures around the kneethe best way of treatment. Eur Orthop Traumatol. 2013;4:93-102.

[10] Langford J, Burgess A. Nailing of proximal and distal fractures of the femur: limitations and techniques. J Orthop Trauma. 2009;23:S22-5.

[11] Zlowodzki M, Williamson S, Zardiackas LD, Kregor PJ. Biomechanical evaluation of the less invasive stabilization system and the 95-degree angled blade plate for the internal fixation of distal femur fractures in human cadaveric bones with high bone mineral density. J Trauma: Injury, Infection, and Critical Care. 2006;60:836-40.

[12] Zlowodzki M, Williamson S, Cole PA, Zardiackas LD, Kregor PJ. Biomechanical evaluation of the less invasive stabilization system, angled blade plate, and retrograde intramedullary nail for the internal fixation of distal femur fractures. J Orthop Trauma. 2004;18:494-502.

[13] Poole WEC, Wilson DGG, Guthrie HC, Bellringer SF, Freeman R, Guryel E, Nicol SG. "Modern" distal femoral locking plates allow safe, early weightbearing with a high rate of union and low rate of failure: five-year experience from a United Kingdom major trauma Centre. Bone Joint J. 2017; 99-B:951-7.

[14] Su ET, DeWal H, Di Cesare PE. Periprosthetic femoral fractures above total knee replacements. J Am Acad Orthop Surg. 2004;12:12-20.

[15] Maniar RN, Umlas ME, Rodriguez JA, Ranawat CS. Supracondylar femoral fracture above a PFC posterior cruciate-substituting total knee arthroplasty treated with supracondylar nailing. A unique technical problem. J Arthroplasty. 1996;11:637-9.

[16] Hanks GA, Mathews HH, Routson GW, Loughran TP. Supracondylar fracture of the femur following total knee arthroplasty. J Arthroplasty. 1989;4:289-92.

[17] Rorabeck CH, Taylor JW. Classifcation of periprosthetic fractures complicating total knee arthroplasty. Orthop Clin North Am. 1999;30:209-14.

[18] Ehlinger M, Adam P, Abane L, Arlettaz Y, Bonnomet F. Minimally-invasive internal fixation of extraarticular distal femur fractures using a locking plate: tricks of the trade. Orthop Traumatol Surg Res. 2011;97:201-5.

[19] Collinge CA, Gardner MJ, Crist BD. Pitfalls in the application of distal femur plates for fractures. J Orthop Trauma. 2011;25:695-706.

[20] Hierholzer C, Rüden C, Pötzel T, Woltmann A, Bühren V. Outcome analysis of retrograde nailing and less

invasive stabilization system in distal femoral fractures: a retrospective analysis. Indian J Orthop. 2011;45:243-15.

[21] Beltran MJ, Gary JL, Collinge CA. Management of distal femur fractures with modern plates and nails: state of the art. J Orthop Trauma. 2015;29:165-72.

[22] Miller MD, Thompson SR, Hart J. Miller's review of orthopaedics. Philadelphia: Elsevier Health Sciences; 2015.

[23] Ehlinger M, Ducrot G, Adam P, Bonnomet F. Distal femur fractures. Surgical techniques and a review of the literature. Orthop Traumatol Surg Res. 2013;99:353-60.

[24] Collinge CA, Sanders RW. Percutaneous plating in the lower extremity. J Am Acad Orthop Surg. 2000;8:211-6.

[25] Hoppenfeld S, de Boer P, Buckley R. Surgical exposures in Orthopaedics: the anatomic approach. Philadelphia: Lippincott Williams & Wilkins; 2016.

[26] Smith TO, Hedges C, MacNair R, Schankat K. Early rehabilitation following less invasive surgical stabilisation plate fixation for distal femoral fractures. Physiotherapy.

2009;95:61-75.

[27] Smith WR, Stoneback JW, Morgan SJ, Stahel PF. Is immediate weight bearing safe for periprosthetic distal femur fractures treated by locked plating? A feasibility study in 52 consecutive patients. Patient Saf Surg. 2016;10:26.

[28] Salter RB, Simmonds DF, Malcolm BW, et al. The biological effect of continuous passive motion on the healing of full-thickness defects in articular cartilage. J Bone Joint Surg Am. 1980;62(8):1232-51.

[29] Smith TO, Hedges C, MacNair R, Schankat K, Wimhurst JA. The clinical and radiological outcomes of the LISS plate for distal femoral fractures: a systematic review. Injury. 2009; 40:1049-63.

[30] Henderson CE, Lujan TJ, Kuhl LL, Bottlang M, Fitzpatrick DC, Marsh JL. 2010 mid-America Orthopaedic association physician in training award: healing complications are common after locked plating for distal femur fractures. Clin Orthop Relat Res. 2011;469:1757-65.

胫骨近端骨折流行病学与分型

Epidemiology and Classification of Proximal Tibia Fractures

Arindam Banerjee 著

张 琦 译

在过去的几十年里，对于胫骨近端骨折的理解及最合适的治疗方案已经发生了很大的变化，原因如下。

1. 更好地理解骨折流行病学的变化。这种差异是由于城市化、工业化、人口老龄化及道路物流和交通等地区差异导致的生活方式变化。

2. 随着 CT 的出现和使用，对骨折三维形态的理解大大改变了我们对骨折形态的认识，这再次导致骨折分型的改变。

3. 对软组织的理解在这类骨折的治疗中起着至关重要的作用。皮肤潜行剥脱伤的概念早在我们之前就得到了整形外科同事的认可，他们经常帮助我们处理创面软组织覆盖的问题[1]。

本章将讨论上述问题。还包括该类损伤的一个重要且困难的亚组，开放性胫骨近端骨折。

一、胫骨近端骨折的流行病学

在世界范围内，骨折的流行病学正在发生变化。下面列举了一些主要原因。

- 世界人口正在老龄化。这会导致更多骨折（因为老化的骨骼更脆弱，更易受到较小创伤的损害）及骨折几何形态的变化[2]。

- 人们不如几十年前那么活跃。节省体力的设备及计算机和社交媒体使用的增加，使我们这些久坐不动的人更容易罹患骨质疏松症，从而导致更易发生骨折[3]。

- 体重指数上升导致的体重增加使我们更容易受伤，因为在碰撞点消耗的能量取决于个人的体重（动能 $=1/2\ mv^2$）。

- 世界范围内交通速度的提高导致撞击点能量（动能）升高，因该能量与个人速度的平方成正比。在交通管理松懈的快速工业化和城市化国家，这一点更为重要。根据我们在印度的经验，摩托车事故是常见的罪魁祸首[4]。

- 饮食习惯的改变，阳光照射的减少是另一个重要因素。个人维生素 D 摄入水平似乎比以前的记录更低[5]。但仍不确定这一改变是否需要常规治疗。

考虑到这些总体变化，我们需要关注胫骨近端骨折的流行病学。

对爱丁堡胫骨近端骨折和胫骨远端骨折流行病学的回顾性研究显示，胫骨近端骨折的发病率略有增加，从 2000 年的每年 13.3/100 000 增加到 2007—2008 年的每年 15.6/100 000。胫骨近端骨折患者的平均年龄从 2000 年的 48.9 岁上升到 2007—2008 年的 56.0 岁。平均年龄的增加可能反映出，在日益富裕的人群中，老年患者比以前有更多的运动和旅行活动[6]。

这些数据与丹麦的研究[7]相符，这一研究[7]

对 2005—2010 年丹麦北部一个地理区域内的所有患者进行了回顾，发现胫骨近端骨折的患病率为 10.3/100 000，平均年龄为 52.6 岁，该研究还强调了其他的有趣因素。

- 40—60 岁为男性和女性胫骨平台骨折发生的常见年龄段。平均年龄分别为 46.8 岁（男）和 57.7 岁（女）。
- 如果考虑到所有年龄组，有更多的女性发生骨折，但年龄 > 50 岁的男性更多。
- 根据 AO/OTA 分型，最常见的骨折类型为 AO 41-B3（35%）和 41-C3（17%）。
- 男性受伤的最常见原因是摩托车和其他机动车伤害及高处坠落。在女性中，主要原因是骑自行车、室内步行及高处坠落。

这份来自纳维亚半岛的研究具有一定的优势，他们能够在研究中包含他们的全部人口，因为他们的医疗资源相对他们的人口更加丰富。他们在公共医疗服务领域也有很高的水准。人群高文化水平也对收集相关资料很有帮助。

然而，2013 年来自巴西的 Albuquerque 等的研究发现，胫骨近端骨折中，男性患者占很大比例（70%），这可能是由于不同人群的不同活动方式、不同类型的损伤或排除了保守治疗的患者[8]。

二、胫骨近端骨折的分型

骨折通常有多种分型方法。但任何分型的重要性都只取决于一个主要因素——与骨折处理的相关性，也就是对于治疗有没有指导意义。

在本章中，我们将讨论三个重要的分型：Schatzker 分型、AO/OTA 分型、三柱分型。

（一）Schatzker 分型

参见参考文献 [9] 及图 8-1。

胫骨平台骨折分型的最早尝试是基于对常见类型骨折的观察，描述了三种骨折类型：①胫骨髁的劈裂；②软骨下压缩；③累及双髁的粉碎性骨折。

Schatzker 等在 20 世纪 70 年代提出了他们的分型，该分型是根据前后位 X 线片上的发现提出的。Schatzker 团队根据骨折形态识别出六种类型的胫骨平台骨折，这有助于决定是否需要手术治疗。

（二）AO/OTA 分型

参见参考文献 [10] 及图 8-2。

AO/OTA 分型是整个身体骨折分型系统的一部分，旨在通过定位和严重程度对骨折进行分类，并预测治疗和预后。

AO/OTA 分型的重要性是双重的，具体如下。

- 人体的所有骨折都归入同一系统。
- 由于它按照编码详细记录了骨折，因此可以为每个骨折分配一个等级。这对于记录和将来比较不同技术或不同医疗中心治疗同一类型骨折的结果非常有用。

（三）三柱分型

参见参考文献 [11, 12] 及图 8-3。

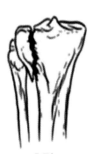 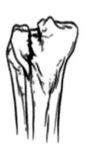 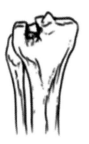 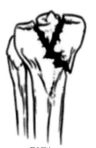 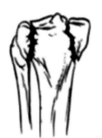 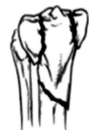

| Ⅰ型 | Ⅱ型 | Ⅲ型 | Ⅳ型 | Ⅴ型 | Ⅵ型 |
| 劈裂 | 劈裂－塌陷 | 中央塌陷 | 内侧劈裂 | 双髁骨折 | 骨干与干骺端分离 |

▲ 图 8-1　Schatzker 分型图示

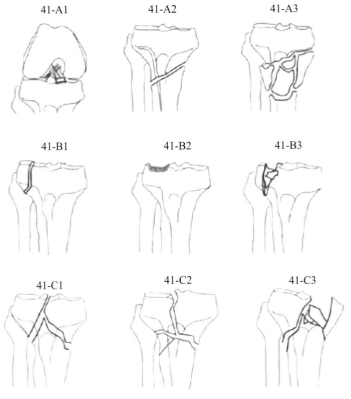

A 关节外骨折
A1：撕脱骨折
A2：干骺端简单骨折
A3：干骺端粉碎骨折

B 部分关节内骨折
B1：单纯劈裂骨折
B2：单纯塌陷骨折
B3：劈裂塌陷骨折

C 完全关节内骨折
C1：简单关节内骨折，简单干骺端骨折
C2：简单关节内骨折，粉碎干骺端骨折
C3：粉碎关节面骨折

▲ 图 8-2　AO/OTA 分型图示

随着三维 CT 在术前计划中的广泛应用，三柱理论逐渐形成。这些作者认为，在普通 X 线片中，后柱骨折并未得到充分认识。抬高和固定后柱骨折对于恢复关节面、降低关节的继发性骨关节炎是重要的。CT 使我们能够了解切开复位内固定时是否需要一期植骨。需要 C 臂成像来检查术中骨移植物的数量是否足够。

Luo 等介绍了胫骨平台骨折的三柱分型。这种分型基于三个柱，可以用作传统 Schatzker 分型的补充，特别是后柱骨折在传统分型中没有很好地描述。因此，三柱分型有助于外科医生更好地了解骨折类型并做好术前计划（图 8-3）[11, 12]。

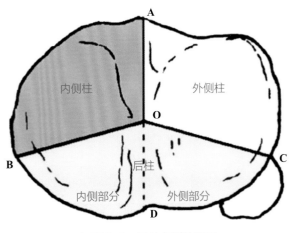

▲ 图 8-3　三柱分型的图示

三、合并损伤和胫骨近端开放性骨折的分型

（一）合并损伤

胫骨近端骨折常有伴随损伤。这些损伤分为以下几类。

1. 其他骨的骨折。以下骨折通常单独或组合在一起。

(1) 股骨远端骨折。

(2) 髌骨骨折。

(3) 腓骨骨折（包括低位腓骨）。

2.膝关节损伤（单独损伤或复合损伤）。

(1) 半月板损伤。

(2) 韧带损伤。

3.神经血管损伤。

(1) 动脉损伤在一些骨折亚型中很常见。

(2) 除了锐器伤和战伤以外，引起足下垂的严重神经损伤并不常见。

（二）开放性胫骨近端骨折的分型

开放性骨折是基于软组织损伤的一个不同的亚组。胫骨近端骨折和开放性骨折没有直接关系。然而，胫骨近端是身体上容易遭受外部损害的一个区域，尤其是交通事故损伤，如摩托车和汽车撞击。由于只有非常少的软组织覆盖并且其内侧面仅有皮肤包裹，胫骨近端的软组织容易被剥离，导致开放性损伤。

开放性骨折的重要性在于骨折及其周围组织容易发生感染。由于这是一种相当常见的损伤，因此有必要对这一类的骨折进行分型。这也是一种通用分型，适用于身体的所有部位。

我们将讨论三种重要的分型。

- Gustilo-Anderson 分型[13]（表 8-1）。
- Ganga 医院评分系统[14, 15]。
- 开放性损伤的 AO 分型[16]。

Gustilo-Anderson 分型（表 8-1）最广为人知且最常被使用。然而它有几个缺点，它基于伤口的大小，每次清创后需要重新分型。但更重要的是，ⅢB 型骨折是一种复杂的损伤，需要更详细的分组。

Ganga 医院评分（表 8-2）通过进一步分析受累组织的类型解决了这一缺陷。该组织可以是皮肤和皮下组织，也可以是功能性运动单位，如肌肉 / 肌腱 / 神经或骨组织。Ganga 医院评分还强调了合并损伤对组织愈合的作用——骨科医生越来越意识到这一点。根据肢体三个组成部分中每个组成部分受伤的严重程度，该分数为 1~5分，这三个部分是：①覆盖组织（皮肤和筋膜）；②功能性组织（肌肉、肌腱和神经单元）；③骨骼（骨和关节）。

此外，存在影响治疗和结果的系统性因素时，每个因素的得分为 2 分，最终得分是通过将个体得分相加得出的。

评分的意义

- 评分为 1~2 分的组织，意味着该特定结构的修复和愈合不需要特殊的二期治疗，肢体的最终结果不会受到该结构损伤的影响。

- 评分 3 分意味着需要一些特殊的手术治疗来修复该组织，但通过适当的处理可以实现良好的功能结果。

表 8-1　Gustilo-Anderson 开放性骨折分型

分型	定义
Ⅰ 型	开放性骨折，伤口清洁，伤口＜ 1cm
Ⅱ 型	开放性骨折，伤口＞ 1cm 但＜ 10cm[4]，无广泛软组织损伤、皮瓣及撕脱
Ⅲ 型	开放性骨折伴有广泛的软组织撕裂（＞ 10cm[4]）、损伤或缺损或开放性节段性骨折。这种类型还包括由农业损伤引起的开放性骨折，需要血管修复的骨折或已经开放 8h 未处理的骨折
Ⅲ A 型	Ⅲ型骨折，尽管有广泛的软组织撕裂或损伤，但骨折软组织覆盖充分
Ⅲ B 型	Ⅲ型骨折伴有广泛的软组织缺损、骨膜剥离和骨损伤。通常与严重污染有关。通常需要进一步的软组织覆盖治疗（即游离或旋转皮瓣）
Ⅲ C 型	无论软组织损伤程度如何，伴有需要修复动脉损伤的Ⅲ型骨折

表 8-2　Ganga 医院评分

覆盖结构：皮肤和筋膜		分　数
没有皮肤缺损的伤口	不在骨折区域	1
	骨折端外露	2
有皮肤缺损的伤口	不在骨折区域	3
	在骨折区域	4
骨折周围伤口伴有皮肤缺损		5

骨骼结构：骨与关节	分　数
横形 / 斜形骨折 / 蝶形骨块	1
< 50% 周径	
大的蝶形骨块 > 50% 周径	2
无骨缺损的粉碎 / 节段性骨折	3
骨缺损 < 4cm	4
骨缺损 > 4cm*	5

功能性组织：肌腱（MT）& 神经单元	分　数
肌腱部分损伤	1
可修复的完全性肌腱损伤	2
不可修复的肌腱损伤 / 部分间室的缺损 / 胫后神经完全损伤	3
一个间室的肌腱缺损	4
两个或以上的间室缺损 / 次全截肢	5

并发症：每出现一种情况加 2 分
伤口清创间隔 > 12h
污水或有机物污染 / 农场伤
年龄 > 65 岁
导致麻醉风险增加的药物依赖性糖尿病 / 心肺疾病
累及胸部或腹部的多发损伤，且 ISS > 25/ 脂肪栓塞
收缩压 < 90mmHg
累及同一肢体的另一个严重损伤 / 筋膜室综合征

*. 译者注：原著此处有误，已修改

- 评分 4~5 分表示损伤严重，并且会需要多次手术，可能会导致住院时间延长，会增加治疗成本，会对肢体其他部分的愈合产生负面影响，并最终导致不良的功能结果。

在清创和评分结束时，应对每个结构的损伤进行准确评估[14]。

AO 软组织损伤分型也很有用且易于使用。这是一种通用分型，原则上与 AO 骨折分型非常相似[15]（表 8-3）。

表 8-3　AO 软组织分型

皮肤闭合性损伤（IC）

IC1 无皮肤损伤
IC2 皮肤挫伤，无撕裂伤
IC3 局限性脱套伤
IC4 广泛、闭合性脱套伤
IC5 挫伤致皮肤坏死

皮肤开放性损伤（IO）

IO1 由内而外的皮肤破裂
IO2 从外到内的皮肤破裂 < 5cm，伴边缘挫伤
IO3 从外到内的皮肤破裂 > 5cm，挫伤加重，边缘失活
IO4 相当严重的全层挫伤、擦伤、广泛开放性脱套伤、皮肤缺损
IO5 广泛脱套

四、小结

- 由于生活方式及交通方式的改变，胫骨近端骨折的流行病学正在发生变化。
- 随着三维 CT 的出现，我们对骨折类型和分型的理解发生了变化，因为三维 CT 为我们提供了骨折的 360° 影像。
- 开放性损伤和合并损伤在这些骨折中占很大一部分，并影响其治疗。
- 目前对开放性骨折，已开始考虑软组织损伤的重要性，而不仅仅是根据伤口大小对损伤进行分级。

参考文献

[1] Yan H, Gao W, Li Z, Wang C, Liu S, Zhang F, Fan C. The management of degloving injury of lower extremities: technical refinement and classification. J Trauma Acute Care Surg. 2013 Feb;74(2):604-10.

[2] Court-Brown CM, Clement ND, Duckworth AD, Aitken S, Biant LC, McQueen MM. The spectrum of fractures in the elderly. Bone Joint J. 2014 Mar;96-B(3):366-72.

[3] Knight JA. Physical inactivity: associated diseases and disorders. Ann Clin Lab Sci. 2012 Summer;42(3):320-37.

[4] C. Behera, (Lt. Col.) Ravi Rautji, Sanjeev Lalwani & T. D. Dogra. A comprehensive study of motorcycle fatalities in South Delhi J Indian Acad Forensic Med, 1982 31(1): 6-10.

[5] Gorter EA, Krijnen P, Schipper IB. Vitamin D deficiency in adult fracture patients: prevalence and risk factors. Eur J Trauma Emerg Surg. 2016 Jun;42(3):369-78.

[6] Cowie J, Court-Brown C. Focus on tibial fractures. Br Editorial Soc Bone Joint Surg. 2012:1-5. https://pdfs. semanticscholar.org/0275/70da969f454f788d25a8f0ad79057 24cad56.pdf. Accessed 2021.

[7] Elsoe R, Larsen P, Nielsen NP, Swenne J, Rasmussen S, Ostgaard SE. Population-based epidemiology of Tibial plateau fractures. Orthopedics. 2015 Sep;38(9):e780-6.

[8] Albuquerque RP, Hara R, Prado J, Schiavo L, Giordano V. Do Amaral NP. Epidemiological study on tibial plateau fractures at a level I trauma center. Acta Ortop Bras. 2013 Mar;21(2):109-15.

[9] Schatzker J, McBroom R, Bruce D. The tibial plateau fracture. The Toronto experience 1968-1975. Clin Orthop Relat Res. 1979 Jan-Feb;138:94-104.

[10] Muller ME, Nazarian S, Koch P. Classification AO des fractures in the comprehensive classification of fractures of long bones. Berlin: Spinger-Verlag; 1987. https://link. springer.com/content/pdf/bfm%3A978-3-642-61261-9%2F1.pdf

[11] Zhu Y, Hu CF, Yang G, Cheng D, Luo CF. Interobserver reliability assessment of the Schatzker, AO/OTA and three-column classification of tibial plateau fractures. J Trauma Manag Outcomes. 2013 Sep 11;7(1):7.

[12] Luo CF, Sun H, Zhang B, Zeng BF. Three-column fixation for complex tibial plateau fractures. J Orthop Trauma. 2010;24:683Y692.

[13] Gustilo RB, Anderson JT. Prevention of infection in the treatment of one thousand and twenty-five open fractures of long bones: retrospective and prospective analyses. J Bone Joint Surg Am. 1976;58:453-8.

[14] Rajasekaran S, Sabapathy SR, Dheenadhayalan J, Sundararajan SR, Venkatramani H, Devendra A, Ramesh P, Srikanth KP. Ganga hospital open injury score in management of open injuries. Eur J Trauma Emerg Surg. 2015 Feb;41(1):3-15.

[15] Rajasekaran S. Ganga hospital open injury severity score - a score to prognosticate limb salvage and outcome measures in type IIIb open tibial fractures. Indian J Orthop. 2005;39:4-13.

[16] Norbert P Südkamp. Soft tissue injuries of the tibia - AO surgery reference. https://www2.aofoundation.org/.../04_Sj9CPykssy0xPLMnMz0vMAfGjzOKN_A0M3.

胫骨近端骨折的术前计划
Preoperative Planning in Proximal Tibia Fractures

Markus Prause　著

张月雷　译

第 9 章

一、保守治疗 vs. 手术治疗

随着现代植骨材料和内固定的发展、诊疗水平的提高及个体精准化治疗的实施，大部分胫骨近端骨折由非手术治疗转向手术治疗[1-3]。手术治疗避免了膝关节的长期固定，增加了膝关节活动范围，改善了膝关节预后。稳定性的获得允许患者早期锻炼，减少了关节纤维化及深静脉血栓等并发症的发生[4-6]。因此，手术治疗逐渐成为大部分胫骨近端骨折的金标准[7]。在治疗胫骨近端骨折时，应当考虑患者的骨折类型、伴随损伤、并发症和功能要求，对于轻度移位的闭合性劈裂骨折或轻度压缩的稳定性骨折，可优先考虑保守治疗[8]。在保守治疗前，建议行患膝 MRI 检查排除关节内或韧带结构损伤，即使是在低能量创伤中，也要注意半月板或韧带损伤的可能性。为了获得最佳效果，患者应当严格遵守以下治疗方案，包括长时间的石膏或支具固定，部分负重及关节活动限制。然而，保守治疗的并发症及功能障碍仍很常见，应定期进行常规放射检查监测骨折固定和愈合情况，及时发现骨折的再次移位。密切的随访，尤其是在创伤初始或手术干预后的随访，对于监测和避免骨筋膜室综合征这类并发症至关重要，因为这类并发症可以发生在没有明显软组织损伤的情况下[9]。

二、手术时机

手术时机的选择取决于局部损伤的程度和多发伤患者的合并性损伤，对于严重创伤患者，建议一期通过外固定架临时固定，二期再予最终固定[10, 11]。外固定能够减轻周围组织的压力，促进软组织的修复，且外固定治疗时可通过韧带复位骨折块并维持固定，直至最后的确切治疗。即使在低能量损伤和轻度移位的骨折中也可能存在软组织肿胀，建议在软组织部分恢复后行最终手术治疗，在创伤后 5～8 天[12]。过早的手术治疗可能导致不必要的并发症发生，如软组织坏死、浅表或深部感染和筋膜室综合征[13, 14]。分级较高的开放性骨折也需即刻的手术干预，通常需要外固定装置维持稳定。在最初的清创、创面关闭或人工皮肤、负压装置覆盖创面后，第二次的观察性手术应在 2 天后进行，如前所述，最终的确切治疗应在软组织恢复后进行。如果皮肤缺损需要重建，确切的治疗应在前 7 天进行以降低并发症的发生。研究表明，随着学科合作的加强，一种取代上述繁杂程序的方法能够取得良好的效果，这种方法被称为"固定和皮瓣"技术，这是一种跨学科的手术方案，在一次手术中同时进行骨重建和皮瓣覆盖，且最好在创伤后 72h 内[15]。延误治疗可能会导致并发症的明显增加，合并损伤的处理也需要在标准程序上做出一定的变化。血管损伤需要即刻诊断和手术干预，否则可能导致截肢[16]，神经损伤可根据损伤的程度一期或二期重建治疗。如果患者身体状态和局部条件允许，半月板和韧带止点的损伤应该在骨折最终治疗时予以处理。在某些情况下，6 周后的二期治疗是可行的，如交叉韧带修复或重建大多是在骨折初始愈合，即创伤后 6 周左右进行。研究表明，在老年患者中，早期手术有利于恢复患者的功能，年龄和慢性疾病并不是手术的绝对禁忌证[17]，在某些类型的骨折中，微创手术治疗也是一种选择[18]。

三、术前和围术期方案

胫骨近端骨折存在多种类型，从低能量伴轻度软组织损伤的骨折到高能量伴广泛局部损伤和多发创伤的骨折，因此，明确的诊断和治疗方案是良好预后的基础。

准确的临床检查是决定进一步治疗方案的第一步，仔细的评估和记录外周循环、运动、感觉是至关重要的，因为这些参数与损伤的程度、损伤时间等密切相关。最初的诊断手段主要是常规的 X 线检查，但对于关节内骨折，计算机断层扫描是必需的，如果损伤程度较重，CT 检查也可以在外固定治疗后进行。如果损伤较重，MRI、CT 或血管造影等检查对于合并损伤的诊断是必要的。诊断明确后，应该制定准确的保守或手术方案。需要即刻手术干预的损伤类型通常主要采用外固定架治疗，这是一个容易实施的治疗方案，允许软组织的稳定或其他的整形或创伤修复手术。外固定架和筋膜切开减压需要预先规划，避免影响最终手术的入路选择。一些支持性的外固定治疗方法，如塑形支具，应该及时应用。术中诊断工具、特殊内植物及有经验的医生是良好预后的重要保障，如果首诊医疗机构条件有限的话，应在快速的初步治疗后迅速转院。

参考文献

[1] Doornberg JN, Rademakers MV, van den Bekerom MP, Kerkhoffs GM, Ahn J, Steller EP, et al. Twodimensional and three-dimensional computed tomography for the classification and characterisation of tibial plateau fractures. Injury. 2011;42(12):1416-25. https://doi.org/10.1016/j.injury.2011.03.025.

[2] Lobenhoffer P, Krettek C, Tscherne H. Complex knee trauma. Der Orthopade. 1997;26(12):1037-45. https://doi.org/10.1007/pl00003359.

[3] Miller NC, Askew AE. Tibia fractures. An overview of evaluation and treatment. Orthop Nurs. 2007;26(4):216-23.; quiz 24-5. https://doi.org/10.1097/01.nor.0000284648.52968.27.

[4] Papagelopoulos PJ, Partsinevelos AA, Themistocleous GS, Mavrogenis AF, Korres DS, Soucacos PN. Complications after tibia plateau fracture surgery. Injury. 2006;37(6):475-84. https://doi.org/10.1016/j.injury.2005.06.035.

[5] Elsoe R, Larsen P, Rasmussen S, Hansen HA, Eriksen CB. High degree of patient satisfaction after percutaneous treatment of lateral tibia plateau fractures. Dan Med J. 2016;63(1):A5174.

[6] Blair JA, Stoops TK, Doarn MC, Kemper D, Erdogan M, Griffing R, et al. Infection and nonunion after fasciotomy for compartment syndrome associated with tibia fractures: a matched cohort comparison. J Orthop Trauma. 2016;30(7):392-6. https://doi.org/10.1097/bot.0000000000000570.

[7] IR MN, Smith TO, Shepherd KL, Clark AB, Nielsen DM, Donell S, et al. Surgical fixation methods for tibial plateau fractures. The Cochrane database of systematic Rev. 2015;15(9):Cd009679. https://doi.org/10.1002/14651858.CD009679.pub2.

[8] Yong CK, Choon DS. Mid-term results of tibial plateau fractures. Med J Malaysia. 2005;60(Suppl C):83-90.

[9] Zuchelli D, Divaris N, McCormack JE, Huang EC, Chaudhary ND, Vosswinkel JA, et al. Extremity compartment syndrome following blunt trauma: a level I trauma center's 5-year experience. J Surg Res. 2017;217:131-6. https://doi.org/10.1016/j.jss.2017.05.012.

[10] Babis GC, Evangelopoulos DS, Kontovazenitis P, Nikolopoulos K, Soucacos PN. High energy tibial plateau fractures treated with hybrid external fixation. J Orthop Surg Res. 2011;6:35. https://doi.org/10.1186/1749-799x-6-35.

[11] Subasi M, Kapukaya A, Arslan H, Ozkul E, Cebesoy O.

Outcome of open comminuted tibial plateau fractures treated using an external fixator. J Orthop Sci. 2007;12(4):347-53. https://doi.org/10.1007/s00776-007-1149-7.

[12] Xu YQ, Li Q, Shen TG, Su PH, Zhu YZ. An effcacy analysis of surgical timing and procedures for highenergy complex tibial plateau fractures. Orthop Surg. 2013;5(3):188-95. https://doi.org/10.1111/os.12057.

[13] Thordarson DB. Complications after treatment of tibial pilon fractures: prevention and management strategies. J Am Acad Orthop Surg. 2000;8(4):253-65.

[14] Lua J, Tan VH, Sivasubramanian H, Kwek E. Complications of open Tibial fracture management: risk factors and treatment. Malaysian Orthop J. 2017;11(1):18-22. https://doi.org/10.5704/moj.1703.006.

[15] Gopal S, Majumder S, Batchelor AG, Knight SL, De Boer P,

Smith RM. Fix and flap: the radical orthopaedic and plastic treatment of severe open fractures of the tibia. J Bone Joint Surg. 2000;82(7):959-66.

[16] Barei DP, Nork SE, Mills WJ, Henley MB, Benirschke SK. Complications associated with internal fixation of high-energy bicondylar tibial plateau fractures utilizing a two-incision technique. J Orthop Trauma. 2004;18(10):649-57.

[17] Rozell JC, Vemulapalli KC, Gary JL, Donegan DJ. Tibial plateau fractures in elderly patients. Geriatr Orthop Surg Rehabil. 2016;7(3):126-34. https://doi.org/10.1177/2151458516651310.

[18] Sament R, Mayanger JC, Tripathy SK, Sen RK. Closed reduction and percutaneous screw fixation for tibial plateau fractures. J Orthop Surg (Hong Kong). 2012;20(1):37-41. https://doi.org/10.1177/230949901202000108.

第10章 胫骨近端骨折的外固定治疗

External Fixation of Proximal Tibia Fractures

Arthur Schwarz　Marc Hanschen　著

张　琦　译

一、适应证

胫骨骨折是人类最常见的骨折之一，通常由交通事故等高能量创伤引起[1]。骨折伴随的严重软组织损伤及创伤患者的整体体质使治疗变得更加困难。此外，骨折类型和患者年龄也很重要。年龄越大，骨折越粉碎，预后越差[2]。根据骨折部位的不同，胫骨骨折分为胫骨近端骨折、胫骨干骨折和胫骨远端骨折。

胫骨近端骨折通常是治疗中的一个主要挑战，因为较高的机械应力，关节或干骺端区域经常受累。

外固定架的主要适应证包括伴有严重软组织损伤和高感染风险的开放性骨折、严重损伤的多发伤患者、不稳定性骨折和关节内骨折[3]。

一般来说，胫骨近端骨折可以描述为关节内骨折、粉碎性骨折和关节脱位型骨折。胫骨近端关节内骨折或所谓的平台骨折约占所有骨折的2%，约占所有胫骨骨折的9.2%[1]。

这种类型的损伤通常是由轴向负荷加上成角应力（如内翻力和外翻力）引起的，导致关节面和干骺端骨折，通常见于高能量创伤。不仅会造成复杂的骨折，还会造成严重的软组织损伤（神经、肌肉、血管、皮肤），这些损伤可以是开放的，也可以是闭合的[4-6]。因此，应进行序贯治疗，先进行初始外固定，稳定复杂骨折，然后等

软组织情况得到改善后再进行最终固定[3]。

手术取决于骨折形态、软组织损伤及患者的一般情况。大多数多发伤患者处于危急的血流动力学状态，头部、胸部、腹部或骨盆多处病变危及生命。在等待骨折修复时，早期治疗应侧重于稳定患者全身情况，避免进一步的软组织损伤。早期患者情况稳定后，需要再次进行评估，如关节不稳定，关节面骨折并伴有轴向畸形，手术指征明确，需要进行进一步手术治疗。

本章重点介绍外固定架技术。这种治疗为外科医生提供了局部损伤控制的可能性，对于有严重软组织损伤的骨折，多发伤患者，外固定架提供了骨折的快速稳定。

外固定架的主要目的是临时固定骨折，尤其是在高能创伤中出现的开放性骨折合并严重软组织损伤（严重污染）时。外固定可以减少肿胀和软组织损伤，方便转运。

一般来说，最常见的外固定技术包括临时固定或所谓的外固定器、混合外固定架、环形外固定架或可活动的外固定架[7]。由于骨折形态不同，适应证也不同。临时外固定架用于合并严重软组织损伤的开放性骨折。混合式和环形外固定架既可用于关节内骨折，也可在关节力线严重畸形和成角畸形需要二次矫正的情况下作为最终固定。这种类型的外固定架通常用于依从性低的患者。

戴关节可活动的外固定架通常用于伴有膝关节脱位的骨折。

胫骨近端骨折有两种最常见的分型：AO/OTA 分型和 Schatzker 分型，后者将这些损伤分为六种类型（Ⅰ～Ⅵ）[8]。Schatzker Ⅰ～Ⅲ 型骨折属于低能量损伤，在无移位的情况下，可以保守治疗，采用腿部夹板或膝关节固定器固定，或者早期行确定的手术固定，根据 Tscherne 和 Oestern 分型[9, 10]，Schatzker Ⅳ～Ⅵ 型骨折属于高能量损伤，伴随的 Ⅰ 型或 Ⅱ 型软组织损伤发生率高，因此应进行手术治疗。

胫骨近端骨折手术治疗的目标包括恢复关节匹配、正常力线和关节稳定及预防创伤性关节炎的发生。

二、手术入路

（一）外固定架

外固定架是一种微创技术，由于其通用、简单，且成本较低，几乎在世界任何地方都被用作骨折的紧急治疗。

临时桥接外固定的一般原理是通过牵引实现复位。对于胫骨近端骨折，外固定架安装在股骨和胫骨上，不接触骨折区域。所需时间短，手术失血量小[11]。

在手术开始时，助手通过对腿部的纵向牵引来纠正旋转，从而对骨折进行复位。髌骨应该居中，足部应该有约 15° 的外旋。在 X 线下，用铅笔在皮肤上标记骨折的位置[12]。

下一步是外固定针的置入。应在解剖安全区的股骨远端和胫骨近端各置入两枚外固定针。

一般来说，在解剖安全区的前后平面，将外固定针置入胫骨区域。如果需要跨膝关节固定，必须将外固定针置入股骨前外侧区域。它们可以放置在前外侧 30° 或后外侧 30° 的范围内。外固定针应安装在离骨折处不小于 2cm 的地方[13]。

第一步是皮肤的切开，然后钝性分离软组织。

在置入外固定针时使进针点正好位于胫骨嵴内侧，且钻头垂直于前内侧面，该方法非常有效。当钻头开始穿透皮质表面时，钻头向前移动，直到钻头位于所需平面，以免损伤血管或神经。然后，用合适长度的连接杆连接每个骨段上的两个外固定针。下一步是用合适长度的连接杆连接每个骨段上的外固定针。连接杆应位于皮肤上方约 3cm 处。使用夹块，前两个杆与第三个杆连接。骨折复位后，将夹块锁紧，以维持正确的复位。

如果需要贯穿膝关节，关节应固定在约 20° 的屈曲位。

（二）混合外固定架

混合固定架用于固定复杂骨折，尤其是关节周围骨折[14]。术前计划非常重要，外固定架的构型取决于骨折类型和软组织损伤情况。

第一步是将至少两根骨针放置在解剖安全区内，这两根骨针从轴向视图形成一个 X 交叉形状。腓总神经的走行必须考虑在内。骨针的典型位置是从外侧到内侧，或从前外侧到后内侧，约在腓骨头的水平[14, 15]。

下一步是安装外固定环（图 10-1）。应选择合适尺寸的环，以确保与软组织之间足够的距

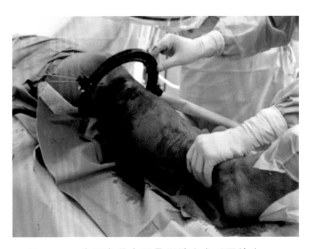

▲ 图 10-1　将环安装在胫骨近端上方（图片由 **PD Dr. Marc Hanschen, Klinikum rechts der Isar, Munich** 提供）

离。外固定环的中心应平行于骨面，位于胫骨上方。然后，使用夹块在两侧连接到骨针端部，并通过可旋转的夹块连接到环上。如果需要额外的骨针，夹块可以用作为导向装置。轴面观，骨针两端均应与环相连。然后，通过在骨针端部应用骨针牵张器来支撑骨针，通常情况下，力量为100~130kg，当达到所需应变时，应通过固定螺母拧紧[16]。应对所有骨针重复此步骤。

为了完成框架的构建，必须置入前方外固定架。

根据 AO 技术，将外固定针置入胫骨干，将旋转的夹块安装在外固定针上，并通过一根连接杆连接形成单边的前方框架。连接杆必须延伸到近端，以便能够将其连接到环上（图 10-2 和图 10-3 ）。

为了获得足够的稳定性，外固定架的外固定

针应尽可能互相间隔远一些，杆应尽可能靠近骨骼。前方支架通过另一个连接夹块与固定环相连。

随后，通过环和前方支架来进行骨折复位，以便将骨块复位到所需的位置（图 10-4 ）。

当复位完成后，拧紧连接夹块的螺母。

混合固定架还提供了三角形或三角框架结构作为额外的稳定选项。这种方法的优点是关节可以早期进行功能训练[17]。对于全身情况危重和软组织条件较差的骨折甚至可以用混合固定架进行治疗。

（三）可活动外固定架

创伤性膝关节脱位是一种严重的膝关节损伤，通常由高能量损伤引起。这种损伤通常伴随着广泛的韧带、血管和神经损伤。后外侧或后内侧关节囊韧带结构的损伤会导致复杂的不稳定。如果有开放性骨折伴膝关节脱位，并伴有严重的软组织损伤或神经血管结构损伤，则需要可活动的外固定架。除了软组织管理和血管损伤的治疗外，关节的稳定和骨性结构的重建也是主要关注点[18]。在紧急情况下，关节囊韧带复合体只能临时简单重建。在这种情况下，连接具有可活动的外固定架可实现动态稳定，允许早期的关节运动。软组织愈合后，也可在外固定架固定的情况下进行最终的韧带重建[18]。

外固定架的安装始于确定膝关节的旋转中心。该旋转中心位于连通双侧股骨髁的旋转轴

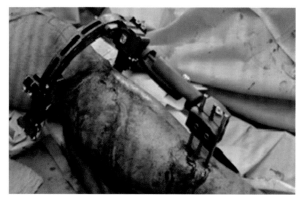

▲ 图 10-2 置入前方支架（图片由 PD Dr. Marc Hanschen, Klinikum rechts der Isar, Munich 提供）

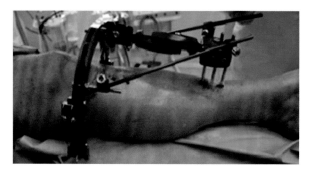

▲ 图 10-3 将前支架与近端环连接（图片由 PD Dr. Marc Hanschen, Klinikum rechts der Isar, Munich 提供）

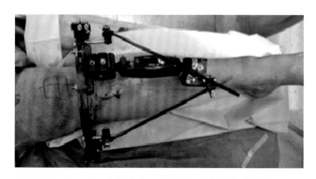

▲ 图 10-4 用前支架和环对骨折进行复位（图片由 PD Dr. Marc Hanschen, Klinikum rechts der Isar, Munich 提供）

上，在解剖学上位于后交叉韧带止点附近[19]。在 X 线监视下，将导针置入该中心点。随后，依照 AO 技术置入股骨和胫骨外固定针。股骨外固定针从外侧股外侧肌下方或股外侧肌与阔筋膜张肌之间置入，以避免损伤伸膝装置。如前一章所述，随后植入胫骨外固定针。外固定针通过动态连接杆元件连接到导针上。通过外固定架和夹块之间的球形附加关节，对不稳定关节的力线和旋转进行微调。当导针在 0°～80° 范围内的屈伸活动中不会弯曲时，即为旋转中心的正确位置。对该位置进行透视确认后，可以在旋转中心移除导针。

随后，外固定架固定在屈曲 10° 位，并通过动力元件的连接对关节施加轻微牵引，以降低关节软骨的压力。

休息位取决于脱位关节的软组织损伤程度。

短期制动的时间（4～14 天）取决于脱位膝关节的软组织情况，关节的活动度从 0°～50° 开始，达到最大 0°～80°[20]。在软组织情况得到改善后，可以在可活动外固定架的保护下或移除后进行最终的重建。

研究表明，对比软组织矫形器，可活动的外固定架可显著改善韧带的稳定性，尤其是在后交叉韧带的重建中[21]。

（四）环形外固定

1951 年，Gavriil Ilizarov 教授在俄罗斯库尔干推出了一种新的外固定器械和一种新技术，用于骨折复位、腿部的延长和骨畸形的矫正。这项技术彻底改变了许多以前无法解决的重建问题。在过去的 60 年里，Ilizarov 系统经历了诸多改进。

其中一项创新是六足环形外固定系统（hexapod）。尽管六足环形外固定系统是对原来的 Ilizarov 系统的重大改进，但它保留了 Ilizarov 教授最初的原理和方法。该系统基本上由圆形和半圆形环组成，通过克氏针和皮质螺钉连接到骨骼上，并通过六个支柱连接[22, 23]。这使外科医生能够对外固定器元件进行多平面调整。

hexapod 系统用于固定开放性和闭合性骨折，可通过牵引延长肢体，矫正畸形及治疗长骨的骨不连或假性关节病。

hexapod 系统的亮点是计算机支持，它为精确的术前计划设定了新的标准。在输入患者的畸形数据后，程序会精确计算支柱的设置长度，操作员将其传输到 hexapod 系统。此外，该软件还创建了治疗指南，操作员可以根据指南确定矫形持续时间[22]。

外固定架由两部分组成：环和支柱。这些环区为分不同尺寸的全环和 5/8 环。支柱由两个铝制伸缩杆组成，一个外杆和一个内杆，可通过固定螺钉和夹具以不同的长度固定[22]。一般来说，外科医生在术前计划中需选择两个环、六个支柱和六个支柱标记点。每个支柱都标有数字，因为需在术后进行微调。

原则上，hexapod 的装配方式与混合外固定架相同，通过骨针将胫骨与环固定。这两种固定系统之间的区别在于，hexapod 系统使外科医生能够通过可移动的支柱在骨骼上进行牵引。根据术前确定的方案，术后通过逐步调整支柱来矫正畸形（图 10-5）。

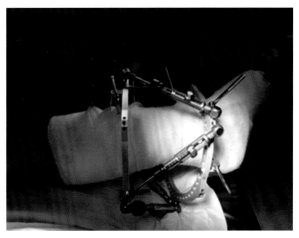

▲ 图 10-5　使用两个全尺寸环的 Hexapod 系统（图片由 PD Dr. Marc Hanschen, Klinikum rechts der Isar, Munich 提供）

三、病例：胫骨近端骨折外固定

一名 58 岁男子（身高 170cm，体重 95kg）在高速公路上驾驶一辆卡车时遭遇车祸（高能量创伤）。在这一过程中，右小腿被卡住，随后消防部门救出了司机。最初，在最近的医院进行了初步诊断，并打了石膏。初步诊断显示胫骨近端的严重骨折（AO C3.3）。X 线片显示胫骨近端明显的移位（图 10-6）。

应患者要求，他被转移到本院。在急诊室可见明显复杂的软组织情况，整个膝关节前方区域出现张力性水疱和大量皮肤挫伤（图 10-6）。没有神经肌肉损伤。

因此，根据损伤控制原则，以外固定架进行跨膝关节固定。随着时间的推移，软组织状况慢慢改善。

在对腿部进行仔细治疗和定期伤口护理后，软组织条件最终得以改善，在一期治疗大约 3 周后进行了最终的双钢板内固定术（图 10-6）。

手术切口干燥，皮肤无明显发亮，运动和感觉始终正常。在治疗过程中，物理治疗师指导下的康复锻炼开始了。最初，使用拐杖部分负重 8 周，每 2 周逐步增加 30° 的关节屈曲，其间使用 CPM（持续被动运动）行常规主动和被动运动。患者一般情况良好，右膝关节屈伸活动度 0°～60°，约 4 周后出院。

我们的后续随访显示了一个常规的恢复过程。在术后将近 1 年的时候，患者右膝关节屈/伸活动度达到 0°～120°，皮肤无瘢痕。可以完全负重和正常行走。

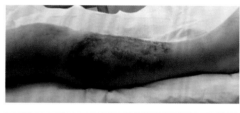
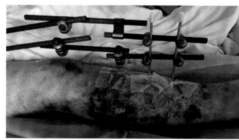
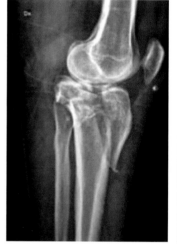
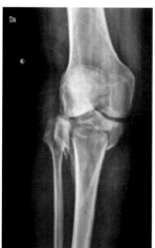
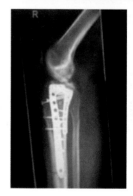
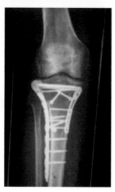

▲ 图 10-6　一例胫骨近端骨折的病例报告，显示复杂的软组织损伤、外固定架治疗及双钢板接骨术的最终治疗（图片由 **PD Dr. Marc Hanschen, Klinikum rechts der Isar, Munich** 提供）

参考文献

[1] Lasanianos NG, Garnavos C, Magnisalis E, Kourkoulis S, Babis GC. A comparative biomechanical study for complex tibial plateau fractures: nailing and compression bolts versus modern and traditional plating. Injury. 2013;44(10):1333-9.

[2] Krettek C, Schandelmaier P, Tscherne H. Neue Entwicklungen bei der Stabilisierung dia-und metaphysärer Frakturen der langen Röhrenknochen. Orthopäde. 1997;26:408-27.

[3] Egol KA, Tejwani NC, Capla EL, Wolinsky PL, Koval KJ. Staged management of high-energy proximal tibia fractures (OTA types 41): the results of a prospective, standardized protocol. J Orthop Trauma. 2005;19(7):448-55. Discussion 56

[4] Lobenhoffer P, Gerich T, Bertram T, et al. Spezielle posteromediale und posterolaterale Zugänge zur Versorgung von Tibiakopffrakturen. Unfallchirurg. 1997;100:957-67.

[5] Tscherne H, Lobenhoffer P, Russe O. Proximale intraartikuläre Tibiafrakturen. Unfallheilkunde. 1984;87:277-2895.

[6] Mallina R, Kanakaris NK, Giannoudis PV. Periarticular fractures of the knee: an update on current issues. Knee. 2010;17(3):181-6.

[7] Müller ME, Nazarian S, Koch P, Schatzker J. The comprehensive classification of fractures of long bones. Berlin: Springer; 1990.

[8] Schatzker J, McBroom R, Bruce D. The tibial plateau fracture: The Toronto experience 1968-1975. Clin Orthop. 1979;138:94-104.

[9] Junior M, Fogagnolo F. Tibial plateau fractures. Rev. Bras Ortop. 2009;44(6):468-74.

[10] Tscherne H, Lobenhoffer P. Tibial plateau fractures: Management and expected results. Clin Orthop. 1993; 292: 87-100.

[11] Schütz M, Müller M, Regazzoni P, et al. Use of the less invasive stabilization system (LISS) in patients with distal femoral (AO 33) fractures: a prospective multicenter study.

Arch Orthop Trauma Surg. 2005;125(2):102-8.

[12] Faure C, Merloz PH. Zugänge für die Fixatuerexterne-Osteosynthese, Atlas anatomischer Querschnitte. Berlin, Heidelberg, New York: Springer-Verlag; 1987.

[13] Tejwani NC, Achan P Staged management of highenergy proximal tibia fractures, Bulletin 2004, New York.

[14] Barbieri R, Schenk R, Koval K, Aurori K, Aurori B. Hybrid external fixation in the treatment of tibial plafond fractures. Clin Orthop Relat Res. 1996;332:16-22.

[15] Orbay GL, Frankel VH, Kummer FJ. The effect of wire configuration in the stability of the Ilizarov external fixator. Clin Orthop Relat Res. 1992;279:299-302.

[16] Kummer FJ. Biomechanics of the Ilizarov external fixator. Clin Orthop Relat Res. 1992;280:11-4.

[17] Helfet DL, Koval K, Pappas J, Sanders RW, DiPasquale T. Intra- articular Pilon Fracture of the Tibia. Clin Orthop Relat Res. 1994;298:221-8.

[18] Fanelli GC, Stannard JP, Stuart MJ, et al. Management of complex knee ligament injuries. J Bone Joint Surg Am. 2010;92(12):2235-46.

[19] Zaffagnini S, Iacono F, Lo Presti M, et al. A new hinged dynamic distractor, for immediate mobilization after knee dislocations: Technical note. Arch Orthop Trauma Surg. 2008;128(11):1233-7.

[20] Koslowsky TC, Schadt R, Mader K, Pennig D. External fixation with motion capacity in complex dislocation of the knee joint and associated injuries. Unfallchirurg. 2011;114:136-40.

[21] Stannard JP, Sheils TM, McGwin G, Volgas DA. Alon- so JE, Use of a hinged external knee fixator after surgery for knee dislocation. Arthroscopy. 2003;19:626-31.

[22] Iobst CA. New trends in ring fixators. J Pediatr Orthop. 2017;37:18-21.

[23] Paley D. Principles of deformity correction. New York, Berlin, Heidelberg: Springer-Verlag; 2002. p. 806.

第11章

胫骨近端骨折的髓内钉治疗
Nail Osteosynthesis of Proximal Tibia Fractures

Christian von Rüden　Volker Bühren　Mario Perl　著

张　琦　译

一、适应证

扩髓髓内钉是治疗胫骨近端关节外干骺端骨折，同时避免软组织并发症的一种重要选择[1]。然而，这种极具挑战性且备受争议的技术存在较高的畸形愈合或骨不连发生率[2-6]。此外，胫骨近端1/3骨折是髓内钉固定的临界适应证，如果操作不当，可能出现很高的复位不良率，需进行翻修手术[7]。然而，髓内钉手术入路微创、软组织损伤小，且固定牢固，依旧有很大的优势。

基于这些方面，我们认为髓内钉应被视为合并软组织损伤的简单AO/OTA 41-A2型骨折内固定的替代治疗选择。

评价胫骨近端骨折髓内钉治疗的结果时，要以微创钢板固定的良好结果为基准[8, 9]，使用髓内钉首先要保证治疗的效果。

二、手术入路

（一）术前计划、器械和患者体位

术前计划包括行正侧位X线片和CT，包括复杂骨折的三维重建[10]，以使外科医生能够对骨折进行分类。这样做的目的是计划使用尽可能粗的及合适长度的髓内钉。

患者在可透视手术台上取仰卧位。止血带不是强制性的，但可以备用，以防止相关出血的发生。当使用标准髌下入路时，膝关节至少弯曲90°，以实现正确进钉点的最佳显露。可透视的碳纤维三角架可能有助于保持腿部在最佳位置的稳定。

（二）入路和进钉点

在标准的外科手术中，胫骨骨折的髓内钉固定是通过髌下入路实施的。在这些骨折中，正确的进钉点非常重要。据报道，髓内钉治疗后关节内结构受损和膝前疼痛是常见的并发症[11]。安全的入钉区域位于胫骨平台中线外侧和胫骨结节中心内侧[12]。

胫骨髓内钉插入过程中的关节损伤可由外侧髌旁入路引起[13]。尤其是髌下Hoffa脂肪垫的关节内部分可能在外侧髌旁入路中髓内钉插入时受损，但在内侧髌旁切口的髓内钉插入过程中不会受损。这一现象归因于膝关节屈曲超过90°时Hoffa脂肪垫的明显外移，这也是胫骨髓内钉插入的最佳角度。因此，内侧髌旁切口似乎是安全和合理的，可以在不损伤关节结构的情况下插入髓内钉[13]。然而，这种内侧入路在伴有外翻畸形和前弓畸形的胫骨近端骨折中可能存在问题。在这些情况下，作者建议使用外侧进钉点进行置钉，稍微操纵近端骨折块，以对抗外翻畸形，使钉子插入位于髓腔中心、置入更顺利，从而获得更解剖的复位[14, 15]。在选择外侧入路置入主钉时，可能会出现过度矫正导致的内翻畸形，必须避免。

对于有髌下软组织损伤的患者，作为替代方法，髌上入路允许更好的固定骨折块，避免近端骨折块移位，且无须使用额外的固定工具[16]。髌上入路手术切口远离骨折的部位，从而避免了对软组织的进一步损伤[17]。然而，选择这种入路会导致膝关节损伤——实际上是将关节外入路转变为关节内入路，并带来软骨损伤、感染等相关风险[13]。

（三）骨折的复位

骨折复位可通过将患者放置在手术台上，闭合复位操作或直接在骨折部位有限切开使用复位工具实现。

（四）扩髓

正确的进钉点是通过前后位和侧位的 X 线片来定位的。进钉点先开口以方便置入导丝。可以使用平头钳对导丝进行轻柔地预弯，以免从骨折背侧穿出髓腔。置入导丝后，通过透视进行确认。在胫骨远端，导丝需要精确定位在胫骨远端的中心[18]。为此，在透视前后位和侧位时导丝要对准距骨中心区域。如果正确选择了髓内钉的入钉点和终点，可以预期胫骨会获得良好的力线，然后在透视下进行置钉。建议在膝盖弯曲至少 90° 的情况下，使用逐渐增大的钻头顺序扩髓，目的是插入直径比扩髓器最终直径至少小1mm 的髓内钉，或直径至少 9mm 的髓内钉，包括直径为 5mm 的交锁螺钉。由于与 4mm 交锁螺钉相比，5mm 交锁螺钉显著提高了旋转稳定性，因此直径为 8mm（带 4mm 交锁螺钉）的髓内钉不适用于胫骨骨折的稳定固定[19]。对于胫骨近端关节外骨折，通常近端和远端均应使用三枚交锁螺钉。髓腔的峡部比最终确定的髓内钉直径多扩髓 1mm。在扩髓过程中，必须确保良好的皮质接触，并避免任何骨折间隙或开裂[20]。最新一代的胫骨髓内钉提供了骨折断端加压的功能[21]。因此，通常会置入 3 枚远端交锁螺钉，因为研究发现，通过增加交锁螺钉的数量，髓内钉的扭转和弯曲刚度得到明显增加[22]。在骨愈合不良的情况下，可能需要使用动力化[23]。根据这一点，其中一个近端交锁钉可以被放置在髓内钉的椭圆形锁定孔中，动态固定模式固定；需要时，通过移除剩余的近端静态交锁螺钉，实现二次动力化。此外，主钉的长度不能太短，因为近端交锁螺钉与骨折部位之间的距离应尽可能长。胫骨的旋转通过目测和 C 臂透视评估。

（五）附加的固定工具

髓内钉可以承受数十万次的负重循环。在过度承受剪切力和弯曲应力后，如果同时没有发生骨折愈合，植入物可能会因疲劳而失效。因此，为了避免植入物失败，可以在胫骨近端骨折块较短的情况下辅助锁定钢板。在扩髓之前，额外应用辅助性单皮质小钢板可以为骨折的复位、扩髓及髓内钉的插入提供额外的稳定性。外侧单皮质辅助锁定钢板可增加骨折的稳定性，因此对于稳定性较差的胫骨近端骨折是一种有效的额外选择。一般来说，建议使用长度 10~14mm 的螺钉，以避免干扰扩髓过程。为了获得足够的强度，每个骨折块必须使用 2~3 枚螺钉。我们生物力学研究所对转子间骨折的早期观察表明，当使用额外的辅助锁定钢板结合髓内钉时，骨折间旋转和剪切力显著降低[24, 25]。此外，与辅助锁定钢板固定相结合，髓内钉承受的张力降低，刚度显著增加[26, 27]。

三、后续治疗和随访

患者接受物理治疗，并立即下床活动。伤口愈合后允许负重。如有疑问，建议术后 4 周内先负重约 20kg。在患者恢复正常活动之前，注意预防血栓。

术后 3~7 天进行 X 线复查。出院后，患者需定期到门诊进行随访。记录伤口愈合、软组织状况和负重疼痛情况的临床评估，并要求在术后

6 周和 12 周定期进行影像学随访。

　　基本上，没有必要去除髓内钉，但可根据患者的选择在骨折完全愈合后进行。如果对骨折是否愈合有疑问，建议进行 CT 以明确诊断。

四、病例：扩髓髓内钉治疗胫骨近端骨折

（图 11-1 至图 11-3）

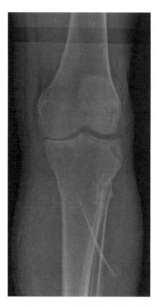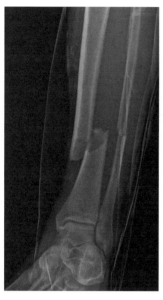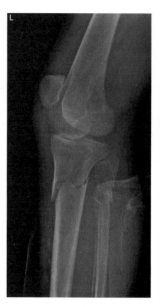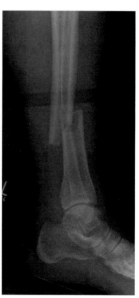

▲ 图 11-1　摩托车事故后的 45 岁多发伤男性患者，Gustilo 和 Anderson 二型开放性多节段胫骨骨折伴一个短的近端骨折块

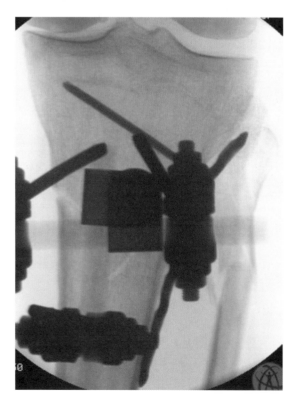

◀ 图 11-2　根据损伤控制理论，使用外固定架进行初始骨折固定

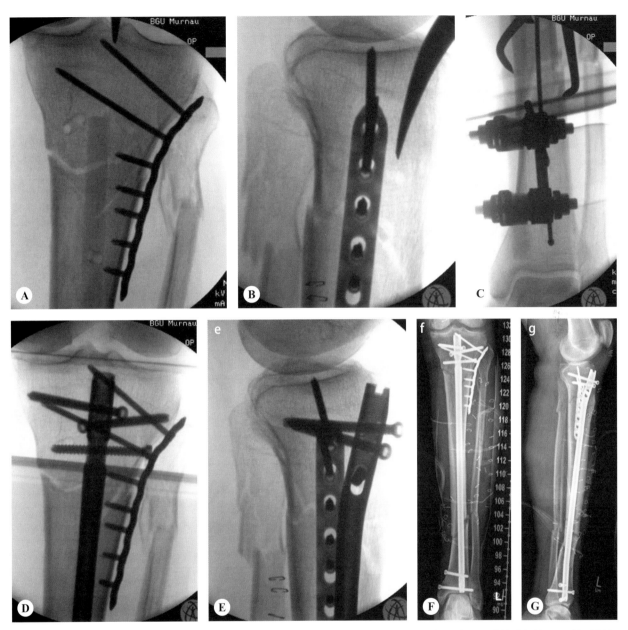

▲ 图 11-3　**A** 和 **B.** 在最终的手术中，外固定架被拆除，额外使用一块锁定钢板固定近端和粉碎的骨折块；**C.** 然后用复位钳复位远端骨折并置入髓内钉；**D** 至 **G.** 髓内钉近远端所有锁定孔均置入交锁钉；**F** 和 **G.** 在进一步的治疗中，需要肌瓣完成局部软组织的覆盖

参考文献

[1] Kurylo JC, Tornetta P. Extra-articular proximal tibial fractures: Nail or plate. AAOS Instructional Course Lectures. 2013; 62:61-77.

[2] Metcalfe D, Hickson CJ, McKee L, Griffin XL. External versus internal fixation for bicondylar tibial plateau fractures: systematic review and metaanalysis. J Orthop Traumatol. 2015; 16(4):275-85.

[3] Lowe JA, Tejwani N, Yoo BJ, Wolinsky PR. Surgical techniques for complex proximal tibial fractures. Instr Course Lect. 2012;61:39-51.

[4] Tejwani N, Polonet D, Wolinsky PR. Controversies in the intramedullary nailing of proximal and distal tibia fractures. J Am Acad Orthop Surg. 2014;22(10):665-73.

[5] Stinner DJ, Mir H. Techniques for intramedullary nailing

of proximal tibia fractures. Orthop Clin North Am. 2014;45(1):33-45.

[6] Lang GJ, Cohen BE, Bosse MJ, Kellam JF. Proximal third tibial shaft fractures. Should they be nailed? Clin Orthop Relat Res. 1995;315:64-74.

[7] Eastman JG, Tseng SS, Lo E, Li CS, Yoo B, Lee M. Retropatellar technique for intramedullary nailing of proximal tibia fractures: a cadaveric assessment. J Orthop Trauma. 2010;24:672-6.

[8] Beck M, Gradl G, Gierer P, Rotter R, Witt M, Mittlmeier T. Treatment of complicated proximal segmental tibia fractures with the less invasive stabilization locking plate system. Unfallchirurg. 2008;111(7):493-8.

[9] Ricci WM, Rudzki JR, Borrelli J Jr. Treatment of complex proximal tibia fractures with the less invasive skeletal stabilization system. J Orthop Trauma. 2004;18(8):521-7.

[10] Pätzold R, Friederichs J, von Rüden C, Panzer S, Bühren V, Augat P. The pivotal role of the coronal fracture line for a new three-dimensional CT-based fracture classification of bicondylar proximal tibial fractures. Injury. 2017 Jun 27; https://doi.org/10.1016/j.injury.2017.06.019. Article in press

[11] Hernigou P, Cohen D. Proximal entry for intramedullary nailing of the tibia. The risk of unrecognized articular damage. J Bone Joint Surg Br. 2000;82:33-41.

[12] McConnell T, Tornetta P III, Tilzey J, Casey D. Tibial portal placement: the radiographic correlate of the anatomic safe zone. J Orthop Trauma. 2001;15:207-9.

[13] Weninger P, Schultz A, Traxler H, Firbas W, Hertz H. Anatomic assessment of the Hoffa fat pad during insertion of a tibia nail - comparison of three surgical approaches. J Trauma. 2009;66:1140-5.

[14] Bono CM, Levine RG, Rao JP, Behrens FF. Nonarticular proximal tibia fractures: treatment options and decision making. J Am Acad Orthop Surg. 2001;9:176-86.

[15] Buehler KC, Green J, Woll TS, Duwelius PJ. A technique for intramedullary nailing of proximal third tibia fractures. J Orthop Trauma. 1997;11:218-23.

[16] Krettek C, Stephan C, Schandelmaier P, Richter M, Pape HC, Miclau T. The use of Poller screws as blocking screws in stabilising tibial fractures treated with small diameter intramedullary nails. J Bone Joint Surg Br. 1999;81:963-8.

[17] Franke J, Hohendorff B, Alt V, Thormann U, Schnettler R. Suprapatellar nailing of tibial fractures - indications and technique. Injury. 2016;47(2):495-501.

[18] Bühren V. Intramedullary compression nailing of long tubular bones. Unfallchirurg. 2000;103(9):708-20.

[19] Penzkofer R, Maier M, Nolte A, von Oldenburg G, Püschel K, Bühren V, Augat P. Influence of intramedullary nail diameter and locking mode on the stability of tibial shaft fracture fixation. Arch Orthop Trauma Surg. 2009;129: 525-31.

[20] Hierholzer C, Friederichs J, Glowalla C, Woltmann A, Bühren V, von Rüden C. Reamed intramedullary exchange nailing in the operative treatment of aseptic tibial shaft nonunion. Int Orthop. 2017;41(8):1647-53.

[21] Perl M, Hierholzer C, Woltmann A, Bühren V. Technik der Austauschmarknagelung bei aseptischen hypertrophen Femurschaftpseudarthrosen. Trauma Berufskrankh. 2016;18(Suppl 2):181-8.

[22] Hoffmann S, Gerber C, von Oldenburg G, Kessler M, Stephan D, Augat P. Effect of angular stability and other locking parameters on the mechanical performance of intramedullary nails. Biomed Tech (Berl). 2015;60(2): 157-64.

[23] Högel F, Gerber C, Bühren V, Augat P. Reamed intramedullary nailing of diaphyseal tibial fractures: comparison of compression and non-compression nailing. Eur J Trauma Emerg Surg. 2013;39:73-7.

[24] Yoon RS, Bible J, Marcus MS, Donegan DJ, Bergmann KA, Siebler JC, Mir HR, Liporace FA. Outcomes following combined intramedullary nail and plate fixation for complex tibia fractures: a multi-Centre study. Injury. 2015;46(6):1097-101.

[25] Hiesterman TG, Shafiq BX, Cole PA. Intramedullary nailing of extra-articular proximal tibia fractures. J Am Acad Orthop Surg. 2011;19(11):690-700.

[26] Xia L, Zhou J, Zhang Y, Mei G, Jin D. A meta-analysis of reamed versus unreamed intramedullary nailing for the treatment of closed tibial fractures. Orthopedics. 2014; 37(4): e332-8.

[27] Augat P, Hoegel F, Stephan D, Hoffmann S, Buehren V. Biomechanical effects of angular stable locking in intramedullary nails for the fixation of distal tibia fractures. Proc Inst Mech Eng H. 2016;230(11):1016-23.

胫骨近端骨折钢板和螺钉固定

Plate and Screw Osteosynthesis of Proximal Tibia Fractures

Peter Biberthaler 著

杜公文 译

第 12 章

一、主要考虑因素

前几章笔者已经详细描述了胫骨近端骨折的诊断和分型。本章将从更深层次更清楚地确定以下问题。

1. 骨折的特征。

2. 关键骨折块。

3. 生物力学不稳定性。

4. 软组织条件。

5. 伴随情况，①免疫抑制；②年龄；③骨质疏松症；④风险因素；⑤时间；⑥合并损害。

6. 最佳治疗计划的确定。

在确定个别患者特殊情况下的骨折特征后，骨科医生应制订一个治疗计划[6]。

这个计划包括一个 A 计划，然后明确完成这个计划后最坏的情况是什么。在每一个最坏的情况下，一个额外的 B 计划应该是治疗计划的一部分，如果有一个额外的 C 计划就更好了。

例如，本打算植入一个简单的螺钉作为内固定，然而切开皮肤后，突然发现了一些之前没有发现的明显感染物质，那么必须转变为感染控制模式，如外固定，负压吸引治疗等。所以，在计划去手术室之前，必须确保医疗中心有这些可用的材料。

二、治疗计划

明确骨折的特征是至关重要的。这些特征包括高能创伤或者低能创伤、单纯外侧平台、单纯内侧平台、同时累及内外侧平台或者髁间嵴骨折（见分型部分）。另外，软组织的检查也是非常重要的，因为软组织可能会受到严重损伤，特别是在高能量骨折中。所以骨科医生必须检查骨折是否有伴随的症状，如骨折处血管神经及韧带损伤[7]，患肢末梢血运、神经症状及筋膜室综合征等。特别是在高能量创伤中，建议等待直到软组织问题缓解[1]。从受伤到 ORIF(切开复位内固定) 之间的最大间隔时间约为 14 天。在这段时间之后，骨折愈合过程开始将血肿转化为柔软的纤维骨痂，危害明显减少[12]。鉴于此，救治流程始终如下。

（一）等待、审视和计划

如果不确定该做什么，最好按照流程进行诊治，并把患者转移到创伤中心[16]。

上述分型方法如 AO/OTA 分型、Schatzker 分型、Ten fragment 分型等，都有一个共同的目标[14, 18]。

（二）识别关键骨块

许多外科医生问笔者："你是如何识别关键骨块的？"目前尚无科学的论著总结这一方面，我们专家的观点如下。

- 哪些骨块在解剖复位骨折时最重要？
- 哪些骨块对稳定性的贡献最大？
- 哪些骨块对于内固定最为必要？
- 以上哪些起重要作用的骨块可以通过手术入路直接显露，并可以通过复位固定工具如丝钻、螺丝钉等固定？

三、手术入路

选择某种手术入路对后续许多决策都有重大影响。我们必须认真考虑到这一点。现代骨折治疗包括以下关键点。

1. 该入路应该能够允许骨科医生直接显露关键骨块。

2. 该入路可以通过体表解剖标志来清楚识别。

3. 该入路尽量避开神经血管等重要结构。

4. 该入路应该方便复位和放置内固定物。

最近发展的对胫骨近端骨折的360°治疗策略确定了几种手术入路[4, 8-11, 13]。前外侧入路主要用于治疗大多数经典的前外侧骨折（Schatzker Ⅱ型和Ⅲ型，AO/OTA分型中B型）。

内侧骨折更多地通过后内侧入路来处理，因为该入路允许更为解剖的复位，并显露韧带结构，如腘绳肌腱。通过这些重要的与稳定性相关的解剖结构，后内侧入路可以参考远端骨折线实现更为解剖的复位。在彻底清除复位的障碍后，后内侧碎骨块可以通过不打开内侧关节而达到解剖复位。根据我们的经验，与前内侧入路相比，后内侧入路可以更容易和更好地放置钢板，植入物压迫腘绳肌腱造成的影响在该入路中少见[3]。同时处理内、外侧平台骨折的一种聪明的方法是双切口入路，从后内侧入路开始，再改变患者体位从俯卧位到仰卧位，然后通过前外侧入路处理前外侧骨块。然而，对于每个不同的骨折，都需要进行单独的入路计划。如果使用双切口，避免软组织问题是非常重要的。两切口之间至少

5～7cm的间距。特别是在伴有严重后方骨块的复杂胫骨内、外侧平台骨折中，以前使用前方正中入路的"单一入路"导致了大量的软组织问题，因为处理好这些骨折必须广泛剥离内、外侧软组织。有些观点认为如果胫骨近端骨折失败，该入路与全膝关节置换术相同，然而这种观点没有得到支持。因为多数情况下，关节置换都在内固定手术后很长时间才进行，此时双切口入路的手术切口已经愈合很久了，不影响额外的前方正中切口。

另外，对于复杂的双髁骨折，本身就常伴有软组织损伤，前方正中入路软组织覆盖少，常并发严重的软组织缺损和感染等。

四、手术体位

如上所述，简单的胫骨近端骨折可以取仰卧位，膝下方放置枕头克服膝关节屈曲肌力。如果没有禁忌证，也可以使用止血带。以下几点很重要：①无菌消毒前，检查患者是否充分固定在手术台上；②如果可以的话，需允许术中行360°透视；③如果计划使用前、后入路，我们的经验更倾向于从俯卧位开始，放置后内侧植入物后关闭伤口并改仰卧位；④如果软组织肿胀增加，关闭后方切口后停止手术，等待几天，软组织条件好转后再行前方入路；⑤如果需要额外的后外侧处理，而后内侧入路不足以完成，可以在将患者转向仰卧位使用"双切口"入路处理后外侧[21]。再次重申，以前试图彻底解决前方复杂骨折的努力具有很高的软组织并发症风险。

五、复位

手术需要丰富的临床经验，熟悉了这些方法步骤后骨折可以得到充分的复位[17]。

- 清理骨折断端。
- 清理钢板放置位置处软组织。
- 清除潜在的嵌插组织，如小碎骨片、血肿、

骨痂、软组织等。

对于典型的前外侧骨块：

- 检查：如果有骨折裂隙，可通过裂隙复位和处理关节面骨块。

- 如果外侧平台没有骨折裂隙，可用 10mm 骨刀在胫骨外侧平台下方开一个小的方形骨窗，在透视引导下将顶棒引导到骨块的正下方，然后小心顶复骨折块，直到关节面平整。如果无法确定，可以切开关节囊，使用 PDS 缝线固定牵开半月板，然后使膝内翻位，直视下检查复位。

- 如果外侧平台内侧有小碎片，可以通过关节镜处理[2]。需要注意半月板下方不易被观察到的外侧平台骨折裂隙。关节镜下复位对 C 型骨折来说并不适宜，因为水压引发间室高压的风险很高；在某些情况下，可应用"无水关节镜"。

- 检查软骨下骨缺损，并用足够的材料植骨填充。如自体松质骨移植、人工骨替代品等。

随后，仔细检查关节面骨折裂隙是否达到缝隙极小至"密不透水"程度，并使用球形钉、骨锉等进行临时复位；通常关节面垂直方向超过 2mm 的台阶是不能接受的；如果关节面粉碎，关节内软骨塌陷在水平裂隙中有时是不可避免的，但是，这些裂隙应尽可能复位。在软骨下骨质疏松的情况下，确保植骨材料不会通过这些裂隙进入关节是非常重要的。如果视线不清，可以考虑使用关节外撑开器。

复位钳可能会很有帮助；然而使用经典的 Weber 钳时要小心软组织；球钉夹有时也是有帮助的。如果骨质量较差，将复位钳放在钢板上，这样球钉就不会嵌入疏松的骨质里[5]。

特别是在 Schatzker II 和 III 型骨折中，胫骨平台的宽度必须完全复位（有时"King Tong"或 Vossberg 钳可能会有帮助）。检查平台宽度复位情况时，比较胫骨平台与股骨远端宽度是有帮助的，如果股骨远端宽度小于胫骨平台宽度，则表明复位不够。

- 使用克氏针临时固定。

- Schatzker I 型骨折和骨量较好时使用螺钉是足够的；在所有更高分型骨折中，可使用解剖锁定钢板[19]。

- 准备合适的螺钉和钢板。

- 临时固定，即使用滑动孔和皮质骨螺钉。

- 透视检查：复位是否足够？所有重要的关节部位是否都透视到了？钢板位置是否正确？

- 如果使用螺钉固定，将螺钉放置在内侧平台软骨下 5mm 处，软骨下骨密度最高。

- 如果使用锁定钢板，可使用皮质骨螺钉将钢板拉至骨面，并在透视下检查确认，然后再使用锁定螺钉固定钢板。

- 若胫骨平台软骨支撑不足，可采用松质骨移植物或人工骨材料[15]。

【病例示例】

AO B 型（图 12-1 至图 12-3）

关节镜下支撑螺钉"闭合复位内固定术"（CRIF）的病例 AO C 型（图 12-4）。

这些图片说明了多发粉碎性骨折的复杂性和 360° 治疗策略的重要性。

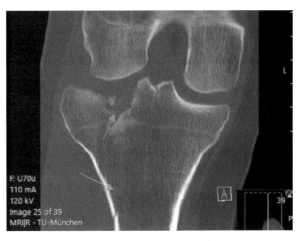

▲ 图 12-1 AO 41-B 型

外固定系统

在软组织条件极度不良、围术期身体条件不耐受的情况下，如长期透析、免疫抑制使用等，外固定架是合适的。使用 Ilizarov 环形架固定近端、Schanz 螺钉固定远端是最新的组合型固定方法[20, 22]（图 12-5）。

目前为止，还没有文献阐明这一概念是否具有优势。Zheng 等最近发表的一项 Meta 分析

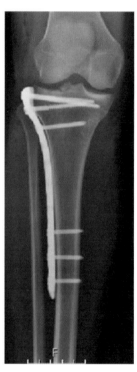
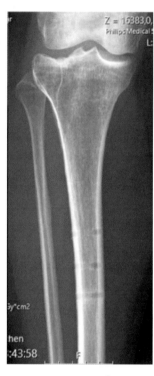

▲ 图 12-2　AO 41-B3.1/Schatzker Ⅱ型
患者男性，45 岁，滑雪伤；可见平台下方深部的撞击骨块和向下的劈裂（箭所指）。右图可见经过切开复位内固定和内固定取出后，关节面和下肢力线完美重建。

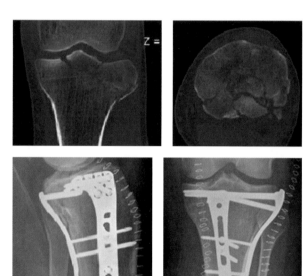

▲ 图 12-4　AO 41-C1.2/Schatzker Ⅴ型

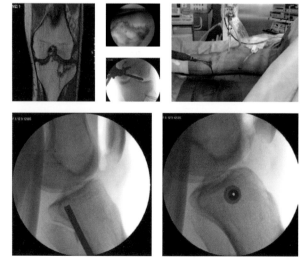

▲ 图 12-3　AO 41-B3.1x/Schatzker Ⅱ型

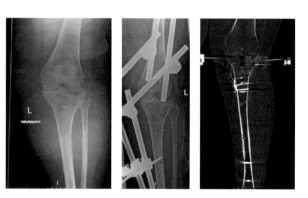

▲ 图 12-5　AO-C 型 /Schatzker Ⅵ型
患者女性，60 岁，极度肥胖，因肾衰长期透析。使用后内侧钢板和 Sheffield 组合外固定架行混合固定。

中，作者分析了 17 项涉及 1100 多名患者的研究，发现外固定架治疗后感染和假关节的发病率更高。大多数创伤骨科医生都遵循这一策略，尽可能通过 ORIF 恢复关节的解剖形态，如果全身及局部软组织条件差，外固定是一个很好的选择。和保守治疗相比，外固定架治疗复位质量更高。但是，由于在这方面缺乏系统的研究，没有大宗样本的随访，无法提出明确的建议。因此，每个外科医生都必须为自己的患者选择最佳个体方案。

六、小结

胫骨近端骨折患者会发生各种不同的骨折类型和结果。因此，需要一种高度个体化的治疗方法。我们的建议如下。

1. 所有患者均做 CT。

2. 明确治疗方式，保守 / 手术治疗。

3. 评估患者个体情况，包括个人的需求，围术期风险和康复潜力。

如果进行手术，那么需要如下步骤。

(1) 确认关键骨块（可能是多块）。

(2) 考虑手术时机和软组织条件。

(3) 使用 360° 策略选择最合适的入路。

(4) 使用现代解剖锁定钢板。

(5) 严格把握翻修的手术适应证，内固定翻修时很容易发生感染。

参考文献

[1] Acklin YP, Potocnik P, Sommer C. Compartment syndrome in dislocation and non-dislocation type proximal tibia fractures: analysis of 356 consecutive cases. Arch Orthop Trauma Surg. 2012;132:227-31.

[2] Philipp A, Gunther S, Jan B, et al. Balloon osteoplasty-a new technique for reduction and stabilisation of impression fractures in the tibial plateau: a cadaver study and first clinical application. Int Orthop. 2012;36(9):1937-40.

[3] Aldebeyan W, Liddell A, Steffen T, et al. Proximal tibial fracture following anterior cruciate ligament reconstruction surgery: a biomechanical analysis of the tibial tunnel as a stress riser. Knee Surg Sports Traumatol Arthrosc. 2015;

[4] Frosch KH, Balcarek P, Walde T, et al. A new posterolateral approach without fibula osteotomy for the treatment of tibial plateau fractures. J Orthop Trauma. 2010;24:515-20.

[5] Alexander H, Stanislav G, Thorsten G, et al. Autologous iliac bone graft compared with biphasic hydroxyapatite and calcium sulfate cement for the treatment of bone defects in Tibial plateau fractures: a prospective, randomized, open-label, multicenter study. J Bone Joint Surg. 2020;102(3):179-93.

[6] Honkonen SE. Indications for surgical treatment of tibial condyle fractures. Clin Orthop Relat Res. 1994;302:199-205.

[7] Hughston JC, Jacobson KE. Chronic posterolateral rotatory instability of the knee. J Bone Joint Surg Am. 1985;67-A:351-9.

[8] Johnson EE, Timon S, Osuji C. Surgical technique: Tscherne-Johnson extensile approach for tibial plateau fractures. Clin Orthop Relat Res. 2013;471:2760-7.

[9] Krause M, Preiss A, Müller G, et al. Intra-articular tibial plateau fracture characteristics according to the "ten segment classification". Injur. 2016;47:2551-7.

[10] Lobenhoffer P, Gerich T, Bertram T, et al. Particular posteromedial and posterolateral approaches for the treatment of tibial head fractures. Unfallchirurg. 1997; 100: 957-67. (In German)

[11] Luo CF, Sun H, Zhang B, et al. Three-column fixation for complex tibial plateau fractures. J Orthop Trauma. 2010; 24: 683-92.

[12] Moore TM. Fracture-dislocation of the knee. Clin Orthop Relat Res. 1981;156:128-40.

[13] Morin V, Pailhé R, Sharma A, et al. Moore I posteromedial articular tibial fracture in alpine skiers: surgical management and return to sports activity. Injury. 2016;47:1282-7.

[14] Müller ME, Koch P, Nazarian S, et al. The comprehensive classification of fractures of long bones. Berlin, Heidelberg: Springer-Verlag Berlin Heidelberg; 1990. p. 148-91.

[15] Noble J, Alexander K. Studies of tibial subchondral bone density and its significance. J Bone Joint Surg. 1985;67-A:295-302.

[16] Prat-Fabregat S, Camacho-Carrasco P. Treatment strategy for tibial plateau fractures, an update. EFORT Open Rev. 2016;1:225-32.

[17] Rüedi TP, Buckley RE, Moran CG. AO principles of fracture management second expanded edition, vol. 2. Thieme Verlag; 2007. p. 830 ff.

[18] Schatzker J, McBroom R, Bruce D. The tibial plateau fracture, the Toronto experience 1968-1975. Clin Orthop Relat Res. 1979;138:94-104.

[19] Dominik V, Markus N, Heike E, et al. Outcome after

polyaxial locking plate osteosynthesis in proximal tibia fractures (VALCP ® vs. NCB-PT®): a prospective randomized clinical trial. Orthop J Sports Med. 2020;8(5 suppl):4.

[20] Yoon YC, Sim JA, Kim DH, et al. Combined lateral femoral epicondylar osteotomy and a submeniscal approach for the treatment of a tibial plateau fracture involving the posterolateral quadrant. Injury. 2015;46:422-6.

[21] Yu B, Han K, Zhan C, et al. Fibular head osteotomy: a new approach for the treatment of lateral or posterolateral tibial plateau fractures. Knee. 2010;17:313-8.

[22] Li Z, Wang P, Li L, et al. Comparison between open reduction with internal fixation to circular external fixation for tibial plateau fractures: a systematic review and meta-analysis. PLoS One. 2020;15(9):e0232911.

髌骨骨折的流行病学与分型
Epidemiology and Classification of Patella Fractures

Alexander von Zelewski　Miriam Kalbitz　Jochen Pressmar　著

杜公文　译

第13章

一、解剖和生物力学

髌骨呈三角形，是人体中最大的籽骨。它与股骨滑车形成髌股关节，邻近膝关节内、外侧间室被称为膝关节的第三间室。

髌骨近端被称为基底部，3/4 关节面被 1cm 或更厚的软骨覆盖，而髌骨远端被称为尖端，位于关节外并且不参与关节面的组成。一个凸出的纵向骨脊将近端关节面分为内侧和外侧。沿内侧缘的纵向骨脊形成了一个单独面[1]，而横向骨脊将内侧面和外侧面进一步细分。髌骨形态的变化已经被 Wiberg 和 Baumgartl 描述和分类[2, 3]。

髌骨骨化发生在 4—7 岁，起源于一个骨化中心。2%～6% 的人群有一个额外的骨化中心，不会融合形成二分髌骨，这种情况不应被误诊为髌骨骨折。典型的解剖变异外观描述可帮助区分前者和后者：二分髌骨主要位于髌骨近端内侧，骨块光滑，边缘硬化，关节面无"台阶"，50% 的病例是双侧的。甚至更罕见的是伴有背面缺损的多分髌骨。通常二分髌骨或多分髌骨是没有症状的。

髌骨通过膝关节周围广泛吻合的血管网形成复杂的血液供应，即使是粉碎性骨折的骨折块也可以得到营养供应。供血动脉是腘动脉、股动脉和胫骨动脉及它们的分支。

髌骨是伸膝装置的一部分，位于股四头肌肌腱和髌骨下肌腱（即髌腱）之间，髌腱止于胫骨结节。这个伸膝装置负责膝关节主动伸直和保持直立状态及实现独立步态。伸膝装置进一步包括膝关节内、外侧支持带，后者由阔筋膜和深层的髌股横韧带组成。这些韧带与髂胫束一起作为伸膝装置：即使在孤立的髌骨骨折中，它们也能在一定程度上允许主动伸膝。

在生物力学上，髌骨增加了伸膝装置的杠杆作用和效率。它作为股四头肌的支点，能够放大肌肉力量高达 30%[4]。髌骨的主要作用是连接和滑车作用[4]。在膝关节伸直初期，髌骨作为一个连接器，允许将由股四头肌产生的扭矩传递到胫骨近端[5]。在年轻的肥胖个体中，这些力可以超过 6000N，是体重的 2～3 倍[6]。髌骨的滑车功能从 45° 屈曲到伸直末期最为重要：它将肌腱从膝关节的旋转中心移开，增加力臂并提供机械优势，根据膝关节屈曲的角度，使膝关节的伸直力增加多达 50%[4, 5]。

反之，髌骨也通过将拉力转化为压缩力减缓膝关节屈曲[7, 8]。这种机制也被称为"髌股关节反作用力（patella femoral joint reaction，PFJR）"。

二、髌骨骨折的病因和流行病学

据报道，髌骨骨折相对罕见，占骨骼损伤的 0.7%～1%[9, 10]。髌骨骨折最常见于 20—50 岁的年龄段，男女性的发病比例约为 2 : 1[9, 11]。新近的研究表明，骨折在男女之间趋向平均分布[10]。在一项具有代表性的研究中（在丹麦北部，为期10 年），髌骨骨折的发生率为 13.1/100 000，随着年龄的增长发病率有所上升[10]。这也表明髌骨骨折是脆性骨折，因为它们在老年女性中的发病率很高[10]。

由于髌骨位于膝关节前方，只有皮下薄层软组织覆盖，其生物力学功能和高水平力传递的特点使其非常容易损伤。Benli 等认为车辆碰撞是最常见的损伤因素（约占 78.3%），其次是职业事故（13.7%）和家庭事故（11.4%）[12, 13]。由 Larsen 及其同事所主导的流行病学调查进一步调查了高能量与低能量创伤的频率及损伤模式。根据他们的研究结果，从站立高度跌倒（69%）是髌骨骨折的主要原因，其次是道路交通事故（14%）和运动损伤（7%），而直接打击占 4%[10]。此外，在 5% 的病例中，髌骨脱位合并骨软骨骨折[14]。髌骨骨折的医源性损伤常发生于膝关节置换术中（发生率为 0.68%～21%）[13, 15]和使用自体髌韧带移植前交叉韧带重建术的围术期[16]。

关于损伤机制，直接（钝力）损伤可能是低能量的，如摔倒；也可能是高能量的，如机动车碰撞中的仪表板碰撞（"仪表板损伤"）。这些损伤更有可能导致髌骨粉碎性骨折、关节内损伤、髌前软组织损伤及开放性损伤[17]。

相比之下，间接损伤通常是由于膝关节屈曲位时股四头肌的强力收缩，从而导致张力过大引起髌骨骨折。这种强大的力可以通过伸膝装置向邻近支持带蔓延。因此，间接损伤更有可能导致横向骨折并且移位严重[18]。

在临床实际中，受伤机制常常是混合出现的。髌骨骨折损伤暴力可能既有直接暴力也有间接暴力，最严重时可同时出现直接打击、股四头肌收缩和继发性关节面塌陷[5]。

三、髌骨骨折的形态和分型

除了病史、受伤机制和临床表现外，患侧膝关节的前后位、侧位和轴位 X 线片通常足以诊断髌骨骨折。在急性情况下，为避免骨折再次移位和（或）增加患者痛苦而无法获得轴位片的，可考虑使用诸如 CT 或 MRI 的其他检查方案。

CT（包括多平面重建）适用于粉碎性骨折或疑似伴有韧带、半月板或软骨缺损病例，MRI 可以发现额外的软组织损伤。

骨折形态不仅取决于损伤机制，还取决于各种其他因素，如患者的年龄和骨的质量。

大多数髌骨骨折的特点是横形骨折，这是由于伸膝装置产生的张力造成的。轻微的撕脱骨折有导致股四头肌腱或髌腱损伤的风险，应进一步检查。半屈膝位的直接（钝力）暴力通常会导致髌骨垂直骨折。视合并损伤的支持带和伸膝装置情况，骨折可能不会移位。当直接暴力撞击髌骨并使其撞向股骨时，可同时导致髌骨和股骨髁软骨的损伤，髌骨呈粉碎性骨折。

髌骨骨折通常根据常规 X 线片中骨折线的几何形态进行分型。在骨折移位方面，Cramer 等认为小于 3mm 可认为是无移位的[19]。

原则上，髌骨骨折可分为横形、纵形、粉碎性和骨软骨损伤。

Rogge、Oestern 和 Gossé 等在不考虑移位程度的情况下，根据骨折部位和骨折线对髌骨骨折进行了分类[20]，他们描述了七种不同的骨折类型。

- 1 型：近极骨折。
- 2 型：远极骨折。
- 3 型：横行骨折。
- 4a 型：内侧纵行骨折。
- 4b 型：外侧纵行骨折。
- 4c 型：中央纵行骨折。
- 5 型：星状骨折。

- 6 型：多骨块骨折。
- 7 型：粉碎性骨折。

在创伤外科中，髌骨骨折常使用 AO-ASIF 分型。根据 Müller 等的研究结果，髌骨骨折被分为关节外骨折（A 型）、部分关节内骨折（B 型）和完全关节内骨折（C 型）[21]。随着骨折严重程度的增加，AO-ASIF 分型被进一步细化。

1994 年，Speck 和 Regazzoni 对 AO-ASIF 分型进行了改良：手术治疗从关注关节面受累的程度，转而关注骨折线形态、位置和移位程度[22]（表 13-1）。

表 13-1　**Speck 和 Regazzoni 髌骨骨折分型**[22]

A 型骨折 （纵行骨折）	A1：非移位的纵行骨折
	A2：有移位的纵行骨折
	A3：带有额外骨块的纵行骨折
B 型骨折 （横行骨折）	B1：关节外近、远极骨折 近极骨折＜ 5mm 远极骨折＞ 15mm
	B2：简单横行骨折
	B3：带有额外骨块的横行骨折，双横行骨折
C 型骨折 （粉碎性骨折）	C1：无移位性粉碎性骨折
	C2：粉碎性骨折，移位＜ 2mm
	C3：粉碎性骨折，移位＞ 2mm

骨软骨骨折常与高能量损伤、星状骨折或髌骨脱位相关[5]。在髌骨半脱位或脱位后，股骨外侧髁或髌骨内侧关节面可能会脱落形成骨块[5]。虽然 X 线片可能不能显示这些损伤，但 MRI 可以帮助检测这些病变[5, 23]。

"套状骨折"是儿童和青少年中最常见的骨折形态。这些损伤通常发生在 9—15 岁[24]。

在这些病例中，远端下极骨块与从剩余髌骨撕下来的大量关节面相连。MRI 和超声对发现这些损伤至关重要。所有髌骨骨折治疗的目的都是重建伸膝装置。

四、合并损伤和开放性髌骨骨折

大多数情况下，髌骨骨折的合并伤都与高能量损伤相关[25]。这些损伤通常包括软组织损伤、出血 [髌前囊和（或）髌下囊的破裂]、关节血肿、韧带（支持带撕裂）、半月板和软骨损伤。

伴有股骨和（或）胫骨骨折的病例相对罕见。在高能量创伤中，骨折也可能包括更严重的损伤，如髋臼骨折、股骨颈骨折和髋关节脱位等所谓的链状损伤。合并损伤的发生率为 15%～28%[9, 26]。它们在开放性髌骨骨折中的发病率更高（达 80%）[25, 27]。此外，合并损伤多见于同侧下肢：Melvin、Karunakar 和 Catalano 等分别报道了 26% 和 44% 的同侧下肢骨折[5, 27]。

开放性髌骨骨折占所有髌骨骨折的 9%～13%[25, 27, 28]，与合并损伤一样，开放性髌骨骨折也发生于高能量损伤中。此外，它们还经常合并其他骨骼或器官的多重损伤，从而显著提高 ISS 评分（创伤严重程度评分）[25, 27, 28]。Torchia 和 Lewallen[28] 也报道了更严重的软组织损伤、软骨损伤及粉碎性骨折。

开放性髌骨骨折的分型基于 Gustilo 和 Anderson 软组织损伤程度分级[29]。治疗方法与开放性长骨骨折和开放性关节内骨折相同[30, 31]。患者开放性髌骨骨折的治疗结果与闭合性骨折相当[25]。

参考文献

[1] Reider B, Marshall JL, Koslin B, Ring B, Girgis FG. The anterior aspect of the knee joint. J Bone Joint Surg Am. 1981 Mar;63(3):351-6.

[2] Baumgartl F. Das Kniegelenk. Berlin: Springer-Verlag; 1964.

[3] Wiberg G. Roentgenographs and anatomic studies on the Femoropatellar joint: with special reference to chondromalacia patellae. Acta Orthop Scand. 1941;12(1-4):319-410.

[4] Kaufer H. Mechanical function of the patella. J Bone Joint Surg Am. 1971 Dec;53(8):1551-60.

[5] Melvin JK. Patella fractures and extensor mechanism injuries. In: Court-Brown CMH JD, McQueen MM, Ricci WM, Tornetta P, McKee MD, editors. Rockwood, green, and Wilkins' fractures in adults, vol. 1. Wolters Kluwer Heath; 2015. p. 1-35.

[6] Huberti HH, Hayes WC, Stone JL, Shybut GT. Force ratios in the quadriceps tendon and ligamentum patellae. J Orthop Res. 1984;2(1):49-54.

[7] Benjamin J, Bried J, Dohm M, McMurtry M. Biomechanical evaluation of various forms of fixation of transverse patellar fractures. J Orthop Trauma. 1987;1(3):219-22.

[8] Koval KJ, Kim YH. Patella fractures. Evaluation and treatment. Am J Knee Surg. 1997 Spring;10(2):101-8.

[9] Bostrom A. Fracture of the patella. A study of 422 patellar fractures. Acta Orthop Scand Suppl. 1972;143:1-80.

[10] Larsen P, Court-Brown CM, Vedel JO, Vistrup S, Elsoe R. Incidence and epidemiology of patellar fractures. Orthopedics. 2016 Nov 01;39(6):e1154-e8.

[11] Lotke PA, Ecker ML. Transverse fractures of the patella. Clin Orthop Relat Res. 1981 Jul-Aug;158:180-4.

[12] Benli IT, Akalin S, Mumcu EF, Citak M, Kilic M, Pasaoglu E. The computed tomographic evaluation of patellofemoral joint in patellar fractures treated with open reduction and internal fixation. Kobe J Med Sci. 1992 Aug;38(4):233-43.

[13] Wild M, Windolf J, Flohe S. Fractures of the patella. Unfallchirurg. 2010;113(5):401-11. quiz 12. Patellafrakturen

[14] Rorabeck CH, Bobechko WP. Acute dislocation of the patella with osteochondral fracture: a review of eighteen cases. J Bone Joint Surg. 1976 May;58(2):237-40.

[15] Ortiguera CJ, Berry DJ. Patellar fracture after total knee arthroplasty. J Bone Joint Surg Am. 2002 Apr; 84-A(4):532-40.

[16] Christen B, Jakob RP. Fractures associated with patellar ligament grafts in cruciate ligament surgery. J Bone Joint Surg. 1992 Jul;74(4):617-9.

[17] Carpenter JE, Kasman R, Matthews LS. Fractures of the patella. Instr Course Lect. 1994;43:97-108.

[18] Harris R. Fractures of the patella and injuries to the extensor mechanism. In: Buchholz HJ, Court-Brown CM, editors. Fractures in adults, vol. 6. Lippincott Williams and Wilkins; 2006. p. 1969-98.

[19] Cramer KE, Moed BR. Patellar fractures: contemporary approach to treatment. J Am Acad Orthop Surg. 1997 Nov;5(6):323-31.

[20] Rogge D, Oestern HJ, Gosse F. Patella fracture. Therapy and results. Der Orthopade. 1985;14(4):266-80. Die Patellafraktur. Therapie und Ergebnisse

[21] Müller MA, Schneider R, et al. Manual of internal fixation: techniques recommended by the AO-ASIF. Berlin Heidelberg New York: Springer; 1990.

[22] Speck M, Regazzoni P. [Classification of patellar fractures]. Zeitschrift fur Unfallchirurgie und Versicherungsmedizin: offizielles Organ der Schweizerischen Gesellschaft fur Unfallmedizin und Berufskrankheiten = Revue de traumatologie et d'assicurologie: organe officiel de la Socie. 1994 Apr;87(1):27-30. Klassifikation der Patellafrakturen.

[23] Yu JS, Petersilge C, Sartoris DJ, Pathria MN, Resnick D. MR imaging of injuries of the extensor mechanism of the knee. Radiographics. 1994 May;14(3):541-51.

[24] Dai LY, Zhang WM. Fractures of the patella in children. Knee Surg Sports Traumatol Arthrosc. 1999;7(4):2435.

[25] Anand S, Hahnel JC, Giannoudis PV. Open patellar fractures: high energy injuries with a poor outcome? Injury. 2008 Apr;39(4):480-4.

[26] Noble HB, Hajek MR. Boutonniere-type deformity of the knee following patellectomy and manipulations. A case report. J Bone Joint Surg Am. 1984 Jan;66(1):137-8.

[27] Catalano JB, Iannacone WM, Marczyk S, Dalsey RM, Deutsch LS, Born CT, et al. Open fractures of the patella: long-term functional outcome. J Trauma. 1995 Sep;39(3):439-44.

[28] Torchia ME, Lewallen DG. Open fractures of the patella. J Orthop Trauma. 1996;10(6):403-9.

[29] Gustilo RB, Anderson JT. Prevention of infection in the treatment of one thousand and twentyfive open fractures of long bones: retrospective and prospective analyses. J Bone Joint Surg Am. 1976 Jun;58(4):453-8.

[30] Schwabe P, Haas NP, Schaser KD. Fractures of the extremities with severe open soft tissue damage. Initial management and reconstructive treatment strategies. Unfallchirurg. 2010;113(8):647-70. quiz 71-2. Extremitatenfrakturen mit schwerem offenem Weichteilschaden. Initiales Management und rekonstruktive Versorgungsstrategien

[31] Gwinner C, Mardian S, Schwabe P, Schaser KD, Krapohl BD, Jung TM. Current concepts review: Fractures of the patella. GMS Interdisciplinary plastic and reconstructive surgery DGPW. 2016;5:Doc01.

第 14 章

髌骨骨折术前计划

Preoperative Planning in Patella Fractures

Michael Müller   Marc Hanschen   **著**

杜公文   **译**

一、保守治疗 vs. 手术治疗

无移位的髌骨骨折是非常罕见的，伸膝装置的牵拉作用会对骨折产生很大的影响。单腿站立下膝关节弯曲 90°，髌腱所承受的拉力约为体重的 2.9 倍。这就是为什么大多数髌骨骨折会发生继发移位[1]。

保守治疗仅适用于无移位的稳定性骨折。Braun 等描述了三种适合保守治疗的骨折类型：①纵行骨折，关节面没有"台阶"并且侧方移位小于 1mm；②横行骨折不累及关节面；③横行骨折涉及关节面但骨块移位小于 1mm、关节面"台阶"小于 1mm[2]。这些标准适用于屈曲 60° 的膝关节，因此每个患者都应该接受骨折稳定性的动态测试。保守治疗可能只适用于伸膝装置完整的病例。股四头肌的表面纤维韧带和支持带都不能断裂或缺损。保守治疗的禁忌证包括开放性骨折和无法伸膝的伸膝装置断裂。每个接受保守治疗的患者主动直腿抬高试验必须阴性[3]。

如果进行保守治疗，患者应该用长腿夹板固定几天直到早期疼痛缓解。在关节内大量积液或关节上方软组织肿胀的情况下，可以进行治疗性抽吸[2]。在这之后早期的功能锻炼是必要的。在物理治疗的帮助下膝关节可被动屈曲达 40°。Boström 等允许他们接受保守治疗的患者在伸膝位完全负重，治疗效果令人满意，98% 的患者

获得良或优的结果[4]。铰链式膝关节支架可用于限制膝关节的最大屈曲，以避免骨折块的再次移位。为保证保守治疗的成功，需要频繁的影像学监测。如果骨折发生再次移位，转为手术治疗是必要的。如果 6 周后影像学检查骨折仍无移位，患者即可开始恢复膝关节全范围活动的正常生活（图 14-1）。

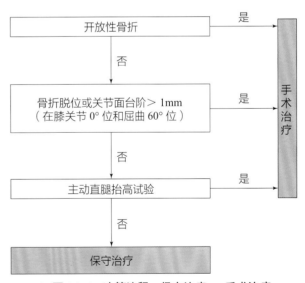

▲ 图 14-1　决策流程：保守治疗 vs. 手术治疗

二、手术时机

手术的时机主要取决于软组织损伤和膝关节的肿胀。25% 的髌骨骨折伴有皮肤擦伤。在这种情况下，手术应推迟到伤口干燥并且没有

感染的迹象。开放性髌骨骨折占所有病例的 6%～13%[5]。开放性髌骨骨折与任何其他开放性骨折一样属于急诊手术，需要立即处理，包括创面切开、清创和伤口闭合，伴或不伴骨折固定（图 14-2）。在伤口污染严重的情况下，建议进行两阶段治疗策略。开放性髌骨骨折通常是由高能量创伤引起的。它们更常与其他损伤合并，其

ISS 评分很高[6]。必须首先治疗危及生命的损伤，髌骨骨折可以在患者病情稳定后进行。

三、术前计划

在手术治疗之前制订一个精确的计划是非常有用的。有多种类型的固定方式可供选择。请参阅第 15 章。对于粉碎性骨折，术前应进行 CT 检查，以便更好地了解骨折形态。如果发生开放性骨折，我们建议进行分阶段治疗策略。如果在一期进行切开复位内固定，深部感染率高达 10.7%[3]。在急诊情况下应对伤口清创，并在关闭伤口之前进行微生物涂片。术后抗生素应根据微生物检测结果进行调整。在软组织稳定，且没有感染迹象的情况下方可进行骨折固定术。

手术取仰卧位。可以使用全身麻醉或硬膜外麻醉。手术预防性抗生素应在皮肤切开前 30min 使用[7]。大腿止血带应谨慎使用，因为止血带压迫股四头肌，有引起髌骨骨折移位的风险。

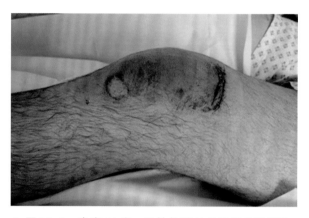

▲ 图 14-2　患者 34 岁，开放性髌骨骨折伴皮肤擦伤，初次手术予以伤口清创和缝合，没有进行骨折固定

参考文献

[1] Amis A, Farahmand F. Biomechanics masterclass: extensor mechanism of the knee. Curr Orthop. 1996;(10):102-9.

[2] Braun W, Wiedemann M, Ruter A, Kundel K, Kolbinger S. Indications and results of nonoperative treatment of patellar fractures. Clin Orthop Relat Res. 1993;289:197-201.

[3] Catalano JB, Iannacone WM, Marczyk S, Dalsey RM, Deutsch LS, Born CT, et al. Open fractures of the patella: long-term functional outcome. J Trauma. 1995;39(3):439-44.

[4] Bostrom A. Fracture of the patella. A study of 422 patellar fractures. Acta Orthop Scand Suppl. 1972;143:1-80.

[5] Weppe F, Demey G, Fary C, Neyret P. Fractures of the Patella. 2014:2765-87.

[6] Anand S, Hahnel JC, Giannoudis PV. Open patellar fractures: high energy injuries with a poor outcome? Injury. 2008;39(4):480-4.

[7] Gwinner C, Mardian S, Schwabe P, Schaser KD, Krapohl BD, Jung TM. Current concepts review: fractures of the patella. GMS Interdiscip Plast Reconstr Surg DGPW. 2016;5:-Doc01.

髌骨骨折的钢丝、螺钉和钢板固定
Wire, Screw and Plate Osteosynthesis of Patella Fractures

Michael Müller　Peter Biberthaler　著

杜公文　译

第15章

髌骨骨折治疗的目的是恢复关节面平整、稳定固定骨折块，重建髌骨关节并保留伸膝装置的功能[1]。手术治疗是早期功能恢复和避免长期固定引起关节僵硬的最佳方法。骨折固定方式必须根据骨折的形态、骨的质量和患者的个人需求来选择。

骨折固定必须确保高度的稳定性。髌骨在膝关节伸膝装置中起着籽骨功能，承受着高负荷的轴向拉力[2]。这些拉力必须被骨折固定材料所抵消。

除了已被尝试和证实的克氏针和空心螺钉之外，含有角稳定性螺钉的解剖钢板也被开始用于髌骨骨折的固定。这些钢板被证明是有效的，特别是在复杂的粉碎性骨折和骨质疏松病例中。

一、手术入路

髌骨手术最常用的入路是髌骨前方正中的纵向切口，可向髌骨两极的近端和远端延伸。如果需要使用 McLaughlin 环扎术，切口可以向胫骨结节的远端进一步延伸。图 15-1 展示了上述入路的典型位置。髌骨可通过拉开内、外侧"全厚皮瓣"进行显露[1]。内侧髌股韧带（medial patellofemoral ligament，MPFL）应始终予以保护，不要切开。髌骨周围的神经血管结构，如隐神经

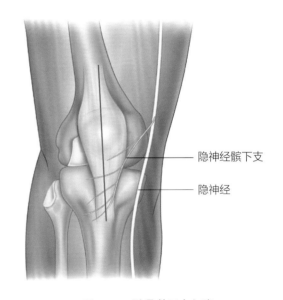

隐神经髌下支

隐神经

▲ 图 15-1　髌骨前正中入路

髌下支[3] 及从髌骨下内侧进入的髌骨营养血管等必须小心处理[4]。有的文献中也描述了横向的水平入路[5]，但如果可能的话不要使用该入路，因为该入路可能会干扰后续可能存在的膝关节置换手术。当然，开放性骨折和手术切口区域已有的伤口除外。

为了评估髌骨后关节面，可以髌旁外侧做一切口探查髌股关节，以达到髌骨的无台阶复位。这样使得髌骨可以向外侧倾斜高达 90°[6]。应避免髌旁内侧切开，以免引起 MPFL 的不稳定和髌骨血液供应的损害。

二、骨折固定方式

（一）克氏针张力带固定

早期的和公认的固定横形骨折的方法是克氏针钢丝张力带技术。在经过早期使用钢丝简单插入骨质和圆形环扎后，张力带式捆扎被确定是最有效的方法[8]。图 15-2 展示了克氏针张力带结构。标准的 AO 技术是首先将 2 根平行的 1.6~2.0mm 克氏针从髌骨上极钻入，再经骨折线从髌骨下极钻出。然后使用 2 根钢丝呈 8 字结构缠绕克氏针，并露出克氏针的头侧端和尾侧端，同时扭曲收紧钢丝两侧的连接处。这种方法被称之为改良的前克氏针张力带（modified anterior tension band wiring，MATB）。在扭曲收紧钢丝的过程中，可发生钢丝缩短和骨折断端的加压。轴向钢丝结构起到对抗直线移位的作用。另外，钢丝的这种特殊排列可将作用于髌骨前部的张力转化为髌骨关节面侧的压力[5]。

如果克氏针张力带被正确使用，该方法可提供良好的临床效果，其成功率超过 90% 的[9]。这一方法的优点是可广泛应用和低成本。然而，有文献报道其并发症如钢丝断裂、内固定移位、皮肤激惹、

感染和骨折再次移位等发生率可达 21%~53%[10, 11]。

（二）螺钉固定

螺钉固定可作为张力带固定的替代方法。髌骨的高密度允许骨折端通过螺钉螺纹实现一个合适且强大的加压力。如果可能，螺钉的方向应垂直于骨折线。由于张力带原理已被证明是成功的，该技术也被应用于螺钉固定术。螺钉固定后，钢丝可以通过类似 MATB 技术的 8 字形捆绑方式穿过空心螺钉，放置在髌骨前方和并拧紧[12, 13]。生物力学试验表明，空心螺钉张力带优于克氏针张力带，因为前者有更强的刚性稳定[14]。钢丝可被替换为可吸收或不可吸收线，如编织聚酯线可以穿过空心螺钉并打结形成环扎。图 15-3 展示了不同类型的螺钉固定方式。

（三）钢板固定

髌骨骨折固定的最新进展是采用含有锁定螺钉的预制解剖钢板。生物力学研究表明，钢板较张力带或者空心螺钉可以更安全、更长时间地固定髌骨骨折[15]。一些观察性研究报告了其良好的临床效果和低并发症发生率[16-18]。特别是对于骨质疏松性的复杂骨折，钢板固定是目前的首选方案。钢板固定的入路即已知的纵向入路。在 X 线监视下，可以找到钢板的最佳位置，并可以避免钢板的悬垂。螺钉的钻孔必须严格采用单皮质，以避免损伤髌骨后关节面。钢板也有额外的边缘孔，可以允许软组织固定到钢板上。对于靠近髌骨两极的撕脱骨折，可将髌腱或股四头肌肌腱重新缝合到钢板上。最新的钢板也有一个类似钩状的延伸部分，用来固定移位的髌骨两极。两种不同形状的钢板如图 15-4 所示。

三、加强固定

尽管髌骨固定技术稳步改进，但再次骨折或内固定脱位引起的并发症仍经常发生[19]。为了达到最大的稳定性，对骨折形态进行精确的分析是必要的。不同固定方法的联合应用也可能有用，

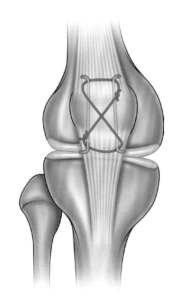

▲ 图 15-2 经典的张力带技术

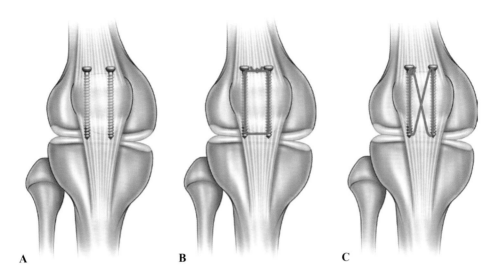

▲ 图 15-3　**A.** 单纯螺钉固定；**B.** 方形张力带螺钉固定；**C. 8** 字张力带螺钉固定

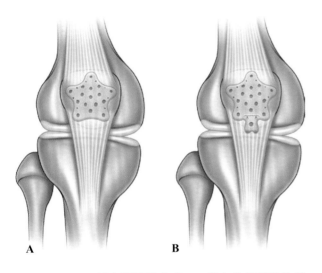

▲ 图 15-4　**A.** 锁定钢板固定术；**B.** 带有钩状延伸的锁定钢板

特别是在多骨折块的粉碎性骨折中。例如，钢板可以联合单个纵形、横形或斜形的螺钉来固定。然而，对于小的边缘骨块，用一个或多个螺钉来处理可能是困难的。在髌骨近极或远极骨折时，必须保护固定物免受伸膝装置的干扰。在复位和固定完成后，可以在髌骨周围进行环形捆扎[17]。或者也可以采用 McLaughlin 环扎术，特别是在髌骨下极骨折时[20]。McLaughlin 环扎术是一种髌股环扎，从髌骨上极环形连接到胫骨结节。环扎

术在近端既可以通过髌骨钻孔的通道，也可以贯穿股四头肌肌腱。环扎术在远端总是通过胫骨结节下方的骨通道穿过胫骨。环扎术可缓解髌骨和髌腱的张力，从而保护内固定物。应注意不要过度纠正股四头肌肌腱的张力，否则可能导致医源性低位髌骨。Insall-Salvati 指数应该在侧 X 线片上确定，并与健侧对比以确保髌骨高度的对称。不同类型的增强环扎术如图 15-5 所示。

环扎和张力带的替代材料

编织聚酯材料既可以用于经典的张力带技术也可以用于增强固定技术，如 McLaughlin 环扎或赤道环扎。研究表明编织聚酯材料结构的稳定性相当[21]，并且植入物相关的软组织刺激更少，对聚酯缝线进行的翻修手术更少[22]。

四、部分髌骨和全髌骨切除术

在个别病例中，如果骨折位于非常远的髌骨头侧或尾侧，骨折块非常小并且靠近髌骨边缘，股四头肌腱或髌腱撕裂失去功能。如果这些骨块太小，不能用螺钉或环扎术固定，部分髌骨切除可能是需要的[23]。在这些情况下，必须使用缝合锚钉或经骨缝合线将肌腱重新固定到髌骨上[1]。

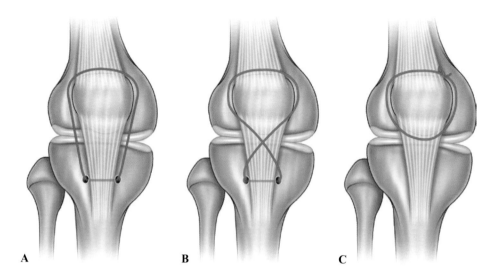

▲ 图 15-5　A. McLaughlin 方形环扎；B. McLaughlin 8 字环扎；C. 赤道环扎

由于重建方法的改进，髌骨全切术已成为一种罕见的方法。然而，在广泛的骨缺损或感染，如髌骨骨髓炎的情况下，髌骨可以完全切除。然后，股四头肌肌腱和髌腱端端吻合。髌骨全切后的关节功能是比较差的[24]。

五、治疗原则

为决定最佳的骨折固定方式，评估患者的骨折形态和骨质量是至关重要的。在许多情况下需要 CT 检查。

我们建议，只有骨质良好的简单骨折才应使用常规张力带固定，最好使用空心螺钉。复杂的髌骨骨折，无论是粉碎性骨折还是骨量低的骨折，均应采用钢板固定。特别是对于骨质疏松的老年患者，角稳定钢板固定应成为未来的金标准。表 15-1 展示了不同骨折类型的处理流程。

六、术后处理

膝关节术后允许的负荷和活动范围由外科医生根据术中情况决定。每次手术结束时，应将膝关节弯曲至 90° 并观察骨折固定的完整性。我们还建议在屈膝 90° 行 X 线片记录。

如果达到足够的稳定性，我们建议早期功能康复。膝关节应该用一个坚硬支架固定在一个有限的活动范围内。例如，最大屈曲角度需限制如下：术后 1～2 周，30°；术后 3～4 周，60°；术后 5～6 周，90°。允许膝关节在 0° 伸直位轴向负重，行走时，应使用拐杖部分负重 6 周。

表 15-1　移位髌骨骨折的治疗策略

	骨折形态	
	简单骨折	粉碎性骨折
骨质质量良好	螺钉固定和（或）张力带固定	钢板固定
骨质质量差	钢板固定	钢板固定 + 加强固定 *

*. Mc-Lauglin 环扎，赤道环扎

七、病例报道

（一）病例 1

患者 33 岁，自行车事故伤，摔倒并直接撞击膝盖导致左侧髌骨严重粉碎性骨折。根据我们的治疗策略，进行了钢板固定。术后结果显示髌骨后关节面重建良好。图 15-6 展示了该病例的相关影像。

（二）病例 2

患者女性，40 岁，自行车事故伤，髌骨横形骨折，AO34-C1.1 型，患者对功能要求高。因为该年轻患者为两部分骨折，并且骨质量良好，我们决定使用经典的张力带固定。图 15-7 展示了该病例的 X 线片和术中照片。

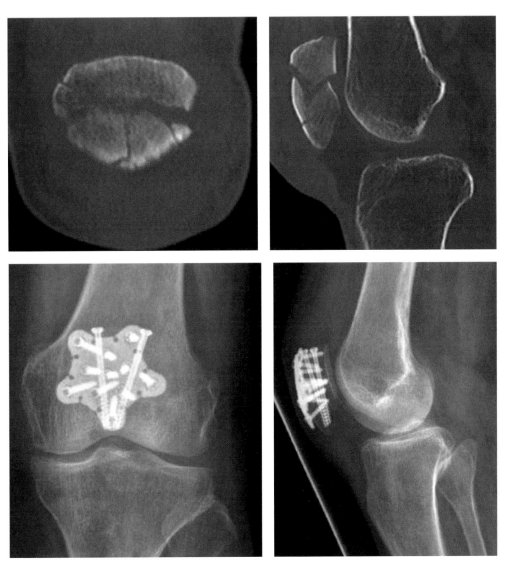

▲ 图 15-6　髌骨粉碎性骨折术前 CT 及术后 X 线检查

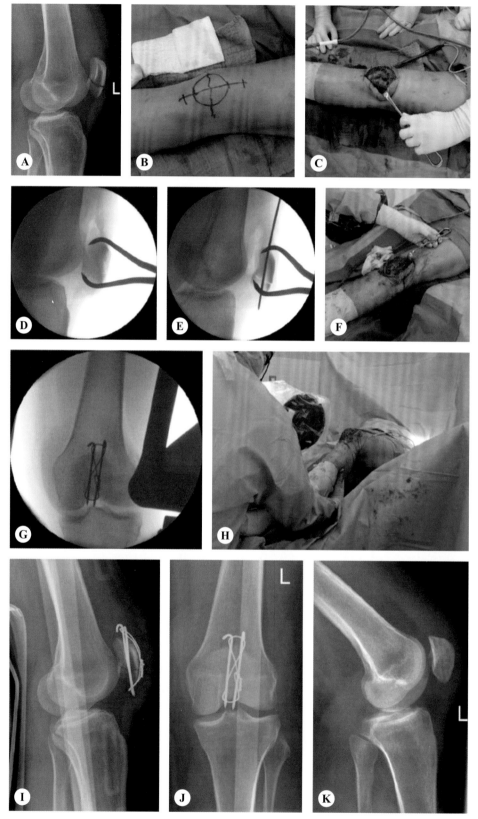

▲ 图 15-7　A. 术前 X 线片；B. 术中入路；C. 术中：关节囊清创后；D.Weber 钳钳夹复位；E. 克氏针临时固定；F, 张力带最终固定；G. 术中透视；H. 术中稳定性测试决定是否需要 McLaughlin 环扎固定；I 至 J. 术后 X 线片；K. 内固定取出后

参考文献

[1] Melvin JS, Mehta S. Patellar fractures in adults. J Am Acad Orthop Surg. 2011;19:198-207.

[2] Kaufer H. Mechanical function of the patella. JBJS. 1971; 53: 1551-60.

[3] Koval KJ, Kim YH. Patella fractures. Evaluation and treatment. Am J Knee Surg. 1997;10:101-8.

[4] Scapinelli R. Blood supply of the human patella. Its relation to ischaemic necrosis after fracture. J Bone Joint Surg Br. 1967;49:563-70.

[5] Müller ME, Perren S, Allgöwer M et al. (1991) Manual of internal fixation: techniques recommended by the AO-ASIF group. Springer Science & Business Media.

[6] Gardner MJ, Griffith MH, Lawrence BD, et al. Complete exposure of the articular surface for fixation of patellar fractures. J Orthop Trauma. 2005;19:118-23.

[7] Boström Å. Fracture of the patella: a study of 422 patellar fractures. Acta Orthop Scand. 1972;43:1-80.

[8] Hung LK, Chan KM, Chow YN, et al. Fractured patella: operative treatment using the tension band principle. Injury. 1985; 16:343-7.

[9] Patil SN. A prospective clinical study of patellar fractures treated by modified tension band wiring. Int J Biol Med Res. 2014;5:3975-80.

[10] Tian Y, Zhou F, Ji H, et al. Cannulated screw and cable are superior to modified tension band in the treatment of transverse patella fractures. Clin Orthop Relat Res. 2011;469:3429-35.

[11] Wang CX, Tan L, Qi BC, et al. A retrospective comparison of the modified tension band technique and the parallel titanium cannulated lag screw technique in transverse patella fracture. Chinese J Traumatol = Zhonghua chuang shang za zhi. 2014;17:208-13.

[12] Berg EE. Open reduction internal fixation of displaced transverse patella fractures with figure-eight wiring through parallel cannulated compression screws. J Orthop Trauma.

1997; 11:573-6.

[13] Carpenter JE, Kasman RA, Patel N, et al. Biomechanical evaluation of current patella fracture fixation techniques. J Orthop Trauma. 1997;11:351-6.

[14] Zderic I, Stoffel K, Sommer C, et al. Biomechanical evaluation of the tension band wiring principle. A comparison between two different techniques for transverse patella fracture fixation. Injury. 2017;48:1749-57.

[15] Thelen S, Schneppendahl J, Jopen E, et al. Biomechanical cadaver testing of a fixed-angle plate in comparison to tension wiring and screw fixation in transverse patella fractures. Injury. 2012;43:1290-5.

[16] Ellwein A, Lill H, Jensen G, et al. Die Plattenosteosynthese der Patellafraktur-Technik und erste Ergebnisse einer prospektiven Studie. Unfallchirurg. 2017;120:753-60.

[17] Müller EC, Frosch KH. Plate osteosynthesis of patellar fractures. Oper Orthop Traumatol. 2017;29:509-19.

[18] Wild M, Fischer K, Hilsenbeck F, et al. Treating patella fractures with a fixed-angle patella plate-a prospective observational study. Injury. 2016;47:1737-43.

[19] Gwinner C, Märdian S, Schwabe P, et al. Current concepts review: fractures of the patella. GMS Interdiscip Plast Reconstr Surg DGPW. 2016;5:Doc01.

[20] Mclaughlin HL. Repair of major tendon ruptures by buried removable suture. Am J Surg. 1947;74:758-64.

[21] Patel VR, Parks BG, Wang Y, et al. Fixation of patella fractures with braided polyester suture: a biomechanical study. Injury. 2000;31:1-6.

[22] Gosal HS, Singh P, Field RE. Clinical experience of patellar fracture fixation using metal wire or nonabsorbable polyester-a study of 37 cases. Injury. 2001;32:129-35.

[23] Pandey AK, Pandey S, Pandey P. Results of partial patellectomy. Arch Orthop Trauma Surg. 1991;110:246-9.

[24] Sutton FJ, Thompson C, Lipke J, et al. The effect of patellectomy on knee function. JBJS. 1976;58:537-40.

第16章

膝关节假体周围骨折
Periprosthetic Fractures Around the Knee

Marc Hanschen 著

隋 聪 译

一、流行病学

人口结构的变化导致膝关节假体周围骨折老年患者的数量增加。这一群体不仅包括老年患者，所谓的最佳年龄患者的数量也在增加。目前，德国每年约完成 45 万例初次全髋关节和全膝关节置换手术 [1, 2]，约 10 000 例全膝关节置换术后的翻修手术；预计每年将增加约 10%（http://www.bqs-qualify.com）。这主要归因于患者预期寿命的延长和全膝关节置换术材料耐用性的提高。因此，膝关节假体周围骨折的数量也在增加似乎是可以理解的。目前，初次全膝关节置换术后膝关节假体周围骨折的发生率为 2.5%，全膝关节置换翻修患者的骨折发生率约为 38% [3-6]。正如 Felix 及其同事研究所示，约 19% 的膝关节假体周围骨折被认定是术中并发症 [7]。此外，膝关节假体周围骨折主要位于股骨（约 96%）；而只有约 4% 的骨折位于胫骨平台。

不同于年轻人的股骨骨折，膝关节假体周围骨折大多是由于直接影响膝关节的低能量创伤 [8] 导致的，高能量创伤并不是膝关节假体周围骨折的原因 [9]。除了损伤类型，某些危险因素也被认为是膝关节假体周围骨折发生的原因 [8-10]。一般危险因素包括年龄、骨质疏松、风湿类疾病和代谢紊乱。翻修病例中的特定危险因素与关节置换手术相关，包括骨缺损、轴线偏差和机械原因，

如假体撞击。膝关节假体周围骨折的一般和特殊危险因素的概述可见表 16-1。

表 16-1　全膝关节置换术后假体周围骨折的危险因素（根据 [8]）

一般危险因素	翻修病例中的特定危险因素
• 年龄 • 骨质疏松 • 风湿类疾病 • 代谢性疾病 • 神经性疾病 • 皮质类固醇治疗	• 骨缺损 • 感染 • 轴线偏差 • 无骨水泥植入 • 骨质溶解 • 假体松动 • 股骨前方骨皮质的损伤（notching）

二、膝关节假体周围骨折的临床处理

处理膝关节假体周围骨折尤其重要的是病史，有助于了解损伤的严重程度和可能的合并损伤，从而进行相应的处理。而后必须询问患者之前的治疗情况，这包括：定期服药量，尤其是关于抗凝的药物，因为这会影响进行手术的时间。另外一项需要特别关注的是植入假体的信息，如它的年份和产品种类。如果可能的话，应该获取相关手术记录和麻醉记录。同样值得注意的是植入假体的产品类别，特别是如果计划进行髓内钉内固定（要记录股骨侧假体开口大小）。全膝关

节置换术术后原本就存在的问题需要进行询问和记录，这包括询问患者是否感受到静息痛或紧张时的疼痛感，这些不稳定的感觉可能说明假体先前就存在松动，从而需要对假体周围骨折进行不同的处理。同时必须特别注意感染发生的迹象。

需要对患者进行系统的体格检查，观察是否有开放性骨折的迹象，如果存在开放性骨折则需立即手术。检查膝关节周围的瘢痕则能提供置换手术入路的信息，而在假体周围骨折的治疗中可能需要迁就该入路。同样需要进行触诊，包括神经血管损伤的检查，即便这在膝关节假体周围骨折中很少发生。也需要进行功能测试，如韧带稳定性检测，但这项测试在骨折情况下是不可行的。这些评估全膝关节置换术的检测必须在手术中进行。

放射学检查对于术前计划是必不可少的。标准的平片需要在两个层面显示完整的骨折和完整的全膝关节置换术的情况，同时 X 线片需要包括相邻的关节，这是为了决定植入物的大小并为可能出现的问题做好准备，如相邻的全髋关节置换（total hip arthroplasty，THA）或周围骨畸形。推荐使用参考量表或球标，这样能够通过使用计算机辅助设计（computeraided-design，CAD）程序来计划手术。此外，强烈建议使用计算机断层扫描（CT），以了解假体周围骨折的全部范围，并评估假体松动情况（先前就存在或创伤后导致的）。如果怀疑神经或血管损伤，推荐计算机断层扫描血管造影（computed tomography angiography，CTA）。在急性骨折的情况下，不需要更复杂的

断层扫描，如 MRI 扫描或 PET 扫描。对于因肿瘤病史阳性或 X 线片中有病理性骨折征象的患者，就需要考虑病理性骨折的例外情况。

三、膝关节假体周围骨折分型

股骨远端假体周围骨折可以根据不同的分型系统进行分类。Neer 及其同事[11]描述了一种基于稳定性和脱位情况的分型系统，而后 DiGioia 和 Rubash[12]通过增加骨质量、骨折粉碎程度，骨折的位置和骨折的特征等参数扩展了 Neer 分型，但这一分型很复杂，在临床应用有限。所以毫无疑问 Rorabeck 和 Taylor[13]的简单分型系统在临床上得到了广泛的应用。股骨远端假体周围骨折可以使用 X 线片快速分型，这种分类将指导外科医生决定治疗计划。Rorabeck Ⅰ 型骨折的特点是骨折无移位和假体稳定。这类骨折适合保守治疗或采用钢板 / 髓内钉手术治疗。Rorabeck Ⅱ 型骨折的特点是骨折移位，假体稳定。这类骨折应采用钢板或髓内钉进行手术治疗。而对于 Rorabeck Ⅲ 型骨折，主要特征是由于骨折而导致假体松动。这类骨折的治疗通过关节翻修术实现。Rorabeck 分型的概述可见表 16-2。

与 Rorabeck 分型中考虑假体稳定或松动不同，2004 年，Su 及其同事提出了一种仅考虑骨折与假体相关位置的分型系统[10]，这种分类方式在临床应用中很有前景；但这一分型仍需在未来几年继续证明它的可行性。

Felix 及其同事研究了 100 例胫骨近端假体周围骨折，提出了胫骨近端假体周围骨折的分型系

表 16-2　**股骨假体周围骨折的 Rorabeck 分型及相应的治疗建议**[8]

Rorabeck 分型	特　征	治疗建议
Ⅰ 型	无移位的股骨髁上骨折，假体稳定	保守或手术治疗（钢板接骨术、髓内钉接骨术）
Ⅱ 型	移位的股骨髁上骨折，假体稳定	手术治疗（钢板接骨术、髓内钉接骨术）
Ⅲ 型	假体松动	关节翻修术

统[7]。这一分型系统定义了四个部位（Ⅰ，胫骨平台骨折；Ⅱ，邻近胫骨假体柄骨折；Ⅲ，胫骨假体远端骨折；Ⅳ，胫骨结节骨折）。除了骨折位置外，骨折的时间（术中还是术后）和假体的稳定性（稳定还是松动）也被考虑在内。详细的分型使临床医生能够采取对应的治疗建议。分型可见表 16-3。

假体周围髌骨骨折的分型主要考虑骨折的位置、形态和假体的稳定性。Goldberg 及其同事的分类方式主要考虑骨折的形态和骨折的位置[14]。而 Ortiguera 和 Berry 的分类方式则考虑了假体的稳定性、伸膝装置和假体周围的骨量[15]。

四、股骨远端假体周围骨折的治疗

Rorabeck 分型为治疗创伤的外科医生提供了相应的治疗建议。然而，必须指出的是，这一分型是基于 20 世纪 70 年代和 80 年代的研究和临床观察，已有 20 余年历史[13]。Rorabeck Ⅰ 型骨折通常采用保守治疗，因为手术治疗的结果较差[2]。如今，由于手术技术和植入物的进步，股骨远端假体周围骨折手术治疗的围术期并发症显著减少。因此，由于 Rorabeck Ⅰ 型骨折存在继发脱位的风险及早期活动对预后的良好效果，Rorabeck Ⅰ 型骨折现在应该采取手术治疗[16]。Rorabeck Ⅱ 型骨折的特点是骨折移位，但假体稳定，可选择的治疗方法是切开或微创复位钢板接骨术或髓内钉内固定术。如伴随严重的骨质疏松或骨缺损，也可能需要行关节翻修手术。相比之下，Rorabeck Ⅲ 型骨折，其特征为假体松动，在大多数情况下其治疗方法是需要通过加长柄假体进行翻修。

1. 髓内钉内固定　由于股骨远端骨折固定不充分，不推荐股骨远端假体周围骨折后使用顺行髓内钉。但小样本的病例系列研究指出，顺行髓内钉内固定仅适用于远端骨折块能够充分固定的骨折类型[10]。所以如果髓内钉是首选的内固定方式，且假体为开口设计，则应使用逆行髓内钉进行固定[2]。而股骨远端假体周围骨折逆行髓内钉固定需做好充分的术前计划。需要知道可用植入物的大小（髓内钉型号）及股骨侧假体切口的直

表 16-3　胫骨近端假体周围骨折的 Felix 分型及相应的治疗建议 [7]

部　位	假体稳定性	治疗建议
Ⅰ型——胫骨平台骨折	Ⅰ A——假体稳定	—
	Ⅰ B——假体松动	关节翻修术 / 长柄翻修假体
	Ⅰ C——术中骨折	ORIF（螺钉 / 钢板），缺陷管理
Ⅱ型——邻近胫骨假体柄骨折	Ⅱ A——假体稳定	ORIF（螺钉 / 钢板）
	Ⅱ B——假体松动	关节翻修成形术 / 长柄翻修假体
	Ⅱ C——术中骨折	保守治疗（支具）、ORIF（螺钉 / 钢板）
Ⅲ型——胫骨假体骨折	Ⅲ A——假体稳定	ORIF（螺钉 / 钢板）
	Ⅲ B——假体松动	关节翻修术 / 长柄翻修假体
	Ⅲ C——术中骨折	ORIF（螺钉 / 钢板）
Ⅳ型——胫骨结节骨折	Ⅳ A——假体稳定	ORIF（张力带 / 螺钉）

ORIF. 切开复位内固定

径。值得注意的是，即使假体的开口设计允许逆行髓内钉植入，外科医生也需要检查是否可以通过假体切口找到髓内钉的最佳进钉点。因为切口的设计，一些假体只允许髓内钉在很靠后的位置插入，而这样的使用限制会使骨折复位不佳，影响临床结果。除了假体周围骨折中逆行髓内钉的固有挑战，股骨远端骨折中逆行髓内钉还与复位不良的高发生率相关，尤其是在旋转的控制上[17]。由于钢板设计的进步和上述局限性，股骨远端假体周围骨折在翻修手术中逆行髓内钉常被排除在外（图 16-1）。

2. 钢板内固定　在钢板设计改进、角度稳定性和微创技术引入之前，髓内钉内固定的临床结果优于钢板，因为传统的钢板固定临床结果较差[18]，但是，随着角度稳定植入物和微创技术的引入，钢板内固定的临床结果可能会得到改善。这是由于钢板具有较高的初始稳定性，对扭转和复位的控制相对容易，且继发性脱位的风险降低。与单轴角稳定钢板相比，新一代多轴角稳定钢板允许将螺钉植入假体周围，从而克服了由于螺钉短或切线植入而导致的稳定性降低[19, 20]

（图 16-2）。此外，特定假体周围钢板（如 NCB-PP；Zimmer 公司）具有宽头设计和多轴螺钉植入的特点，允许在假体周围植入螺钉。

五、胫骨近端假体周围骨折的治疗

胫骨近端假体周围骨折根据 Felix 及其同事的分型系统进行治疗（表 16-3）。对于假体松动的骨折必须使用翻修假体来处理（ⅠB 型、ⅡB 型和ⅢB 型）。对于骨量缺失的骨折，需要采取额外的骨缺损治疗措施来处理（例如，自体骨移植、同种异体松质骨移植、结构性植入物或骨水泥）。而在假体稳定的骨折中，需要进行钢板固定。另外，由于膝关节伸肌装置的损伤，胫骨结节骨折需要特别考虑，张力带钢丝或 McLaughlin 钢丝则被视为可能是治疗胫骨结节假体周围骨折的合适方法。

六、髌骨假体周围骨折的治疗

因为髌骨有限的骨量，特别是全膝关节置换术后的骨量缺失更为明显，所以髌骨假体周围骨折更具挑战性。对于无移位的术中骨折，应避免

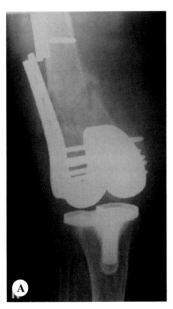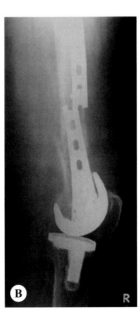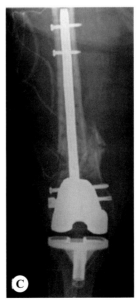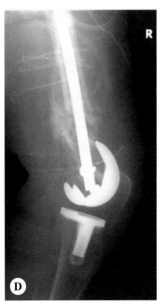

▲ 图 16-1　A 和 B. 角度稳定钢板接骨术（LISS 钢板，DePuy Synths 公司），3 个月后，由于患者的低能量坠落，植入物断裂；C 和 D. 采用逆行髓内钉进行翻修手术，图示正位和侧位 X 线片

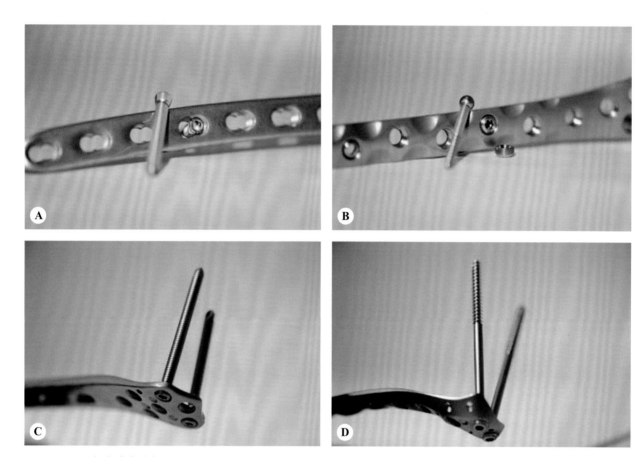

▲ 图 16-2　角度稳定的钢板设计有内部锁定结构。图片展示了第一代单轴锁定（A+C）和第二代多轴锁定（B+D）。多轴锁定允许在有柄假体周围植入螺钉。单轴钢板的特征是配备了能够将钢板 - 螺钉锁定的螺纹（A+C）（如 DePuy Synths 公司的 LISS 钢板）。螺钉方向是预先确定的，这可能会干扰先前存在的假体柄。相比之下，多轴系统（如 NCB；Zimmer 公司）允许自由植入多轴螺钉，并使用锁定螺帽进行二次锁定，锁定螺帽需拧入钢板孔中（B+D）

初次髌骨表面置换[9]。如果患者在保守治疗后感到不适或疼痛，则可考虑二期置换髌骨[9]。而伴有伸肌损伤的移位性骨折则需要手术固定，不能采用保守治疗，其手术方法可采用张力带钢丝或角度稳定钢板固定。

七、膝关节假体周围骨折内固定失败的危险因素

由于全膝关节置换术数量的增加，假体周围骨折的数量也有所增加。此外，膝关节假体周围骨折治疗失败和并发症的数量也在增加[8]。股骨远端假体周围骨折 6 个月后死亡率约为 18%，12 个月后死亡率约为 25%[21]。而在推迟治疗的情况下，死亡率急剧增加，这种结果可以在全膝关节置换术和全髋关节置换术的病例中得到证明[22]。假体周围骨折内固定后的典型并发症包括继发性复位丧失、假性关节、假体松动和感染。导致这些并发症的主要危险因素包括：年龄和骨质疏松、骨量受损和丢失、植入物位置不佳及糖尿病或肥胖等基础疾病。膝关节假体周围骨折内固定的失败大多不是由于治疗策略的错误或植入物的应用失败，而主要是由于骨折的复杂性（粉碎性）和如上所述的危险因素的存在。

八、病例报告

一名 68 岁的女士在下车时被绊倒，右膝着地。摔倒后，患者无法站立；无法用右腿负重。病人随即被收入急诊科。在出现症状时，患者主

诉右腿不稳定并伴随剧烈的疼痛。根据患者的病史，其在 2011 年进行了全膝关节置换术。在问诊时，患者诉先前没有因膝关节置换术而存在的疼痛或不稳定情况。临床检查显示股骨远端剧烈压痛，胫骨近端无压痛。神经血管无异常。X 线检查诊断为右膝假体周围骨折，Rorabeck Ⅱ 型（图 16-3，A）。医生与患者讨论了治疗方案，由于骨折类型和假体稳定，建议运用微创技术使用角度稳定的植入物进行切开复位和固定。在患者

同意后，患者被送往手术室进行骨折治疗。

患者在仰卧位全身麻醉下接受手术。使用膝盖下放置枕头 / 垫子和轻柔地牵引使骨折解剖复位。因为腓肠肌倾向于将股骨远端拉向一个反向错误的位置，所以术中使用垫子抵消了腓肠肌的拉力（图 16-3，C）。并且使用术中透视，记录了正确的解剖位置（图 16-3，B）。微创经皮接骨板技术（minimally invasive percutaneous plate osteosynthesis，MIPO）是将皮肤切开约

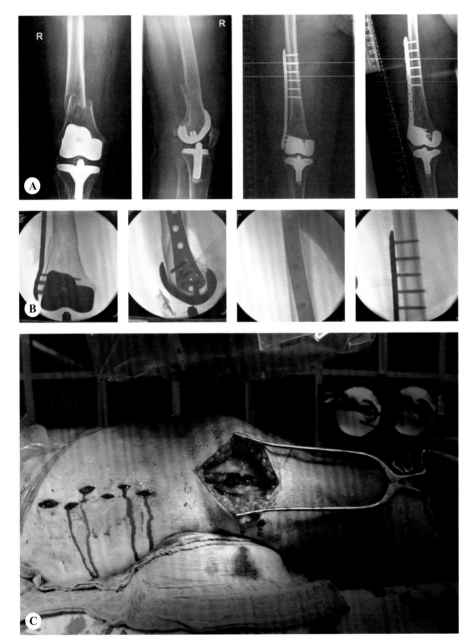

◀ 图 16-3　A. Rorabeck Ⅱ 型骨折的术前和术后 X 线片，采用多轴锁定的角稳定钢板 MIPO 技术治疗；B. 术中透视；C. 微创手术，角度稳定的钢板通过一个约 8cm 的皮肤切口插入；骨折的复位是在股骨远端下方放置垫子来实现的

7~8cm。这种方式使得手术能够在纵向劈开的髂胫束和股外侧肌下的骨膜之间插入角度稳定的非接触式桥接钢板（NCB 钢板，Zimmer 公司），手持连接钢板的导向装置，将钢板沿着股骨滑动，直到它到达正确的位置，再使用克氏针进行临时固定，并在透视下记录钢板的最佳位置。NCB 板允许首先植入角度稳定的螺钉作为拉力螺钉，然后使用螺钉和钢板作为复位工具，一旦完成解剖复位，就进一步植入远端和近端螺钉，并使用锁定螺帽锁定所有螺钉获得角度稳定性，最后以伤口闭合和无菌敷料包扎创面结束手术。术后指导患者部分负重（15kg），持续 6 周；建议每天进行髋关节和膝关节自由活动。

参考文献

[1] Lohmann R, et al. Epidemiology and perspectives in traumatology of the elderly. Unfallchirurg. 2007;110(6):553-60.

[2] Ruchholtz S, et al. Periprosthetic fractures around the knee-the best way of treatment. Eur Orthop Traumatol. 2013;4(2):93-102.

[3] Aaron RK, Scott R. Supracondylar fracture of the femur after total knee arthroplasty. Clin Orthop Relat Res. 1987;219:136-9.

[4] Berry DJ. Epidemiology: hip and knee. Orthop Clin North Am. 1999;30(2):183-90.

[5] Lindahl H. Epidemiology of periprosthetic femur fracture around a total hip arthroplasty. Injury. 2007;38(6):651-4.

[6] Ritter MA, et al. The effect of femoral notching during total knee arthroplasty on the prevalence of postoperative femoral fractures and on clinical outcome. J Bone Joint Surg Am. 2005;87(11):2411-4.

[7] Felix NA, Stuart MJ, Hanssen AD. Periprosthetic fractures of the tibia associated with total knee arthroplasty. Clin Orthop Relat Res. 1997;345:113-24.

[8] Hanschen M, Biberthaler P. Risk factors for failure of osteosynthesis. After periprosthetic fractures of the knee joint. Orthopade. 2014;43(6):541-8.

[9] Mittlmeier T, et al. Periprosthetic fractures after total knee joint arthroplasty. Unfallchirurg. 2005;108(6):481-95.

[10] Su ET, DeWal H, Di Cesare PE. Periprosthetic femoral fractures above total knee replacements. J Am Acad Orthop Surg. 2004;12(1):12-20.

[11] Neer CS, Grantham SA, Shelton ML. Supracondylar fracture of the adult femur. A study of one hundred and ten cases. J Bone Joint Surg Am. 1967;49(4):591-613.

[12] DiGioia AM III, Rubash HE. Periprosthetic fractures of the femur after total knee arthroplasty. A literature review and treatment algorithm. Clin Orthop Relat Res. 1991;271:135-42.

[13] Rorabeck CH, Taylor JW. Classification of periprosthetic fractures complicating total knee arthroplasty. Orthop Clin North Am. 1999;30(2):209-14.

[14] Goldberg VM, et al. Patellar fracture type and prognosis in condylar total knee arthroplasty. Clin Orthop Relat Res. 1988;236:115-22.

[15] Ortiguera CJ, Berry DJ. Patellar fracture after total knee arthroplasty. J Bone Joint Surg Am. 2002;84-A(4):532-40.

[16] Herrera DA, et al. Treatment of acute distal femur fractures above a total knee arthroplasty: systematic review of 415 cases (1981-2006). Acta Orthop. 2008;79(1):22-7.

[17] Hierholzer C, et al. Outcome analysis of retrograde nailing and less invasive stabilization system in distal femoral fractures: a retrospective analysis. Indian J Orthop. 2011; 45(3): 243-50.

[18] Rolston LR, et al. Treatment of supracondylar fractures of the femur proximal to a total knee arthroplasty. A report of four cases. J Bone Joint Surg Am. 1995;77(6):924-31.

[19] Hanschen M. Biberthaler, [mono- versus polyaxial locking plates]. Unfallchirurg. 2013;116(8):733-41.

[20] Ruchholtz S, et al. Less invasive polyaxial locking plate fixation in periprosthetic and peri-implant fractures of the femur-a prospective study of 41 patients. Injury. 2013; 44(2): 239-48.

[21] Streubel PN, et al. Mortality after distal femur fractures in elderly patients. Clin Orthop Relat Res. 2011;469(4):1188-96.

[22] Bhattacharyya T, et al. Mortality after periprosthetic fracture of the femur. J Bone Joint Surg Am. 2007;89(12):2658-62.

第 17 章

浮膝损伤
Floating Knee

Samuel Molyneux 著

隋 聪 译

"浮膝"一词最早由 Blake 和 McBryde 于 1975 年提出[1]，用来描述同侧股骨和胫骨骨折，即便很久以前如何治疗这类单侧肢体多处骨折就已经被讨论过[2]。但由于这些罕见的损伤几乎都是高能量创伤的结果，这类损伤导致的其他损伤、并发症、不良结局和死亡的比例依然很高[3]。

关于这一主题的文献主要是病例报告和回顾性病例，还会有一些偶尔出现的在长时间内收集大量病例的系列研究。众所周知，"浮膝"一词包含了广泛的损伤类型，因此不可能有一种简单的治疗策略来治疗所有骨折，这使得前瞻性对比研究几乎是不可能的。

在认识到伴随的软组织、神经和血管损伤在治疗决策和临床结果方面的重要性后，早期的单纯根据骨折类型总结的分型方法已被适当修改[4]。鉴于这些损伤的高能性质，它们经常被视为多发创伤的一部分，需要仔细注意复苏和仔细评估合并损伤。而手术干预的时机和性质则取决于患者的生理、合并损伤和对复苏的反应[2,5]。

一、流行病学

浮膝的确切发生率尚不清楚，但它的发生并不常见。它是一种高能伤害，几乎完全是由各种类型的交通事故造成的，包括机动车事故、摩托车事故和骑自行车的人或被机动车撞到的行人[6-8]，其他机制比如从高处坠落也有记载，但极其罕见[9]。和许多高能损伤一样[10]，年轻男性患者占多数，男女比例为 4 : 1，约 50% 的患者年龄在 25 岁以下[6,8,9,11]（表 17-1）。

而浮膝伤者病例有很高的合并损伤发生率。平均损伤严重程度评分超过 16[8,14,15]，预示着严重的多发创伤[16]。合并损伤包括头部损伤、胸部和腹部损伤、其他骨折和严重软组织损伤[12]。而这类病例开放性骨折的发生率非常高，高达 67%，其中 82% 是 Gustilo 2 型或 3 型骨折[4]。胫骨比股骨更容易发生开放性损伤。而严重的肢体缺血（6%）、坐骨神经麻痹（10%）和筋膜室综合征（2%）是较罕见但具破坏性的并发症[8]。

二、分型

Blake 和 McBryde[1] 最先提出了"浮膝"这个术语。他们回顾了 47 个连续的病例，并根据是否有关节内受累和是否有其他关节受累提出了一个简单的分型方法（表 17-1）。Fraser 等扩展了这一分型，以提供有关关节受累的更多细节（图 17-1 和表 17-2）[5]，而最近，Ran 等根据髌骨的受累情况增加了第三个类型[17]。

Bansal[18] 根据是否存在邻近关节的骨折将

表 17-1　40 多个病例研究中的流行病学摘要

作　者	出版年份	病例数目	年　龄	男女比例	平均 ISS 创伤评分	开放性损伤（%）
Ratcliffe 等	1968	43	72% 小于 25 岁	N/A	N/A	N/A
Blake 和 McBryde	1975	47	?	?	N/A	?
Fraser 等	1978	222	50% 小于 25 岁	4 : 1	N/A	59
Bansal 等	1984	40	48% 的患者 21—30 岁	13 : 1	N/A	股骨 25 胫骨 72
Van Raay 等[12]	1991	47	62% 小于 30 岁	2.7 : 1	N/A	45
Yokoyama 等	2002	66	平均 28 岁	6.5 : 1	16.9	股骨 32 胫骨 66
Kao 等[13]	2010	482	74% 小于 40 岁	2.4 : 1	N/A	63
Nouraei 等	2013	230	45% 的患者 21—30 岁	5.9 : 1	N/A	88
Feron 等	2015	172	平均 31 岁	3.7 : 1	19.5	股骨 38 胫骨 57

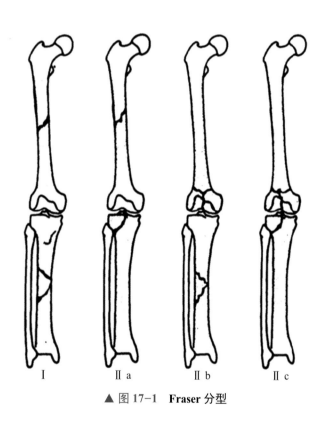

▲ 图 17-1　Fraser 分型

Fraser Ⅰ 型骨折细分为四组。他们将邻近关节的骨折定义为股骨或胫骨的髁部扩张。第Ⅰ组无邻近关节的骨折，Ⅱa 组为股骨邻近关节的骨折，Ⅱb 组为胫骨邻近关节的骨折，第Ⅲ组为双侧邻近关节的骨折。

Fraser 分型是最常用的分型方法，大多数研究表明同侧骨干骨折是最常见的损伤类型（48%～70%），其次是股骨干合并胫骨平台骨折（17%～23%），然后是经膝关节骨折（8%～15%）；股骨远端骨折合并胫骨骨干骨折最罕见（4%～13%）[6, 8, 11, 14]。

三、预后评估

浮膝损伤最常用的预后评分是 Karlström 和 Olerud 分级系统（表 17-2）[19]。这一评分结合了患者的主观评估和外科医生的测量评估。但这一评分从未真正从观察者内部或观察者间的可靠性、对变化的敏感性或与其他评分机制的相关性方面进行测试。一个判断标准中差的临床结果将造成总体评分较差，如踝关节活动的限制范围 > 20° 与大腿慢性疼痛，两者在这一标准下都会被视作重大残疾，然而，这是目前可用的唯一评分系统。

表 17-2　**Karlström 和 Olerud 分级**

判断标准	极好的	好　的	一般的	差　的
大腿或腿部的主观症状	没有	偶发症状	影响功能	严重影响功能 静息痛
膝盖或脚踝的主观症状	没有	偶发症状	影响功能	严重影响功能 静息痛
步行	无限制	偶尔有限制	步行距离受限	使用支具、拐杖或其他支撑
工作和运动	与事故前相同	放弃了某些运动 工作同前	工作水平下降	终身残疾
成角或旋转畸形	无	＜ 10°	10°～20°	＞ 20°
短缩	无	＜ 1cm	1～3cm	＞ 3cm
髋、膝或踝关节活动受限	无	踝关节＜ 10° 髋关节和（或）膝关节＜ 20°	踝关节 10°～20° 髋关节和（或）膝关节20°～40°	踝关节＞ 20° 髋关节和（或）膝关节＞ 40°

四、急救管理

这些患者的早期治疗方式取决于他们的合并损伤、生理状态、软组织损伤及患者对早期复苏的反应[20]。创伤小组应在患者到达之前开始动员，患者应根据高级创伤生命支持（ATLS）方案进行治疗。虽然极为少见，但必须及早控制大量失血，并启动大量输血方案。我们常规使用氨甲环酸来减少合适部位的出血[21]。我们的目标是在患者到达医院的 30min 内进行头部、颈部、腹部和骨盆的 CT 并出示报告。很少有患者状况过于不稳定而立即转移到手术室，无法接受 CT。所有患者都需要在充分的初始复苏后进行细致的二次检查，在各项情况稳定后再进行第三次检查（表 17-3 和表 17-4）。

然后根据英国整形外科协会 / 英国整形美容外科医生协会（BOA/BAPRAS）指南[22] 治疗开放性伤口，使用抗生素，必要时接种破伤风疫苗，去除严重污染物、敷料，然后在手术室进行彻底清创。而只有在伤口被严重污水和农业污物污染的情况下，清创术才被认为是紧急处置手

表 17-3　**Blake 和 McBryde 分型**[1]

Ⅰ 型	同侧股骨和胫骨干骨折
Ⅱ a 型	涉及膝关节的骨折
Ⅱ b 型	涉及髋关节或踝关节的骨折

表 17-4　**Fraser 分型**[6]

Ⅰ 型	股骨和胫骨的干部骨折
Ⅱ a 型	股骨干伴胫骨平台骨折
Ⅱ b 型	胫骨干骨折伴胫骨远端关节内骨折
Ⅱ c 型	膝关节平面股骨和胫骨的关节内骨折

段，清创术应在 24h 内完成。在 Gustilo Ⅱ 型和Ⅲ 型损伤中，尽量与整形外科团队一起进行确切的清创手术，进行关节的"整形"，以便尽可能早地覆盖软组织缺损[23]。

在急诊科，最初的骨折处理包括骨骼牵引和石膏固定，这两项治疗手段足以使肢体稳定，最大限度地减少骨折端活动，并最大限度地提高患者的舒适度。又需要在上述干预后仔细检查骨折

部位的神经和血管状况，并应仔细记录。

整体的处理原则是首先治疗头部损伤、胸部损伤、腹部损伤、血管损伤和开放性损伤，然后再考虑骨折本身的治疗。然后在最初的 24h 内做出患者是否适合早期最终固定，或者是否需要接受损伤控制（damage control orthopaedic，DCO）的决定[24, 25]。这一决定是危重病学专家和其他相关专家共同做出的，而这样的处理方法也是一个快速发展的领域。目前，作者所在机构严重依赖 Vallier 等制订的"早期适当护理"指南[5]。该项指南涉及评估复苏对乳酸、pH 和碱剩余的影响及患者是否存在胸部损伤。

损伤控制（DCO）策略，即通过夹板/石膏和牵引或外固定来治疗肢体损伤。传统上，临时外固定架是骨科损伤控制（DCO）的主要措施，但是几乎没有证据表明外固定架具有任何早期生理意义上的优势，并且使用夹板和牵引的方法更为简单，并发症更少[26]。而如果使用外固定架，则需要相对较早地将临时外固定转换为最终固定，因为推迟转换外固定架的时间会让感染的可能性增加，特别是时间超过 2～

3 周[27, 28]。

Munoz 等提出了一种基于肢体损伤和患者一般状态的浮膝损伤治疗指南（图 17-2）[25]。

五、最终手术治疗

浮膝的保守治疗效果不佳。例如，Karlstrom 发现，在 13 例保守治疗的病例中，只有 4 人能够回到以前的工作岗位，而 Ratcliff 发现，保守治疗后 75% 的病例有延迟愈合或不愈合且住院时间增加（20 周 vs. 手术治疗患者的 7 周）、休工时间增加（12 个月 vs. 手术治疗患者的 5 个月）[6, 19, 30, 31]。Fraser 等发现保守治疗有 30% 的不愈合率，且平均重返工作岗位时间是 21 个月[6]。

因此，手术已成为金标准，但需要基于患者的生理状态、骨折类型、软组织状况及手术团队的专业知识和经验进行精确治疗。

六、Fraser Ⅰ型：同侧股骨干和胫骨干骨折

根据定义，这两种骨折都不属于关节内骨折。这使得大多数骨折都适合髓内钉固定。鉴于

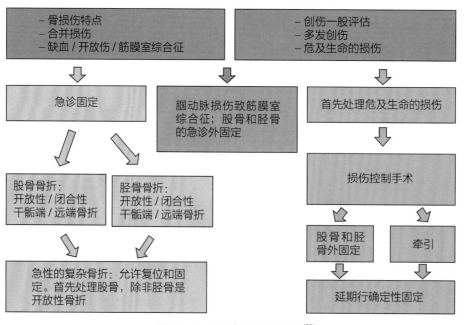

▲ 图 17-2 浮膝损伤治疗指南[29]

髓内钉固定在治疗孤立的股骨或胫骨干骨折中的出色效果[28, 32, 33]，将这种治疗方法延伸到两个骨骼都受到影响的损伤中是合乎逻辑的，髓内钉治疗是首选的治疗方法。早期的文献报道了一处骨折（通常是股骨）的手术治疗加上另一处骨折的保守治疗，治疗结果比两处骨折都接受手术治疗差[8]。保守治疗存在较高的骨不连、畸形愈合和再骨折率，且恢复时间长，再手术率高。然而，当两根骨都进行固定时，感染率更高[6, 30, 34]。在Fraser 的研究中，感染率高达 30%，这也反映了严重开放性损伤中感染的高发生，但这一数值远高于现代临床病例中的调查，近年文献报道即使在 Gustilo Ⅲ 型骨折中，感染率也在 10% 以下[35]。

因此，无论患者是否接受过临时的外固定，股骨和胫骨同时髓内钉固定都是首选的确定性治疗方法[36, 37]。

在闭合性损伤中，大多数作者建议先固定股骨，再固定胫骨，因为这在技术上更简单，并降低了脂肪栓塞发生率[8, 38-40]。如果胫骨有严重的软组织损伤或开放性损伤，应首先处理这些损伤并稳定胫骨骨折。胫骨一期髓内钉即使在开放性损伤的情况下也有良好的效果[41-43]，我们机构的标准做法是只为那些严重的开放性损伤或有血管损伤的病例临时应用外固定架。

股骨近端骨折可能需要用顺行股骨髓内钉治疗，但骨干和远端 1/3 骨折可以使用逆行髓内钉治疗[44-46]。在浮膝损伤中，这是有利的，因为它允许通过膝盖上的单个切口同时固定胫骨和股骨。这就消除了对牵引装置的需求，也不需要对患者重新摆放体位。这项技术在 2000 年 Ostrum的研究中显示了 88% 的好或极好结果，这也是当时发表的最佳结果[38]。随后，许多作者在可能的情况下使用了这项技术，因为它减少了麻醉和手术时间，并最大限度地减少了出血。Feron 的研究中，股骨和胫骨顺行髓内钉手术时间平均为240min，而逆行髓内钉为 155min[8, 47-52]。

在某些情况下，关节外骨折仍然难以使用髓内钉治疗（如骨折靠近关节面，或骨干有畸形，或因假体的存在无法植入髓内钉）。在这些情况下，钢板固定成为首选，和髓内钉具有近似的结果，但需要更长的非负重时间和潜在的更长的恢复时间，并且与髓内钉相比二次手术的比例更高[17, 53-56]。

Fraser Ⅰ 型损伤的结果是令人满意的[52, 57, 58]。Anastopoulos 等[34] 采用最早期的髓内钉治疗该类型骨折，优良率 81%。他们将大多数糟糕的结果归因于未发现的韧带损伤。Feron 等的治疗结果有约 90% 的优良率，并证实股骨中段骨折比远端1/3 或近端 1/3 骨折有更好的结果。

Dwyer 等[59] 回顾了 60 例 Fraser Ⅰ 型骨折。结果分为四组：股骨和胫骨髓内钉内固定 23 例，股骨髓内钉加胫骨非手术治疗 11 例，非手术治疗 12 例，外固定架固定 14 例。他们发现，尽管选择偏向最轻的创伤，非手术治疗在愈合时间（股骨 23.2 周，胫骨 27.5 周）、恢复在辅助下行走（5.3 周）、恢复正常活动（9.5 个月）和住院时间（31 天）方面的结果仍然最差。尽管如此，根据 Karlström 和 Olerud 标准，11 例中有 8 例最终结果良好或非常好。骨折愈合时间（股骨 19.4 周，胫骨 23.8 周）、辅助行走时间（4.2 周）、恢复正常活动时间（6 个月）和住院时间（28 天）总体较好。无一例患者接受钢板治疗。而外固定架的效果非常差，但需要考虑到这些外固定架是临时的，后期由于资金限制没有更改为髓内钉固定。

Bansal[18] 得到了类似的总体结果，但当骨折为邻近关节的骨折时，结果更差，在这种情况下，没有"优"的预后。

七、Fraser Ⅱ 型（a～c）：关节内骨折类型

对于关节内骨折，关节面的解剖复位和绝对稳定是至关重要的，而干骺端骨折可以通过间接

复位和相对稳定来处理。对于简单的胫骨关节内骨折，可以在髓内钉植入前固定关节面，但这需要合适的骨折类型和高水平的外科专业知识。切开复位钢板内固定通常是首选方法，使用锁定钢板通过微创技术是可行的[60, 61]。

对于Ⅱa型骨折，采用股骨髓内钉和胫骨钢板固定的混合技术通常更可取。顺行或逆行股骨髓内钉的选择受骨折类型和软组织损伤的影响，但如果使用逆行髓内钉，则需要考虑手术切口的位置。通常用于逆行髓内钉的纵行中线切口不能影响用于显露关节面或用于胫骨近端固定的切口。一种选择是延长这个中线切口，以便显露外侧胫骨平台，并在必要时结合单独的切口显露内侧胫骨平台[62]。另一种选择是使用顺行髓内钉，辅以阻挡螺钉和远端锁定螺栓，以增加远端的稳定性，同时最大限度地减少远端的皮肤损伤，或仔细设计股骨中线切口和胫骨外侧板切口，以免皮桥过窄。

对于Fraser Ⅱb型骨折，胫骨干骨折通常采用顺行髓内钉治疗。股骨远端骨折根据骨折类型和外科医生的喜好，用髓内钉或钢板治疗。

对于Fraser Ⅱc型骨折，每个骨折都必须单独考虑并适当治疗。简单的关节内骨折可以经皮固定，但复杂的关节内骨折则需要切开探查。可能需要延长手术的切口，并考虑到最终可能需要全膝关节置换[63]。

对于软组织情况不允许最终内固定，或者骨丢失需要使用膜诱导（Masquelet）或骨搬运进行骨重建的情况，使用外固定架或细钢丝框架进行最终固定也是一种选择[64-66]。高达25%的病例使用最终的外固定架进行了治疗[8]。

Ⅱ型损伤的结果无疑比Ⅰ型损伤更糟。Feron等发现在Ⅱ型骨折中，优良率只有60%。他们还证实，在任何一组病例中，Ⅱc型骨折的预后最差，特别是在活动范围方面（膝关节活动度77° vs.Ⅰ型损伤的114°）。

八、合并的关节内软组织损伤

通常，膝关节韧带损伤的发生率很低，不到19%[4]。然而，人们注意到，股骨骨折中的韧带损伤的真实发病率被低估了[67]，而且很可能更高——Van Raay仔细重新检查了47例浮膝损伤患者，发现在最初治疗时，18例可检测到的膝关节韧带损伤中只有3例被诊断出来。在剩下的15例患者中，13例有明显的旋转不稳定，而只有2例为"伸直性"不稳定。8例患者完全没有症状，而7例患者描述了非特定的疼痛。有趣的是，没有一例遗漏的韧带损伤进行了后续的手术[12]。Rethnam等通过骨折固定手术结束时仔细的临床检查发现韧带损伤率约为14%，并继续在同一麻醉下进行一期韧带修复治疗。他们注意到采用这种方法治疗的韧带损伤患者康复时间较长且结果相对较差（4例患者中的3例患者有较差或勉强能接受的治疗效果）[68]。在股骨远端骨折中，使用MRI检查比单独使用临床检查具有更高的损伤检出率，但在浮膝损伤的检查中MRI尚未得到充分的研究[69]。

Liu等[70]在骨折固定后立即对所有的浮膝损伤患者进行关节镜检查和临床检查。在37例病例中，他们发现关节内损伤的发生率非常高：14例（37.8%）发现内侧半月板撕裂，11例（29.7%）发现外侧半月板撕裂。前交叉韧带（ACL）损伤21例（56.8%），其中完全损伤6例，不完全损伤15例。3例（8.1%）患者出现后交叉韧带（PCL）撕裂，包括1例完全损伤和2例不完全损伤。内翻和外翻应力测试显示10例（27.0%）和7例（18.9%）患者分别出现内侧和外侧侧副韧带（MCL和LCL）松弛。Lachman试验在8例（21.6%）患者中呈阳性。3例（8.1%）后抽屉试验阳性。

虽然Liu的方法在诊断韧带损伤方面无疑是最准确的，但即刻关节镜检查作为临床工具的实用性仍然存在疑问。这种方法可能会导致过度治疗及相关的无症状病例受到伤害。而在骨折固定结束时进行细致的临床检查就足够了。

九、评估预后的因素

鉴于损伤的复杂性，预后很难评估。骨折分型反映了损伤的程度，伴随的头部损伤，更重要的是合并的胸或腹部损伤、脊柱损伤、血管损伤和软组织损伤将对预后产生严重的影响，开放性损伤、延迟就诊、固定方式、关节原来的疾病和团队的专业知识也将对预后产生影响。

骨折类型对预后有影响，Fraser Ⅱ 型骨折的预后比 Fraser Ⅰ 型骨折差。越靠近膝关节的骨折似乎预后越差，骨折的严重 / 粉碎程度和关节内受累也提示着预后较差；最差的预后与 Ⅱc 型骨折中的双侧膝关节受累相关[13, 53, 71]。

在几乎所有回顾性病例中，无论是孤立的股骨或胫骨骨折，还是浮膝损伤，开放性骨折均与感染、延迟愈合、骨不连和截肢相关。它们还与功能恢复延迟及 Karlström 和 Olerud 评分较低有关。已经注意到，浮膝损伤的所有这些并发症的发生率都高于单一骨骨折。

韧带或半月板损伤对预后的影响很难量化。那些关节内病理学（见上文）的研究在这些损伤的处理上也非常积极。因此，延迟康复是治疗方案的一部分，尽管这会导致早期功能不佳，但对长期预后的影响不一定差。当然，韧带损伤会影响预后，但如何处理合并的韧带损伤仍然有争议，最佳的诊断和治疗标准仍有待阐明。

血管损伤和挤压伤的预后特别差，截肢率高达 27%[7, 8, 51, 59, 60]。

在对 89 例患者进行的多因素分析中，Hee 等[14] 发现年龄、吸烟年限、粉碎性骨折、节段性骨折、开放性损伤和损伤严重程度评分是预后的独立危险因素。他们根据这些标准得出了预后评分（表 17-5）。不幸的是，这从来都不是前瞻性的验证。

表 17-5 **Hee 等的预后评分**

预测因素 / 变量	分 数
年龄（岁）	
46 岁及以下	1
47—60 岁	2
61 岁及以上	3
烟龄	
0 年	1
1～10 年	2
11～21 年	3
22 年及以上	4
损伤严重程度评分	
36 岁及以下	1
36 岁以上	2
开放性 / 闭合性骨折	
闭合	1
1/2 型开放性骨折	2
3 型开放性骨折	3
节段性骨折	
无	1
1 个或以上	2
粉碎性骨折	
无	1
1 个及以上	2

十、病例 1

一名 36 岁的男性机动车司机在与另一辆车相撞后入院。他在现场评估中格拉斯哥昏迷评分 7 分，并立即在救护车上进行了插管。到达急诊室时，他接受了高级创伤生命支持（ALTS）和大出血诊疗方案。患者在 30min 内接受了创伤 CT 检查。损伤包括右侧浮膝合并 Ⅱ 型开放性股骨骨折、ⅢB 型胫骨开放性骨折、右前臂闭合性骨折和左侧 Pilon 骨折（图 17-3 至图 17-7）。患者足部血管充盈，救护车人员称，足部在现场未受到损伤。

患者入院后紧急行清创手术治疗。考虑到患者的一般情况，行损伤控制手术。其中股骨选择用顺行髓内钉固定，Hoffa 骨折用螺钉固定，胫骨用临时外固定架固定。在手术结束时，胫骨有 15cm 的骨缺损，其他部位骨折均用简单的夹板治疗。

患者在 ICU 连夜复苏，第二日晨血流动力学恢复正常。患者拒绝截肢，48h 后完成了前臂和左侧 Pilon 骨折的最终固定，胫骨骨折采用临时髓内钉固定，同时行游离皮瓣覆盖小腿创面（图 17-8 至图 17-10）。

约 2 个月后，患者软组织条件允许时，胫骨髓内钉更换为细钢丝支架，进行腓骨-胫骨搬运。14 个月后，患者因感染接受了几次清创手术，最终愈合（图 17-10），不幸的是，患者小腿肌肉严重缺失，根据 Karlström 和 Olerud 的标准，他的功能结果很差，并且持续疼痛，需要挂拐且长期残疾。

十一、病例 2

这位 27 岁的男士在摩托车事故中以约每小时 60 英里（96.56km）的速度相撞。患者左侧股骨中段闭合性骨折、左侧胫骨 Ⅱa 型开放性骨折（图 17-11 和图 17-12），同时合并开书样骨盆骨折和脾破裂。

患者入院时，心率 140/min、血压 85/50mmHg、血红蛋白 85g/L，血乳酸 9.2mmol/L，伴腹胀，随后行急诊 CT。

患者腿部损伤行抗生素、破伤风、夹板和牵引治疗，骨盆损伤用外固定架治疗。患者入院后紧急行脾切除术，手术在入院后 90min 内完成。脾切除术后，患者左侧胫骨开放性骨折行清创治疗，由于生理状况仍然不稳定，没有行进一步的

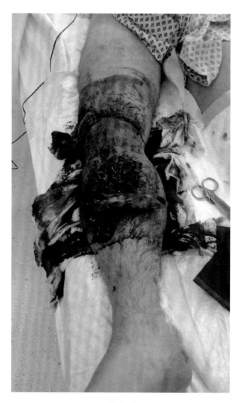

▲ 图 17-3　开放性损伤的临床图像

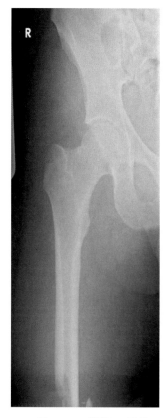

▲ 图 17-4　髋部 X 线片

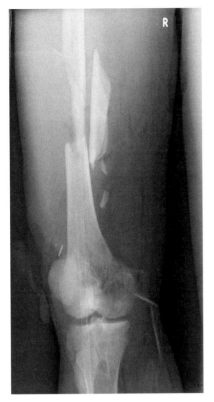

▲ 图 17-5 股骨 X 线片

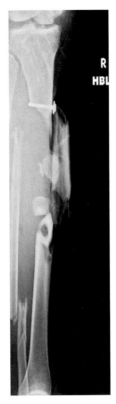

▲ 图 17-6 胫骨侧位 X 线片

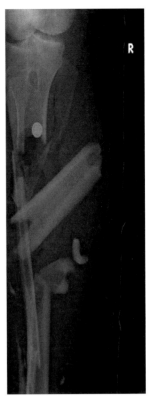

▲ 图 17-7 胫骨前后位（AP）X 线片

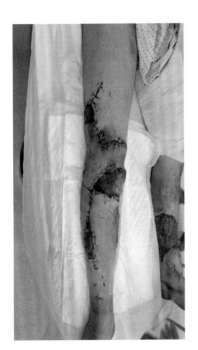

▲ 图 17-8 皮肤覆盖范围

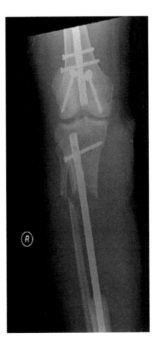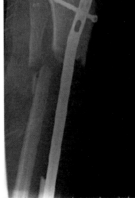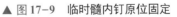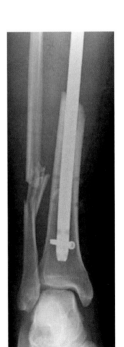

▲ 图 17-9 临时髓内钉原位固定

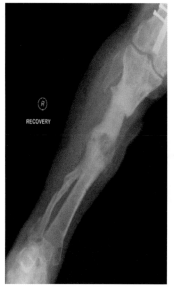
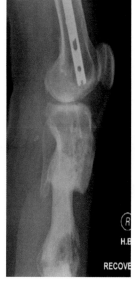
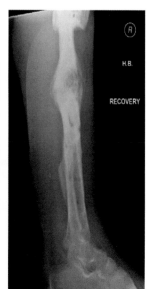

▲ 图 17-10　最终结果

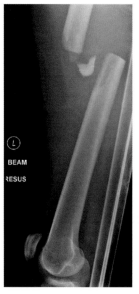
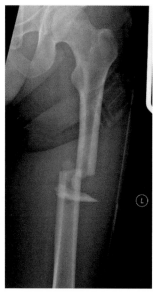

▲ 图 17-11　股骨骨折

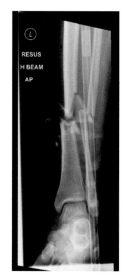
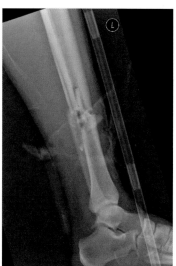

▲ 图 17-12　胫骨骨折

手术，术后患者在重症监护病房过夜复苏。

第二日晨，患者血乳酸为 2.1mmol/L，心率和血压也恢复正常。随后患者接受了骨折的确定性手术治疗，胫骨骨折清创、顺行髓内钉固定，伤口一期闭合。股骨行逆行髓内钉固定，骨盆骨折行耻骨联合前路钢板固定。几乎所有的骨折都进行了固定。

患者骨盆和股骨骨折顺利愈合，胫骨骨折在术后 3 个月仍没有愈合的迹象。随后胫骨予更换髓内钉，伤后 12 个月骨折愈合（图 17-13 和图 17-14）。根据 Karlström 和 Olerud 标准，患者预后很好，疼痛很轻，运动能力有所下降，无肢体畸形或活动范围的缩小。

十二、小结

浮膝损伤是一种罕见的由高能暴力机制造成

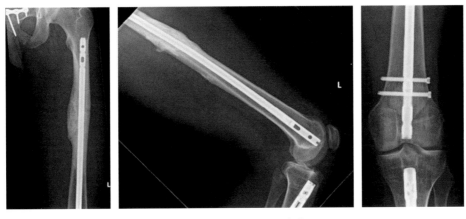

▲ 图 17-13 股骨骨折愈合

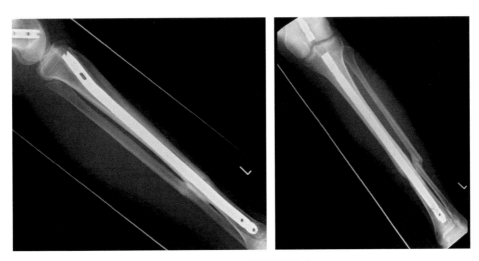

▲ 图 17-14 胫骨骨折愈合

的损伤。患者往往为多发伤伴软组织的破坏。闭合性中段骨折的预后良好，而开放性骨折或关节内受累时预后差。早期手术固定胫骨和股骨的效果最佳。

参考文献

[1] Blake R, McBryde A Jr. The floating knee: ipsilateral fractures of the tibia and femur. South Med J. 1975;68(1):13-6.

[2] Hayes JT. Multiple fractures in the same extremity: some problems in their management. Surg Clin North Am. 1961;41:1379-88.

[3] Gillquist J, et al. Multiple fractures of a single leg. A therapeutic problem. Acta Chir Scand. 1973;139(2):167-72.

[4] Paul GR, Sawka MW, Whitelaw GP. Fractures of the ipsilateral femur and tibia: emphasis on intraarticular and soft tissue injury. J Orthop Trauma. 1990;4(3):309-14.

[5] Vallier HA, Dolenc AJ, Moore TA. Early appropriate care: a protocol to standardize resuscitation assessment and to expedite fracture care reduces hospital stay and enhances revenue. J Orthop Trauma. 2016;30(6):306-11.

[6] Fraser RD, Hunter GA, Waddell JP. Ipsilateral fracture of the femur and tibia. J Bone Joint Surg Br. 1978;60-B(4):510-5.

[7] Adamson GJ, et al. Type II floating knee: ipsilateral femoral and tibial fractures with intraarticular extension into the knee joint. J Orthop Trauma. 1992;6(3):333-9.

[8] Feron JM, et al. Traumatic floating knee: a review of a multi-centric series of 172 cases in adult. Open Orthop J. 2015;M11(Suppl 1):356-60.

[9] Rethnam U, Yesupalan RS, Nair R. The floating knee: epidemiology, prognostic indicators & outcome following surgical management. J Trauma Manag Outcomes. 2007; 1(1):2.

[10] Court-Brown CM, Caesar B. Epidemiology of adult fractures: a review. Injury. 2006;37(8):691-7.

[11] Veith RG, Winquist RA, Hansen ST Jr. Ipsilateral fractures of the femur and tibia. A report of fiftyseven consecutive cases. J Bone Joint Surg Am. 1984;66(7):991-1002.

[12] van Raay JJ, Raaymakers EL, Dupree HW. Knee ligament injuries combined with ipsilateral tibial and femoral diaphyseal fractures: the "floating knee". Arch Orthop Trauma Surg. 1991;110(2):75-7.

[13] Kao FC, et al. Floating knee injuries: a high complication rate. Orthopedics. 2010;33(1):14.

[14] Hee HT, et al. Predictors of outcome of floating knee injuries in adults: 89 patients followed for 2-12 years. Acta Orthop Scand. 2001;72(4):385-94.

[15] Yokoyama K, et al. Evaluation of functional outcome of the floating knee injury using multivariate analysis. Arch Orthop Trauma Surg. 2002;122(8):432-5.

[16] Copes WS, et al. The injury severity score revisited. J Trauma. 1988;28(1):69-77.

[17] Ran T, et al. Floating knee: a modified Fraser's classification and the results of a series of 28 cases. Injury. 2013; 44(8): 1033-42.

[18] Bansal VP, et al. The floating knee. 40 cases of ipsilateral fractures of the femur and the tibia. Int Orthop. 1984; 8(3): 183-7.

[19] Karlstrom G, Olerud S. Ipsilateral fracture of the femur and tibia. J Bone Joint Surg Am. 1977;59(2):240-3.

[20] Moran CG, Forward DP. The early management of patients with multiple injuries: an evidence-based, practical guide for the orthopaedic surgeon. J Bone Joint Surg Br. 2012; 94(4): 446-53.

[21] Collaborators C-T, et al. Effects of tranexamic acid on death, vascular occlusive events, and blood transfusion in trauma patients with significant haemorrhage (CRASH-2): a randomised, placebo-controlled trial. Lancet. 2010; 376 (9734): 23-32.

[22] Listed., N.A. Standards for trauma: 4: the management of severe open lower limb fractures, 2009. 2009; Available from: http://www.boa.ac.uk/LIB/LIBPUB/Documents/ BOAST 4 The Management of Sever Open Lower Limb Fractures.pdf.

[23] Mathews JA, et al. Single-stage orthoplastic reconstruction of Gustilo-Anderson grade Ⅲ open tibial fractures greatly reduces infection rates. Injury. 2015;46(11):2263-6.

[24] Lefaivre KA, et al. Prediction of pulmonary morbidity and mortality in patients with femur fracture. J Trauma. 2010;69(6):1527-35. Discussion 1535-6

[25] Pape HC, Giannoudis P, Krettek C. The timing of fracture treatment in polytrauma patients: relevance of damage control orthopedic surgery. Am J Surg. 2002;183(6):622-9.

[26] Scannell BP, et al. Skeletal traction versus external fixation in the initial temporization of femoral shaft fractures in severely injured patients. J Trauma. 2010;68(3):633-40.

[27] Noumi T, et al. Intramedullary nailing for open fractures of the femoral shaft: evaluation of contributing factors on deep infection and nonunion using multivariate analysis. Injury. 2005; 36(9):1085-93.

[28] Nowotarski PJ, et al. Conversion of external fixation to intramedullary nailing for fractures of the shaft of the femur in multiply injured patients. J Bone Joint Surg Am. 2000;82(6):781-8.

[29] Munoz Vives J, et al. The floating knee: a review on ipsilateral femoral and tibial fractures. EFORT Open Rev. 2016; 1(11):375-82.

[30] Ratliff AH. Fractures of the shaft of the femur and tibia in the same limb. Proc R Soc Med. 1968;61(9):906-8.

[31] Hojer H, Gillquist J, Liljedahl SO. Combined fractures of the femoral and tibial shafts in the same limb. Injury. 1977; 8(3): 206-12.

[32] Bhandari M, et al. Operative management of lower extremity fractures in patients with head injuries. Clin Orthop Relat Res. 2003;407:187-98.

[33] Lefaivre KA, et al. Long-term follow-up of tibial shaft fractures treated with intramedullary nailing. J Orthop Trauma. 2008;22(8):525-9.

[34] Anastopoulos G, et al. Ipsilateral fractures of the femur and tibia. Injury. 1992;23(7):439-41.

[35] Court-Brown CM, Keating JF, McQueen MM. Infection after intramedullary nailing of the tibia. Incidence and protocol for management. J Bone Joint Surg Br. 1992; 74(5): 770-4.

[36] Antich-Adrover P, et al. External fixation and secondary intramedullary nailing of open tibial fractures. A randomised, prospective trial. J Bone Joint Surg Br. 1997; 79(3): 433-7.

[37] Della Rocca GJ, Crist BD. External fixation versus conversion to intramedullary nailing for definitive management of closed fractures of the femoral and tibial shaft. J Am Acad Orthop Surg. 2006;14(10 Spec):S131-5.

[38] Ostrum RF. Treatment of floating knee injuries through a single percutaneous approach. Clin Orthop Relat Res. 2000; 375: 43-50.

[39] Ostrum RF, et al. Ipsilateral proximal femur and shaft fractures treated with hip screws and a reamed retrograde intramedullary nail. Clin Orthop Relat Res. 2014; 472(9): 2751-8.

[40] Lundy DW, Johnson KD. "Floating knee" injuries: ipsilateral fractures of the femur and tibia. J Am Acad Orthop Surg. 2001;9(4):238-45.

[41] Sarmiento A, Latta LL. Randomized trial of reamed and unreamed intramedullary nailing of tibial shaft fractures. J Bone Joint Surg Am. 2009;91(5):1274. Author reply 1274-5.

[42] Ahmad N, et al. Efficacy and safety of interlocked intramedullary nailing for open fracture shaft of tibia. J Ayub Med Coll Abbottabad. 2016;28(2):341-4.

[43] Tigani D, et al. A comparison between delayed and immediate intramedullary nailing in the treatment of comminuted and open fractures (grade 1) of the tibia. Ital J

Orthop Traumatol. 1989;15(1):25-31.

[44] Tornetta P 3rd, Tiburzi D. Antegrade or retrograde reamed femoral nailing. A prospective, randomised trial. J Bone Joint Surg Br. 2000;82(5):652-4.

[45] Ostrum RF, et al. Prospective comparison of retrograde and antegrade femoral intramedullary nailing. J Orthop Trauma. 2000; 14(7):496-501.

[46] Ricci WM, et al. Retrograde versus antegrade nailing of femoral shaft fractures. J Orthop Trauma. 2001;15(3):161-9.

[47] Dahmani O, et al. The intramedullary nailing using a single knee incision for treatment of extraarticular floating knee (nine cases). J Emerg Trauma Shock. 2014;7(4):322-6.

[48] Rethnam U. Single incision nailing of the floating knee-do we ignore the knee ligaments? Int Orthop. 2006;30(4):311.

[49] Tan JS, et al. Treatment of floating knee injuries with interlocked intramedullary nailing through a single incision. Zhongguo Gu Shang. 2008;21(7):544-6.

[50] Rios JA, et al. Floating knee injuries treated with single-incision technique versus traditional antegrade femur fixation: a comparative study. Am J Orthop (Belle Mead NJ). 2004;33(9):468-72.

[51] Gregory P, et al. Ipsilateral fractures of the femur and tibia: treatment with retrograde femoral nailing and unreamed tibial nailing. J Orthop Trauma. 1996;10(5):309-16.

[52] Oh CW, et al. Management of ipsilateral femoral and tibial fractures. Int Orthop. 2005;29(4):245-50.

[53] Nouraei MH, et al. Floating knee injuries: results of treatment and outcomes. J Res Med Sci. 2013;18(12):1087-91.

[54] Seyhan M, Unay K, Sener N. Intramedullary nailing versus percutaneous locked plating of distal extraarticular tibial fractures: a retrospective study. Eur J Orthop Surg Traumatol. 2013;23(5):595-601.

[55] Hoffmann MF, et al. Clinical outcomes of locked plating of distal femoral fractures in a retrospective cohort. J Orthop Surg Res. 2013;8:43.

[56] Hoskins W, et al. Nails or plates for fracture of the distal femur? Data from the Victoria Orthopaedic trauma outcomes registry. Bone Joint J. 2016;98-B(6):846-50.

[57] Elmrini A, et al. Ipsilateral fractures of tibia and femur or floating knee. Int Orthop. 2006;30(5):325-8.

[58] Connolly JF, Shindell R. Open fractures of the ipsilateral femur and tibia-"the floating knee". Nebr Med J. 1984; 69(3): 72-5.

[59] Dwyer AJ, et al. Floating knee injuries: long-term results of four treatment methods. Int Orthop. 2005;29(5):314-8.

[60] Hung SH, et al. Concomitant fractures of the ipsilateral femur and tibia with intra-articular extension into the knee joint. J Trauma. 2000;48(3):547-51.

[61] Jain A, Aggarwal P, Pankaj A. Concomitant ipsilateral proximal tibia and femoral Hoffa fractures. Acta Orthop Traumatol Turc. 2014;48(4):383-7.

[62] Zhang Y, et al. Treatment of complicated tibial plateau fractures with dual plating via a 2-incision technique. Orthopedics. 2012;35(3):e359-64.

[63] Kandemir U, Maclean J. Surgical approaches for tibial plateau fractures. J Knee Surg. 2014;27(1):21-9.

[64] Masquelet AC, Begue T. The concept of induced membrane for reconstruction of long bone defects. Orthop Clin North Am. 2010;41(1):27-37.

[65] Giannoudis PV, et al. Masquelet technique for the treatment of bone defects: tips-tricks and future directions. Injury. 2011; 42(6): 591-8.

[66] Paley D, Maar DC. Ilizarov bone transport treatment for tibial defects. J Orthop Trauma. 2000;14(2):76-85.

[67] Emami Meybodi MK, et al. Concomitant ligamentous and meniscal knee injuries in femoral shaft fracture. J Orthop Traumatol. 2014;15(1):35-9.

[68] Rethnam U, Yesupalan RS, Nair R. Impact of associated injuries in the floating knee: a retrospective study. BMC Musculoskelet Disord. 2009;10:7.

[69] Dickson KF, et al. Magnetic resonance imaging of the knee after ipsilateral femur fracture. J Orthop Trauma. 2002; 16(8): 567-71.

[70] Liu Y, et al. Concomitant ligamentous and meniscal injuries in floating knee. Int J Clin Exp Med. 2015;8(1):1168-72.

[71] Hegazy AM. Surgical management of ipsilateral fracture of the femur and tibia in adults (the floating knee): postoperative clinical, radiological, and functional outcomes. Clin Orthop Surg. 2011;3(2):133-9.

第 18 章

膝关节周围感染性骨不连

Infected Nonunions Around the Knee

Jamie Ferguson　Mario Morgenstern　David Stubbs　Martin McNally　**著**

张利锋　**译**

一、问题评估

(一)概述

研究表明,与未感染[1, 2]的骨折相比,植入物感染的治疗成本明显更高,且骨折愈合时间延长,患肢功能恢复差,造成巨大的社会经济负担[3]。开放性骨折后感染的患者预后较差,不太可能恢复到损伤前的肢体功能[4]。不正确的治疗可能会对病人产生灾难性的影响。尤其是在膝关节周围骨折时,感染会带来患肢僵硬、力线丢失和关节软骨损伤等一系列更具挑战性的问题。

感染性骨不连是指当骨折部位发生感染时,感染会阻碍骨折端进一步愈合,一般需要治疗感染后才能使骨折愈合[5, 6]。与无菌性骨不连接相比,诊断的标准出现的更早,特别是当感染伴有严重不稳定或大段骨缺损时[7]。最近发表的一项

国际专家组对骨折相关感染的共识指出,当四项确诊标准中至少符合一项时,才能表明存在感染[6](表 18-1)。可疑标准的存在则需要进一步的调查,以寻找确诊标准。

(二)感染性骨不连的危险因素及流行病学研究

如表 18-2 所示,有以下几个因素容易导致感染性骨不连。全身危险因素包括损伤免疫系统的基础疾病。局部因素包括损伤严重程度、软组织完整性、骨质量和微生物毒力等。最后还有手术因素,不合适的手术决策也可能造成不良影响。

骨折相关感染在非手术治疗的闭合性骨折中是罕见的。经手术治疗的闭合性骨折的感染率为 1%~2%[8]。开放性骨折的感染率与软组织

表 18-1　骨折相关感染(fracture-related infection,FRI)[6] 的防治共识。至少有一个确诊标准存在才能表明 FRI。可疑标准的存在需要进一步的调查,以寻找确诊标准

确诊标准	可疑标准
窦道	感染的临床体征(局部和全身)
骨外露或内植物外露	放射学和(或)核素显像
骨折部位流脓	新发关节积液
至少 2 个不同深度的组织中培养出同一细菌	血清炎症指标升高
在组织病理学分析中可见的微生物	持续性伤口渗出
组织学上每高倍镜视野(400×)存在 > 5 个中性粒细胞	通过单个深层组织 / 植入标本培养出致病性微生物

表 18-2　感染性骨不连的危险因素

全身因素	局部因素	手术因素
营养不良	开放性骨折	缺乏坚强固定
吸烟	软组织缺乏覆盖	清创不充分
药物滥用	骨储备差	过度的软组织剥离
类固醇使用	・高能量骨折类型 　– 粉碎性骨折 　– 骨缺损	・不合适的手术入路 ・不恰当的手术时机 ・过度固定
血管功能不全	骨质疏松症	延迟软组织覆盖
免疫力低下	微生物	骨折复位对线不良
代谢紊乱	・毒力 ・耐药性	

摘自 Lammens 等[7]

损伤的严重程度有关[9]，Gustilo-Anderson Ⅰ 型开放性骨折的感染率为 0%～2%，Ⅱ 型的感染率为 2%～10%，Ⅲ 型的感染率为 10%～50%[10]。开放性胫骨骨折尤其容易感染，感染率是其他同级别损伤骨折的 2 倍[11]。其他危险因素包括筋膜室综合征史、病理性骨折或既往局部放疗史。既往无菌性骨不连手术的感染风险是急性期骨折复位手术的 2 倍[12, 13]。长时间使用负压吸引辅助装置和延迟软组织覆盖在开放性骨折伤口中有较高的深部感染率[14, 15]。

在发达国家，接受骨折内固定手术的患者，其人口统计学数据已经发生了变化。伴有基础疾病的老年人群，如免疫力低下和骨质疏松，导致感染性骨不连的风险增加[16, 17]。

（三）患者因素

患者的基础疾病数量越多，感染风险越高，预后越差。如果存在一种或两种基础疾病，开放性骨折感染风险几乎增加 3 倍，当存在 3 种或 3 种以上基础疾病时，开放性骨折感染风险几乎增加 6 倍[18]。

在 LEAP（下肢评估项目）研究中发现，在开放性胫骨骨折中，吸烟可使发生感染的风险增加 1 倍以上，延长愈合时间，并增加 3.7 倍发生

骨髓炎的风险[19]。

在免疫功能低下的患者中，更多的是由惰性微生物引起的感染，感染的临床表现可能是不典型的，导致延误诊断。

（四）骨折相关感染的病理生理学研究

骨折会对骨折周围的软组织造成损伤，随着能量从肢体传导，会有不同程度的骨膜剥离。在手术进行骨折复位时，软组织的剥离可能会使损伤进一步加重（图 18-1）。在骨折愈合的过程中，由软组织剥离造成的死骨会被移行替代。当感染发生时，这些死骨将会成为感染灶。

微生物可以通过被称为黏附素的特殊因子黏附在死骨、植入物或血供不良的软组织上，在生长期一个接一个的黏附，并形成生物膜。生物膜是一个复杂的自我生产的聚合物，由多糖、蛋白质和 DNA 组成[20]。这种早期的生物膜可以迅速成熟，并通过限制抗菌药作用和宿主的免疫反应而更有抵抗力[21]。

这些微生物能够通过一种被称为群体感应的过程相互发送信号，这种过程可以改变微生物的行为，以促进生物膜的成熟。生物膜中所包含的微生物进入缓慢生长或休眠状态，使它们对免疫系统或抗菌药的耐药性是正常微生物的 1000

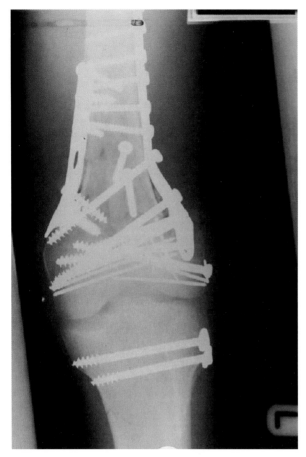

▲ 图 18-1　用 ORIF 治疗的股骨远端骨折。骨折粉碎，应用了内侧和外侧钢板进行固定，这导致广泛的软组织剥离

倍[22, 23]。已经形成生物膜的微生物可以通过释放浮游微生物刺激周围组织的炎症扩散[21]，进而诱导白细胞释放细胞因子，如肿瘤坏死因子（TNF-α），白介素 1 和白介素 6，通过 NF-kB 通路的受体激活引起破骨细胞活性的上调，导致骨溶解和内植物的松动[24]。

异物的存在，如植入物，显著增加了感染的易感性。这已经在人类和动物模型中得到证实，其中皮下存在的植入物使导致脓肿形成所需的金黄色葡萄球菌的数量减少了 10 万倍以上[25, 26]。此外，有一些证据表明，金属植入物的存在也可能抑制粒细胞和浆细胞的功能及 T 细胞的活化[27]。

这种微生物感染可发生在损伤时（如开放性骨折）、手术固定过程中或术后伤口愈合不良、延迟闭合伤口等情况[8]。

（五）感染持续时间

骨折相关感染根据从手术固定到感染症状出现的时间分为早期（＜2 周时间）、延期（3～10 周时间）和晚期（＞10 周时间）感染（表 18-3）[28]。事实上，这些时间不是绝对的，但它们确实强调了感染存在的一个过程，此外，这个过程持续的时间越长，骨溶解、死骨形成和不稳定的风险越大。

病原体对骨折愈合局部生物环境的影响主要有以下几方面：微生物的毒力、感染的持续时间和患者免疫功能的完整性。毒力强的微生物，如金黄色葡萄球菌，更有可能引起早期感染，并引发强烈的炎症反应，可迅速导致骨溶解、软组织损伤、内植物松动，并抑制骨折愈合。相比之下，一些毒力低的微生物，如表皮葡萄球菌，可能只会导致轻微的炎症反应，导致感染的迹象不那么明显。在这种情况下，通常会导致感染的延误诊断，因为感染症状通常是不典型的，使得炎症在治疗前持续的时间更长。微生物形成的生物膜可定植在手术部位或者内植物上，导致内植物松动或骨折不愈合。任何表现为疼痛性不愈合和放射学表现为进行性骨溶解的病例都应考虑感染[7]。

二、术前规划

（一）诊断

感染性骨不连可能有两种方式，第一种，由于不正确地使用抗生素使得一些早期感染被忽略，进而发展成感染性骨不连。第二种，感染是由低毒力微生物引起，在这种情况下，可能没有典型症状，如窦道形成或全身症状。最常见的情况是，患者可能会出现非特异性疼痛或局部肿胀。由于这些类型的微生物毒力弱，血液指标无法提供参考价值，炎症标志物常常提示假阴性。通常只有当出现骨折不愈合或植入物逐渐松动或疲劳失效的迹象时，才会高度怀疑发生了感染。

对于有些植入物，如逆行股骨髓内钉，如果

表 18-3　手术后不同时期骨折相关感染的临床表现和治疗方案的差异

术后出现感染的时间	临床特征	可能的病原体	治疗方案
＜ 2 周	• 伤口渗液 • 发热 • 局部红肿 • 疼痛	强毒性微生物 • 金黄色葡萄球菌 • A 组链球菌 • 革兰阴性杆菌	需要早期干预 • 手术清创和内植物保留 • 确保良好的软组织覆盖 • 术中取样培养指导使用抗生素
3～10 周	缺少典型的症状 • 疼痛 • 肿胀 • 红	低毒性微生物 • 凝固酶阴性的表皮葡萄球菌 • 皮肤菌群	如果内植物稳定： • 清创术 • 内植物保留可能 • 软组织重建 • 微生物培养引导下的抗生素治疗 如果内植物松动： • 考虑更换内固定或移除内固定后使用外固定 • 考虑局部使用抗生素 • 软组织重建 • 微生物培养指导抗生素治疗
＞ 10 周	(a) 慢性 • 疼痛 • 不稳定 • 窦道形成 • 伤口破裂 (b) 血源性（罕见） • 上述急性症状	多种微生物和耐药微生物更常见的 • 金黄色葡萄球菌 • 大肠埃希菌	如果骨不连合并临床感染： • 清创术，内植物置换 / 移除 • 软组织重建 • 抗生素治疗 如果骨不连没有感染迹象： • 术中无菌部位取样 • 交换内植物 • 抗生素治疗直到样本排除感染 如合并临床感染： • 清创术并移除内植物 • 软组织重建 • 抗生素治疗

感染随植入物进入关节腔，就有发生关节内感染的风险。在这种情况下需要诊断性关节腔穿刺和及时的膝关节冲洗。

（二）临床表现

感染性骨不连的诊断可能是明显的。伤口破裂或持续渗出，合并骨折不愈合，即可确诊感染性骨不连。在感染存在的情况下，骨骼可能会发展成一种骨痂肥大的愈合模式，骨折端僵硬。在某些情况下，诊断可能是有争议的。如果膝关节周围骨折没有愈合，在感染被排除之前，都应该考虑感染的可能。延误诊断也可能是由于抗生素的不当使用，掩盖了更多明显的临床症状[29]。

（三）实验室检查

骨折手术复位后，白细胞计数、C 反应蛋白（C-reactive protein，CRP）和红细胞沉降率（erythrocyte sedimentation rate，ESR）很可能升高。在正常情况下，CRP 应在 1～2 周内恢复正常。如果这些血液标志物在这个时间段内仍然很高，那么就应该考虑感染，特别是在存在以上临床体征时。然而，这些检测对感染的诊断都不具备敏感性和特异性，特别是当微生物毒力低时。即使是窦道持续的渗出，血液学指标也可能是正常的[8]。

由于血培养的敏感性较差，血培养通常对诊

断没有帮助。然而，如果患者发热，应在进行抗生素治疗前进行血培养，这可能是获得产生致病微生物培养样本的唯一机会[30]。

（四）影像学检查

1. **X 线片**　连续的 X 线片摄影可呈现骨折术后愈合或不愈合的过程。提示内植物松动的迹象包括骨折移位或螺钉断裂。骨膜新骨的形成是一个骨愈合良好的指标，表明骨的再血管化良好。如果骨折内固定术几个月后都没有出现骨膜下新生骨，这表明死骨的形成。

受伤后，停用受伤的肢体会使骨量减少。相比之下，游离骨不能进行重塑，因此将保持在损伤前的密度。与周围正常骨组织相比，表现得相对"硬化"。死骨块将保持锐利的边缘，不会出现骨折线模糊的状态。虽然这些临床表现不具备特异性，但在 X 线片上进展的骨折线边缘的透亮线还是高度提示感染的可能（图 18-2C 和 D）。

2. **超声检查**　超声检查有助于识别提示感染植入物周围的液体积聚或关节积液。超声波也可以指导穿刺引流进行微生物培养。然而，积液的存在并不一定意味着感染，因为反应性无菌性膝关节积液也可发生在内植物附近。

3. **计算机断层扫描**　CT 有助于确定内植物是否松动和骨折是否愈合。它还可以帮助制订手术计划，特别有助于识别 X 线片上不容易发现的小块的游离骨。CT 成像也可以帮助识别具备活力的皮质骨，可以看到它上面有新的骨膜成骨形成。CT 对软组织和窦道的成像较差。金属内植物的存在会降低图像质量，与不锈钢相比，钛金属造成的影响较小[12]。金属伪影还原序列（MARS）将植入物的轴线与 CT 机对齐并使用窄准直法进行扫描，可以在一定程度上限制这种情况[31]。

4. **磁共振成像**　MRI 扫描是诊断无金属内植物骨感染的检查方法。它能够显示骨髓炎的范围，显示骨膜下和软组织影像，髓腔脓肿和窦道等。MRI 倾向于夸大感染的范围，因为感染周围的水肿也表现为高信号。此外，虽然游离骨块可以被清楚显像，但无法区分有活性的皮质骨和死骨，而且，MRI 不能很好地区分感染性骨不连和无菌性骨不连。金属内植物的伪影干扰使 MRI 检查的诊断作用受限。

5. **核素显像**　虽然有各种不同的核成像方式可用，但一般来说，它们对感染性骨不连的诊断价值不高。^{67}Ga 或 ^{99}Tc 成像缺乏敏感性，因为它们容易出现由创伤、手术、骨折愈合过程和退行性变引起的假阳性结果。^{111}In 标记的白细胞扫描的准确性可达 90%[32]，但耗时，且只能产生二维成像。

这些类型的放射性核素扫描在排除感染可能性相对较低的患者中有较大的作用。

单光子发射计算机断层扫描（single photon emission computed tomography，SPECT）和正电子发射断层扫描（positron emission tomography，PET）是一种核医学成像技术，使用标记的配体给出代谢活动的三维图像。它们通常与 CT 结合，帮助定位高代谢活动区域的信息，如感染性骨不连。

SPECT 使用 γ 放射性同位素追踪器（如 ^{99}Tc、^{123}I 或 ^{131}I），而 ^{18}F- 脱氧葡萄糖正电子发射断层扫描（FDG-PET）使用放射性标记葡萄糖发射正电子的分子。与放射性标记白细胞扫描相比，它的理论优势是其速度更快（需要一次扫描，而不是 2 天进行两次不同的扫描），且具有较低的辐射暴露。SPECT 和 FDG-PET 均具有较高的诊断准确性，但 FDG-PET 的三维分辨率更为优越，具有清晰的解剖信息。通过了解受感染或死骨的解剖分布来帮助进行术前规划[33]。

（五）微生物学和组织学诊断

微生物学和组织学分析的取样成功是感染治疗的一个重要部分。骨折不愈合部位的微生物培养对诊断感染性不愈合至关重要（详见治疗部

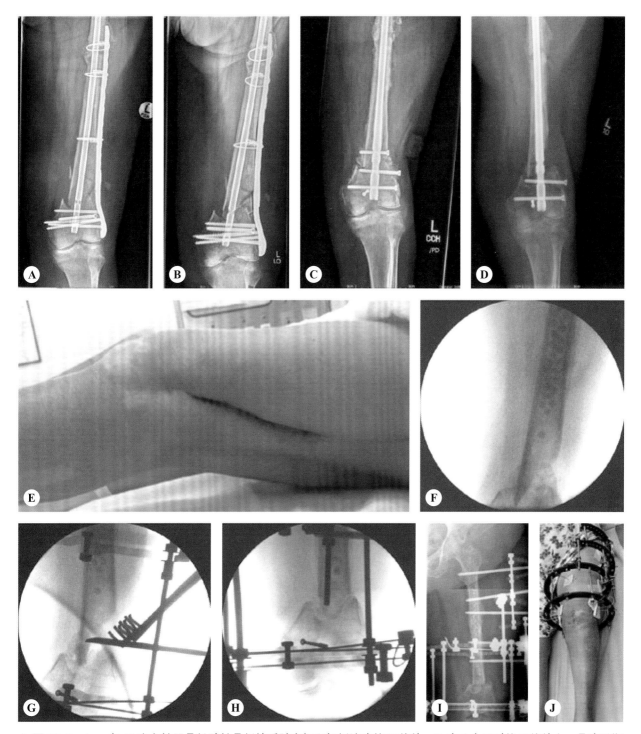

▲ 图 18-2　**A.** 一名 **63** 岁女性股骨粉碎性骨折接受髓内钉和钢板治疗的 **X** 线片；**B.** 在 **4** 个月时的 **X** 线片上，骨痂重塑少，愈合不良，提示骨折周围缺少血管化；**C.** 尽管在 **4** 个月时取出钢板并行髓内钉翻修；**D.** 但仍有进行性骨溶解的证据，在 **6** 个月时，考虑感染可能；**E.** 外侧瘢痕内有窦道形成；**F.** 术中，取出髓内钉，扩髓，扩大螺钉孔，反复进行冲洗，并放入抗生素骨水泥颗粒；**G.** 沿断端切除大约 **4cm** 长骨段直至骨断端出血；**H.** 使用 Ilizarov 外固定架来对骨不连部位进行加压固定；**I.** 术后即刻的 **X** 线片显示在第 **3** 半针下方进行了截骨术，已允许肢体延长；**J.** 应用外固定架后 **3** 周的照片

分），因表皮细菌的存在，可能会对培养结果造成假阳性，应避免使用伤口表面或窦道引流液进行培养。

可以在影像学引导下进行穿刺培养，但术中培养结果更为可靠[34]。

培养样本提供的不当可能会对治疗造成不良影响，可能导致抗生素治疗无效，产生不良后果。如果情况允许，所有抗生素应在取样前至少停止使用 2 周，以使培养样本更加可靠。

（六）感染性骨不连的分型

对感染性骨不连进行分型有助于诊疗规划的制定，Weber 和 Čech 对所有骨不连提出了一种基于断端骨活力的分型系统[35]。A 型、B 型和 C 型被认为是具有活力的，因为在骨不连的两侧都有血管化骨。D 型骨不连的一侧或两侧均为无血管化骨，但没有骨缺损，E 型是一块单独的死骨，F 型和 G 型与骨缺损有关。无活力骨在感染性骨不连中很常见。这种分型强调了识别死骨区域的重要性，必须去除死骨区域以根除感染才能达到骨愈合（图 18-3F 和 G）。

三、感染及重建的治疗方法

（一）治疗的一般原则

1. 治疗感染性骨不连的首要目标[17]。

(1) 实现骨折愈合。

(2) 根除感染或抑制感染，直到骨折愈合。

(3) 实现良好的软组织覆盖。

(4) 骨折愈合后慢性骨髓炎的预防。

(5) 恢复功能。

与急性骨折相关感染相比，越来越多的人认识到，感染性骨不连的治疗需要多学科综合治疗，包括骨科医生、传染病科医生、肌肉骨骼疾病专业的放射科医生和具有管理骨感染专业知识的整形外科医生[36]。

2. 膝关节周围感染性骨不连接的成功治疗取决于以下几个重要原则[37]。

(1) 术前准备

①基础疾病的个体化管理。

②进一步检查以评估有无内科系统疾病及肢体的血管情况。

③与患者及家属充分沟通治疗方案，取得患者及家属理解。

(2) 术中

①符合要求的取样以获取可靠的培养结果及病理结果。

②彻底清创及去除死骨。

③坚强的固定及良好的力线，可以通过内植物保留增加外固定，或内植物去除后更换外固定实现。

④死腔的管理。

⑤局部和全身抗生素的使用。

⑥软组织良好的覆盖。

(3) 术后

①根据培养结果针对性应用抗生素。

②膝关节的早期功能康复。

③密切随访，监测感染复发或其他并发症的迹象。

④骨折畸形愈合，膝关节僵硬，不愈合的二期重建治疗。

（二）膝关节周围感染性骨不连面临的特殊挑战

一般来说，骨骺和干骺端骨折比骨干骨折有更好的愈合潜力，因为有更大的骨接触面积和更好的局部血供，死骨在这些区域较骨干部位也少见。然而，也有一些问题会使膝盖周围的损伤复杂化。

1. 软骨面有损伤的风险，这可能是由最初的损伤，手术或合并的关节感染导致的。必须非常小心保护关节面，尽管在某些情况下这是不可能的，后期可能需要膝关节置换。

2. 膝关节周围相对较小的畸形可导致明显的力线不良，从而导致关节超负荷和关节病变，并

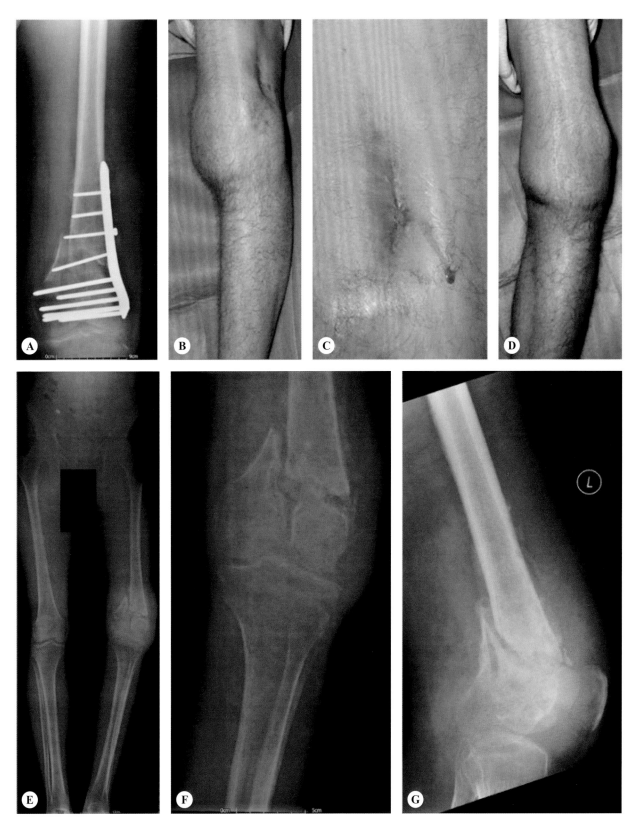

▲ 图 18-3　**A.** **28** 岁患者，股骨远端关节内骨折采用外侧钢板治疗；**B** 和 **C.** 4 个月后出现窦道，钢板被取出，随后进行了连续清创和 **VAC** 负压持续吸引；**D** 和 **E.** 由于钢板取出后稳定性缺失，合并膝内翻；**F** 和 **G.** 且在 **X** 线片上发现了合并的软骨损伤，所有的骨折块上都有新的骨膜形成，表明不连接的骨仍具备活力

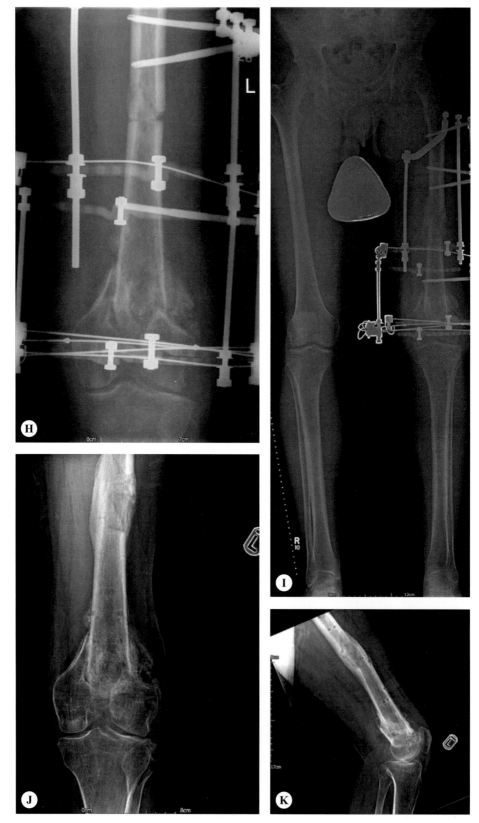

▲ 图 18-3（续） **H.** 在切除死骨后，用 Ilizarov 外固定架固定后的 X 线片，注意股骨干皮质截骨以便于延长；**I.** 在这种关节内骨折不愈合的情况下，应考虑使用初始跨越膝关节到胫骨的 Ilizarov 外固定架，外固定架纠正腿的长度差异和维持正确的力线；**J** 和 **K. 5** 个半月后移除外固定架后的膝关节正位及侧位 X 线片

加速骨折固定的失败。关节内骨不连的最佳治疗方法是绝对稳定和早期活动。移除内固定后可能会破坏关节面的稳定性，这是要面临的一种挑战。此外，单独使用外固定架能否获得足够的稳定性仍存在争议。

3. 由于最初的软组织损伤、随后的手术操作固定周期，持续的内植物不稳定和持续的感染等因素，膝关节周围骨折感染性骨不连容易发生僵硬。在早期由专业的物理治疗师进行指导锻炼可能有助于减轻僵硬的程度。

（三）感染性骨不连的手术时机

感染性骨不连确诊后，通常不需要急诊手术治疗。患者应进行充分的术前准备。尽一切努力发现和治疗妨碍骨折愈合的潜在问题。比如鼓励戒烟，改善营养状况，控制糖尿病，改善肢体血供，这些措施会增加骨折愈合的机会。所有抗生素应在手术前至少 2 周停止使用，以使微生物培养结果更加可靠。

在极少数情况下，患者可能出现严重的脓毒血症，可表现为心动过速、发热和低血压。在这种情况下，重要的是稳定患者的病情，而不是考虑骨不连的治疗。这种情况通常是脓肿或化脓性关节炎导致的。因此，治疗的首要目的是稳定患者生命体征，安排急诊影像学检查和脓肿的引流减压。在开始使用抗生素之前，应进行血培养并在术中留取标本。急诊手术一般不用关闭切口，待患者病情稳定后可再次手术关闭切口。

（四）关于感染性骨不连的手术治疗原则

1. 微生物取样　为了针对性使用抗生素，留取病原微生物标本进行培养十分重要。提高微生物取样准确性的关键在于采集多个未受污染的、有代表性的样本。如果采集样本太少，培养敏感性就会下降。如果采集样本太多，假阳性结果会降低特异性。在我们中心，为了提高培养准确性，我们一般采集 5 个独立的样本进行培养[34]。如果有 2 个独立的深层组织样本培养出表型相同

的微生物且得到组织病理学的证实，则可以诊断为骨折相关感染。由单个深层组织 / 内植物标本培养出致病性微生物仅能提示骨折相关感染的可能，需要进一步的检查来确诊[6]。

取样时需小心操作，避免样本污染造成培养结果不准确。在手术的最开始阶段，单独进行样本的采集。每个样本都应该用一套单独的仪器来采集，且保证不被洗手护士接触，也不与患者的皮肤接触。在样本采集完之前，外科医生应避免将手指放在伤口处，避免使用吸引器。在取样之前，可以使用一个清洁的纱布来将手术区吸干，以便确认适当的取样区域。

任何窦道都应被切除，因为该部位标本的皮肤与表皮相通，可能被污染，对微生物学分析没有帮助。深层组织如脓液、不正常的肉芽组织、失去活性的组织都可以送检。金属内植物上的膜对培养尤其重要。

如果没有微生物培养结果，1～2 个组织病理学标本对感染的诊断也具有一定的价值。为了最大限度地提高培养结果的可靠性，微生物样本采集后应立即送到实验室，如有特殊培养要求，或高度怀疑某种微生物，应及时与实验室进行沟通[38]。经验性抗生素可在取样完成后或在拆除止血带后 10min 内使用[34]。

2. 清创术　成功根除感染主要取决于清创的质量。因此，清创术不用考虑由清创带来的骨缺损及软组织缺损的问题[39]。

为了确保生物膜的去除，任何钢板下的皮质骨表面都应该去除，直到骨面渗血为止。任何螺钉孔都应扩大。如果应用了髓内钉，应取出髓内钉并扩髓以确保清除髓腔内的生物膜，且锁定孔也应当扩孔。为了处理髓腔内的死骨，有时需要进行开窗。术前影像应仔细检查以确定死骨或皮质内脓肿的位置，以帮助制订最佳的手术路径。此外，应避免不必要的正常骨被切除。

评估骨活力的最好方法是观察骨断端的出血

情况。正常骨质显示点状出血，被称为肉豆蔻或红辣椒征。甚至在使用止血带时，也能明显观察到上述现象。死骨通常成脆性，用骨刀凿除时死骨往往会碎裂。这与凿除正常骨形成了鲜明对比，正常骨被骨刀凿除时会形成类似刨木屑时卷曲的情况。

术者应当一次性对所有感染及可疑感染的区域进行有条理的清创，确保每一处都被彻底清创。

所有的金属内植物都应检查其牢固性。用螺丝刀来测试螺丝是否松动。如果内植物松动，则应被拆除。所有的死骨和松动的内植物都应被去除。

在清创术中，清除所有的无活力组织后，对该区域进行冲洗，以减少细菌定植。生理盐水被广泛用于冲洗，其他各种类型的冲洗液也有学者报道。最好避免使用标准浓度的消毒液，因为这一浓度对宿主细胞有害。在我们中心，我们使用0.05%的氯己定溶液，该溶液具有合理的抗菌作用，最小的细胞毒性，可混合生理盐水用于冲洗关节腔。也有学者建议使用醋酸破坏微生物形成的生物膜[40]。冲洗的主要目的是通过稀释效应减少残留细菌的定植。高压冲洗系统，如脉冲灌洗，有可能导致进一步的软组织损伤，一般不推荐使用。

3. 无效腔管理 虽然清创术能显著减少微生物数量并破坏生物膜，但残留的浮游细菌不可避免地会对整个手术部位造成污染[41]。任何骨缺损部位，如螺钉孔、髓内钉取出后的髓腔或大块骨缺损处，都可能伴随着血肿的发生，为病原微生物的繁殖提供适宜的微环境，导致生物膜在此反复形成。单独全身使用抗生素可能无法穿透这些相对无血供的区域[42-44]。保留的金属内植物存在细菌定植和重建成熟生物膜，并再次发生感染的风险。全身性抗生素的剂量受到其对肾脏等器官潜在毒性的限制。相比之下，局部使用抗生素可以显著减少无效腔，提高局部抗生素浓度，通常

可以达到最低抑菌浓度的10～100倍[45, 46]，并且高于生物膜根除的平均浓度。

聚甲基丙烯酸甲酯（PMMA）已被用于治疗感染，做成链珠状或者以占位器形式植入缺损区[47-49]。这种策略可用于考虑进行分期手术的病例中。用含有抗生素的PMMA填充在骨缺损处，一旦感染被根除，在二期重建时再移除PMMA。如果软组织情况较差，在分期手术中使用PMMA可能具有一定的挑战性。分期手术延长了患者重建前的等待时间，在这段时间内，骨的生长会被缺损部位填充的PMMA所阻碍[50]。此外，有学者质疑，一旦抗生素释放完毕，PMMA可能成为继发感染灶[51, 52]，或者PMMA长期释放最低抑菌浓度以下的抗生素，导致多重耐药的发生[41, 53]。一些外科医生仍然提倡在严重感染时多次重复清创，但这有着二重感染的风险。只要进行初次的彻底清创，再次清创的概率并不高[7]。

现在越来越多的学者使用可生物降解的抗生素载体，它允许抗生素局部的高浓度释放，同时载体可以在几周内溶解，因此不需要后期的手术清除（图18-4D）。这种可降解的抗生素载体在治疗感染性骨不连中具有十分重要的作用，特别是保留或更换内植物后，它可以防止微生物在内植物上建立新的生物膜。

动物研究表明，可降解抗生素载体对治疗感染效果显著[54-61]，已有研究证实负载抗生素的陶瓷载体在治疗骨髓炎中取得了良好的效果[62-70]。在关节置换术后感染的翻修手术中，负载抗生素的载体已经积累了大量的临床经验[71]。另一种方法是使用含有抗生素的快速吸收水凝胶作为抗菌涂层（defensive antibacterial coating，DAC），用在骨折内固定装置上预防感染。最近一项涉及253名闭合性骨折患者的多中心临床研究表明，在使用DAC时，术后感染率显著减少[72]。像这样的涂层可能在将来治疗感染性骨不连中有一席之地。

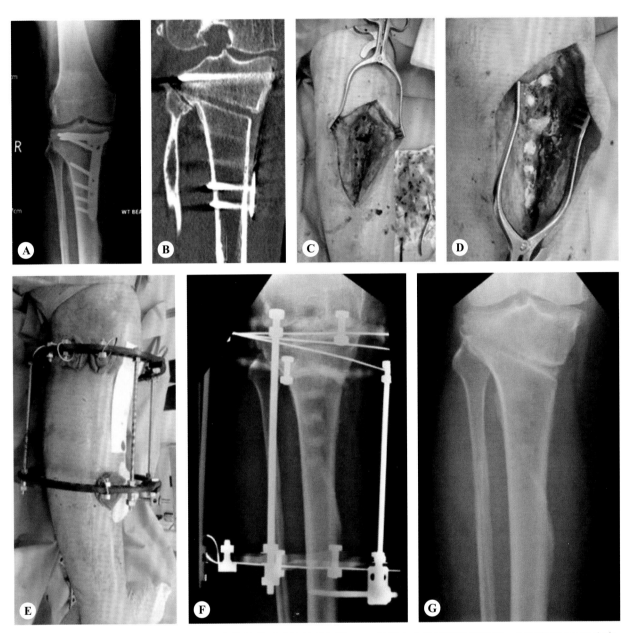

▲ 图 18-4　**A.** 一名 **51** 岁男性，胫骨高位截骨术后感染性骨不连；**B.** 术后 **3** 个月出现明显感染，行清创和 VAC 治疗，在第 **8** 个月时行 CT 检查，诊断感染性骨不连就诊于我们中心；**C.** 取出钢板，将既往截骨部位和螺钉孔清创；**D.** 用负载庆大霉素的生物降解载体填充无效腔；**E** 和 **F.** 使用一个简单的 **Ilizarov** 外固定架固定 **8** 周重建肢体的稳定性，允许患肢的完全负重和膝关节的康复治疗；**G.** 去除钢板并彻底清创，**4** 个月后的 **X** 线片显示骨愈合良好

　　无效腔的消除还可以通过缩短患肢来实现，使用 Ilizarov 外固定架可使患肢的长度恢复（图 18-2）。

　　4. 稳定性　在感染性骨不连的治疗中，一个常见的错误是移除固定的内植物后，未能提供持续足够的稳定性。非自主运动会导致软组织持续损伤、新生血管中断、血肿形成、血液供应减少

和无效腔形成，为细菌的繁殖提供了良好的微环境[1, 27]。

　　稳定性在骨折感染的预防和治疗中十分重要[1]。兔动物模型显示，与稳定组相比，不稳定开放性骨折骨髓炎的发生率更高[73]。如果骨不连周围的血管化较好并保持稳定，即使合并感染，骨不连也有机会骨愈合[74]。Berkes 等报道，彻底

清创保留内植物并使用 6 周的针对性抗生素治疗感染性骨不连，成功率约为 71%（86/123）[1]。在这项研究中，保留髓内钉的病例更容易失败。与钢板相比，髓内钉相对不稳定，可能有一个更大的无效腔，给骨愈合带来更大的难度。

不幸的是，在已确诊的感染性骨不连中，内植物松动或骨不连导致的不稳定十分常见，因此经常需要去除内植物，更换为外固定装置。

（1）外固定：通过外固定治疗感染性骨不连是大多数医学中心的共识。Ilizarov 技术是一种非常有效的治疗方法，可以为感染性骨不连提供良好的稳定性，并解决畸形或腿不等长的问题。

外固定架可以允许早期负重，利于膝关节功能的恢复。

膝关节周围的单边外固定架可能不大合适，因为骨针置于松软的干骺端骨质并不稳定。

同期行外固定与皮瓣转位是安全的[75-77]，术前应与整形外科医师仔细规划手术方案，特别是行骨搬运时，避免外固定置钉于带蒂皮瓣上[36]。

（2）内固定：在某些情况下，治疗感染性骨不连也可以应用内固定（图 18-5）。可以在清创后一期使用，也可以在外固定架联合抗生素全身应用一段时间后使用。与外固定相比，内固定对患者更方便，特别是当为确保骨性愈合而需要

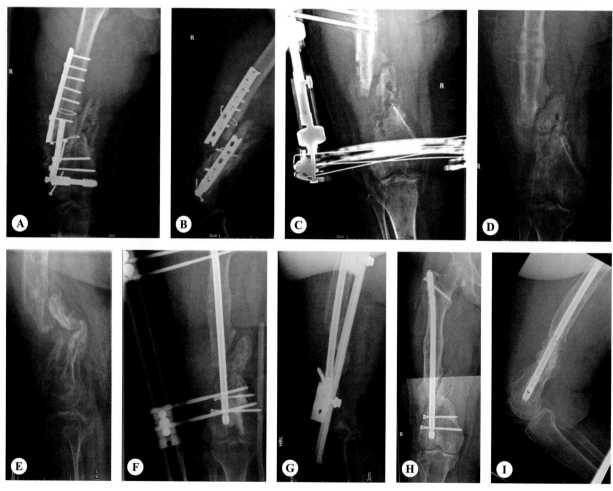

▲ 图 18-5　A 和 B. 1 例 46 岁女性股骨远端复杂的感染性骨不连，4 个月后内固定失败；C. 取出钢板，应用外固定架进行固定；D 和 E. 当愈合无进展时外固定架被移除，在最初损伤 2 年后，出现了疼痛、不稳定的股骨不连接；F 和 G. 考虑到高 BMI 和腿围，Ilizarov 外固定架不太适合该病例。在微生物取样和彻底清创后，插入一个顺行髓内钉，并采用外固定架辅助支撑；H 和 I. 4 个月后取出外固定架，术后 3 年，患者无疼痛，可以完全负重

长时间使用外固定架治疗时。然而，有证据表明，内固定确实比外固定有更高的感染复发风险。Klemm 等报道了感染性骨不连患者使用胫骨髓内钉的失败率为 37.5%[78]，Bose 等也报道了应用内固定翻修感染性骨不连接再次感染的发生率为 29%，与之相对的，使用外固定架的再次感染率只有 3.5%[36]。另一项研究结果也显示，用胫骨髓内钉治疗感染性骨不连成功率较低，单次使用标准的无涂层的髓内钉治疗感染性骨不连，骨性愈合率只有 35.4%，2 次更换髓内钉的愈合率升高为 61.3%[79]。他们得出的结论是，Ilizarov 技术可能是感染性骨不连固定的首要选择。

有学者研究使用带抗生素涂层的髓内钉来改善这个问题。Conway 等使用带抗生素涂层的髓内钉治疗长骨感染性骨不连[80]，虽然最终随访时报道的感染根除率为 100%，但其中再手术率为 40%，因感染而再次手术的比例为 30%。此外，93% 的骨缺损病例均进行了再次手术，而在无骨缺损的病例中没有感染复发。这再次表明 Ilizarov 技术可能是感染性骨不连骨缺损治疗的首要选择。

对感染性骨不连考虑行内固定治疗的适应证包括良好的骨质量、良好的免疫系统和良好的软组织覆盖。有些人认为细菌的多重耐药是内固定使用的一个禁忌证。因此我们建议，如果选择对感染性骨不连进行内固定，应联合局部抗生素使用，防止生物膜在内植物上重新定植。

5. 软组织覆盖　传统骨感染的手术治疗强调了反复清创和伤口"冲洗"的必要性。在感染的情况下缝合伤口，常常导致不必要的再次手术，并导致延迟愈合和住院时间的延长，对治疗效果没有改善[8]。

在彻底清创后，缝合伤口是可行的，可以在手术中一期直接缝合或使用局部游离皮瓣覆盖创面[36, 68, 70]。伤口开放易导致微生物定植及全身使用抗生素后的多重耐药问题。如果在清创时由于客观原因无法进行一期缝合关闭，应使用负压敷料作为临时措施覆盖创面，并尽快或最迟在 7 天内关闭，以尽量减少伤口微生物的定植和二重感染的可能。

在感染性骨不连的治疗中，尽可能在手术时一期缝合关闭伤口。这在股骨病例中易于实现。如果软组织条件不允许直接一期缝合，则可利用肌皮瓣进行覆盖。局部腓肠肌瓣是治疗胫骨近端软组织缺损的一种选择，也可用于伸膝装置的重建。较大的软组织缺损需要游离的肌瓣覆盖，特别是在胫骨。最常用的是股薄肌肌瓣，当软组织缺损较大时可以利用背阔肌肌瓣。

6. 全身性抗生素治疗　当术中取样完成后，就开始使用全身性抗生素。在培养结果出来之前，可以使用经验性抗生素进行治疗。一旦确诊为骨折相关的感染，且培养出微生物，则可以继续使用针对性抗生素进行抗感染治疗。如果完全切除了受感染的区域，抗生素通常在 6 周后停止使用。然而，在使用内固定和骨不连的情况下，通常会继续使用抗生素，直到骨愈合后停止使用抗生素，并决定是否去除内固定。越来越多的证据表明，口服抗生素和静脉注射抗生素对易感微生物一样有效，且口服给药更便宜、更方便[81]。

（五）治疗感染性骨不连骨缺损的手术技术

1. Ilizarov 技术　Ilizarov 开创了骨和软组织再生的"张力 - 应力"法则，可用于骨不连中畸形的矫正和骨缺损的修复[82-88]。Ilizarov 技术包括几种单向和双向技术，它可以矫正畸形，允许肢体的早期负重和关节的康复锻炼，并可用于治疗感染性骨不连[77, 89, 90]。Ilizarov 技术通过提供稳定性和牵张成骨，可促进新的血管化骨的形成，不需要使用无血管化骨的移植或内固定。Ilizarov 曾说"感染在再生的火苗中燃烧"，有很好的证据表明，由这一技术引发的局部充血确实有助于骨折愈合和感染清除。这一技术治疗感染性骨不连最为可靠。本文描述了四种主要技术。

(1) 单向加压技术：清创术后，骨不连部位被加压，主要用于骨缺损较小的骨不连。

(2) 单向牵张技术：清创术后，首先加压骨折不愈合端1～2周，然后以1mm/d的速度进行牵开，直到畸形或腿不等长被解决。金属断裂在这种技术中常见，但短期内随访结果良好。

(3) 双向加压/牵张技术：对无法存活的骨不连进行节段性切除。骨末端急剧短缩以提供良好的骨接触（图18-2）。然后在骨的另一个部位进行截骨，在5～7天后，以1mm/d的速度进行撑开，在截骨部位延长以恢复腿长度。胫骨的最大安全短缩距离约为4cm，股骨的最大安全短缩距离约为6cm，但前提是软组织柔软且无瘢痕压迫神经血管束。如果在短缩后看到缺血，则不能急性短缩至骨接触，必须进行骨搬运。在腿部，腓骨可能需要截骨来缩短。

(4) 骨搬运：进行节段性切除，但骨不进行短缩。远处截骨，以1mm/d的速度将骨的中间段逐渐向近端搬运。一旦缺损被消除，骨末端会师，会师端被进一步压缩，以提高稳定性和帮助愈合。这项技术要求苛刻，需要仔细的术前计划。外固定架的构造必须允许活动和不撞击，以避免不必要的外固定架更换。

如果骨不连部位的远端有足够的骨量，半针能够牢固固定，则可在股骨使用单边外固定架。如果位于关节内或关节周围骨块很小导致不愈合，通常需要使用Ilizarov细钢丝来稳定骨折块。

在靠近膝关节的股骨远端使用细钢丝可导致术后膝关节活动范围受限，从而导致膝关节僵硬。为了减少这一潜在问题的发生，我们的做法是使用置于股骨远端后内侧和后外侧的半针，这样就不会有膝关节前方框架的阻挡。如果使用细钢丝，膝关节位置应根据细钢丝的方向进行调整。当细钢丝从膝关节后方穿过膝关节屈曲轴，应保持膝关节伸直。一旦钢丝进入股骨，在未穿出另一侧骨皮质前，保持膝关节屈曲以避免膝关节框架的阻挡并保证膝关节的屈曲范围。

橄榄骨针可提供更为可靠的稳定性，特别适用于关节内骨折不连接。当然，干骺端的骨质量常常较差，交叉穿入骨针的稳定性优于单一橄榄骨针。

如果关节内骨折不愈合需要外固定架固定或者有韧带相关的不稳定，建议跨膝关节固定。且要注意保护软骨面。

骨节段切除的目的是将感染的骨不连转化为缺损性骨不连[7]。这就要求残余骨的血供良好，为愈合提供良好的基础。当进行节段切除时，可以在切除前应用外固定架以稳定腿部力线。骨端行横行截骨，以提供良好的接触表面积。

截骨术应行1～2cm小切口进行，并注意保护骨膜。胫骨切口不应位于胫骨内侧的皮下边缘，而是胫骨外侧一个拇指的宽度。骨皮质可以预先钻孔，再行骨皮质截骨。

截骨术也可以在感染切除后几周进行，特别是感染广泛或感染的髓内钉移除的情况下，以减少发生在延长部位的感染坏死风险。

股骨的截骨术离膝关节越近，关节僵硬的风险就越高。首选股骨干中段截骨，以允许良好的近端固定和骨形成。

骨延长以4次0.25mm/d的速度进行。矫正的成功率取决于患者的年龄和医生随访期间连续射片发现的再生骨的质量。膝关节活动度的随访是很重要的，如果出现关节僵硬，可能有必要暂时减缓或停止延长，以允许积极的物理治疗来恢复膝关节活动范围。

最近一项关于Ilizarov技术治疗感染性股骨和胫骨骨不连的系统性综述回顾了24项研究，发现平均骨愈合率为97.3%，感染复发率为5%[91]。这一研究还发现了4%的再骨折率，畸形愈合率为7%，膝关节僵硬率为12%，截肢率为4%。

Ilizarov技术面临的主要挑战是精细的术后管理，以识别和治疗任何可能的并发症，比如关节僵硬、钉道感染、骨针断裂等，这些并发症应迅速处理，以免发展为永久性并发症。这些患者的系统化管理是至关重要的，这样的病例最好在具有相关经验的诊疗中心进行治疗。

2. 带血管蒂游离腓骨移植　这项技术包括切除腓骨并吻合其血供。这提供了能够促进骨愈合的血管化骨。需要具有微血管吻合能力的骨科和整形外科医生联合进行。移植的腓骨需要良好的稳定性才能愈合和生长。通常将腓骨瓣楔入骨缺损处，并使用 Ilizarov 框架来加压该部位。也可以使用内固定，但锁定钢板往往导致应力遮挡，阻止骨的生长。可能需要很长一段时间（2～3 年）才能使移植的腓骨足够肥大，以避免应力性骨折等相关的并发症。由于供体和受体骨的直径明显不匹配，骨不连或应力性骨折发生率高，这些问题导致一些学者不再使用游离腓骨重建下肢[41]。

3. 膜诱导技术　Masquelet 最初描述了这种技术，该研究旨在通过创建一个纤维血管膜来重建一个有利于骨愈合的环境，以供移植骨利用[92]。骨节段性切除后，一个临时的 PMMA 间隔物被植入到骨缺损处，并覆盖骨端，以促进以后的移植物愈合。必须注意确保 PMMA 不会过度发热，因为这可能导致骨的热坏死，抑制愈合，并有持续感染的风险，然后将软组织闭合。4～8 周后去除间隔物，保留间隔物周围形成的新膜。自体骨移植物被包裹入膜内。然后固定该部位，通常使用外固定架，尽管也可以使用钢板和髓内钉。

Karger 等报道了 84 例病例，其中 50% 为感染性骨不连[93]。90% 的患者获得了骨愈合，但值得注意的是，这是在第一阶段重建后平均 6.11 次干预和平均 14.4 个月之后达到的结果。此外，作者建议负重锻炼推迟到术后平均 17.4 个月。

Morelli 等回顾了 17 篇关于膜诱导技术的论文，尽管报道的 427 例患者中只有 137 例有个体数据[94]。骨缺损的测量值在 0.6～26cm，55.5% 的患者为感染性骨缺损。骨愈合率为 89.7%，其中91.1% 无继发感染。然而，平均愈合时间为 9.4 个月（范围为 6 周至 4.4 年），并发症发生率为 49.6%。

4. Papineau 技术　Papineau 提出了一种技术[95, 96]，包括根治性切除和自体骨移植，然后非黏附伤口敷料覆盖，以允许皮下肉芽组织形成。这在现代骨髓炎治疗中很少使用，因为皮肤愈合的质量通常较差，伴有不稳定，骨硬化等。

（六）何时考虑更换假体

当出现化脓性关节炎导致的严重的创伤性软骨损伤或广泛的软骨溶解，或存在无法重建的关节内病变时，可考虑进行关节置换。

对于年轻患者，这种治疗策略被认为是最后的手段，因为假体的使用寿命有限。即使 X 线片上显示出严重的关节损伤，提示膝关节功能不良的结果，在专门的物理治疗和康复后，只要保持膝关节力线良好，膝关节功能的恢复往往是令人惊讶的（图 18-6）。然而，如果有非常大的缺损，失去超过一半的股骨或胫骨关节面，其结果往往是关节僵硬、疼痛或不稳定，那么应该考虑关节置换术。在年轻患者中，需对感染复发风险的增加、磨损率及再次翻修的风险进行权衡。

因此，对于需求较低的老年患者，膝关节置换可能更有吸引力。它还可以提供一个更快的恢复途径，避免长时间的重建治疗。如果骨质量较差，假体的固定可能是非常具有挑战性的。

虽然一期手术是可能的，但大多数外科医生更倾向于采用分期治疗的方法，包括清创术和切除感染，放置一个负载抗生素的占位器，恢复软组织包裹，然后针对性使用抗生素。根据之前的微生物学培养结果，可以将特殊的抗生素添加到 PMMA 中。一旦临床表现和炎症指标正常，有证据表明感染被消除，就可考虑行假体植入。由于感染导致的骨缺损或韧带功能不全，通常需要翻修或肿瘤型假体（图 18-7）。在基础情况差的患者，一期根治性切除（以确保完全切除生物膜）和应用铰链式假体可能是实现早期活动，是恢复

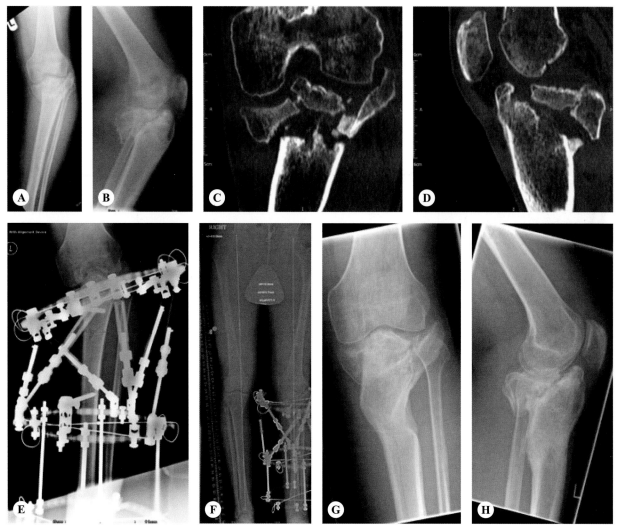

▲ 图 18-6　**A 和 B.** 一名 35 岁男性，胫骨平台骨折钢板内固定术后早期感染，转诊中心予拆除钢板，致关节内骨折移位和膝关节内翻畸形；**C 和 D.** CT 显示广泛的关节损伤，没有愈合；**E 和 F.** 使用 Taylor 空间框架来校正力线偏差；**G 和 H.** 5 个月后移除，移除框架 1 年后，疼痛轻微，运动范围为 0°～105°。膝关节功能良好，目前已经术后 9 年，暂时还不需要关节置换术

患肢功能最快的途径。

（七）膝关节融合 vs. 膝上截肢

如果多次翻修手术后感染仍然存在，特别是当有严重的膝关节功能损伤伴骨和（或）软组织损伤时，膝关节僵硬和相关的伸肌装置不全，重建或关节置换已不能解决问题。在这些罕见的病例中，恢复活动能力和生活质量的最后手段包括膝关节以上截肢或膝关节融合术。

各种融合技术已经被报道，包括使用内固定和外固定，主要用于治疗顽固性假体周围感染[1, 97-101]。关节融合术使用髓内钉已被证明与较高的持续感染风险和较差的功能预后相关。Röhner 等使用髓内钉行关节融合术，在 26 例患者中发现 50% 的患者有持续感染[101]。当使用髓内装置时，如果关节融合术后出现持续感染，则髓内钉可能要去除。常使用定制的长髓内钉顺行插入，但可能会有残余下肢不等长的问题，Bargiotas 等报道了平均 5.5cm 的短缩[1]。夹层植

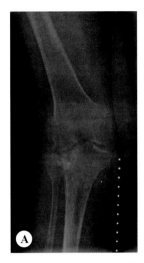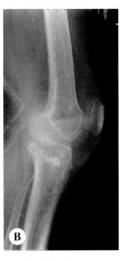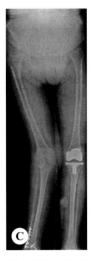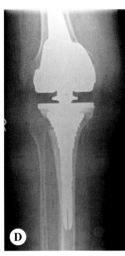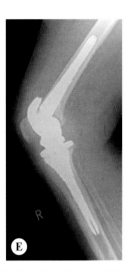

▲ 图 18-7　**A 和 B.** 一名 **83** 岁糖尿病患者采用钢板联合骨移植治疗外侧平台骨折，早期感染伴外侧平台塌陷；**C.** 钢板拆除后合并相关的感染性关节炎，明显的外翻和膝关节不稳定限制了活动能力；**D 和 E.** 在切除骨不连后，进行了铰链膝关节置换；术中冷冻切片提示清创术后没有活动性感染，因此这是一期行膝关节置换的手术

入物由一个模块化内植物组成，即使用金属环连接逆行股骨钉组件和顺行胫骨钉组件的，可以保持腿部固定及平衡，但大的金属环可能阻挡骨性融合，在一项报道中，其感染率约为 29%[102]。采用外固定时的感染率低于内固定，但无论采用何种方法，其并发症发生率均为 40%[103]。感染性骨不连后的关节融合可能因大量的骨缺损面临特殊的挑战。当使用内固定时，最好考虑分期手术，并在一期手术时使用抗生素 PMMA 占位，只有在随访期间有足够证据表明感染根除时才进行二期手术内固定。

膝关节融合术的 Ilizarov 技术具备额外的优势，即能够同时纠正肢体的长度[104]。

如果膝关节重建或者感染控制失败，膝关节以上截肢是最后一个选择。膝关节以上截肢会导致功能预后差和低下床活动率。比较膝关节融合术和膝关节以上截肢并发症发生率、功能和生活质量的文献很少见[99, 100, 105]。膝关节以上截肢后义肢活动所需的能量消耗是显著的，因此在一些研究中，膝关节以上截肢后的下床率很低。Sierra 等发现，只有 33%（6/18）因假体周围感染而截肢的病例使用义肢体，只有 17%（3/18）的病例能够行走[97]。Pring 等发现，只有 30%（7/23）膝关节以上截肢的病人每天都能走路，87%（20/23）的病例在一天中至少部分时间使用轮椅[106]。有趣的是，膝关节以上截肢术后的并发症发生率为 31%～32%[97, 98]，与膝关节融合术中 30%～50% 的并发症发生率相似[99, 101]。

在这些情况下，最重要的是要将患者的个体化纳入决策过程，并让康复专家参与，结合截肢后义肢能够实现什么不能够实现什么做出决策。

（八）结论

膝关节周围感染性骨不连是一个具有挑战性的问题。特别是要面对以下问题，如僵硬、力线不正和软组织损伤等。我们讨论了感染管理的重要原则，即准确的微生物取样来指导治疗，早期积极治疗急性感染，需要彻底清创，消灭无效腔，固定骨不连和足够的软组织覆盖。许多更复杂的感染性不愈合在专门的专科中心因为有多学科团队得到更好的管理和仔细的随访。尽管感染性骨不连的治疗可能会带来严重并发症，截肢还是需要慎重考虑后决定。

参考文献

[1] Pollard TC, Newman JE, Barlow NJ, Price JD, Willett KM. Deep wound infection after proximal femoral fracture: consequences and costs. J Hosp Infect. 2006;63(2):133.

[2] Olesen UK, Pedersen NJ, Eckardt H, Lykke-Meyer L, Bonde CT, Singh UM, McNally M. The cost of infection in severe open tibial fractures treated with a free fap. Int Orthop. 2017;41(5):1049-55.

[3] Darouiche RO. Treatment of infections associated with surgical implants. N Engl J Med. 2004;350(14):1422-9.

[4] Napierala MA, Rivera JC, Burns TC, Murray CK, Wenke JC, Hsu JR, Consortium STRE. Infection reduces return-to-duty rates for soldiers with type III open tibia fractures. J Trauma Acute Care Surg. 2014;77(3):S194-7.

[5] Metsemakers WJ, Kortram K, Morgenstern M, Moriarty TF, Meex I, Kuehl R, et al. Definition of infection after fracture fixation: a systematic review of randomized controlled trials to evaluate current practice. Injury. 2018;49(3):497-504.

[6] McNally M, Govaert G, Dudareva M, Morgenstern M, Metsemakers W-J. Definition and diagnosis of fracture-related infection. EFORT Open Rev 2020;5:614-619. https://doi.org/10.1302/2058-5241.5.190072.

[7] Lammens J, Ochsner PE, McNally M. Infected nonunion. In: Kates SL, Borens O, editors. Principles of orthopedic infection management. New York: AO Foundation, Thieme; 2017. p. 167-88.

[8] Trampuz A, Zimmerli W. Diagnosis and treatment of infections associated with fracture-fixation devices. Injury. 2006;37(2):S59-66.

[9] Gustilo RB, Anderson JT. Prevention of infection in the treatment of one thousand and twenty-five open fractures of long bones: retrospective and prospective analyses. JBJS. 1976;58(4):453-8.

[10] Zalavras CG, Marcus RE, Levin LS, Patzakis MJ. Management of open fractures and subsequent complications. JBJS. 2007;89(4):884-95.

[11] Patzakis MJ, Wilkins J. Factors influencing infection rate in open fracture wounds. Clin Orthop Relat Res. 1989;243:36-40.

[12] Fang C, Wong T-M, Lau T-W, To KK, Wong SS, Leung F. Infection after fracture osteosynthesis—part I: pathogenesis, diagnosis and classification. J Orthop Surg. 2017; 25(1): 2309499017692712.

[13] Young S, Lie SA, Hallan G, Zirkle LG, Engesæter LB, Havelin LI. Risk factors for infection after 46,113 intramedullary nail operations in low-and middleincome countries. World J Surg. 2013;37(2):349-55.

[14] Bhattacharyya T, Mehta P, Smith M, Pomahac B. Routine use of wound vacuum-assisted closure does not allow coverage delay for open tibia fractures. Plast Reconstr Surg. 2008;121(4):1263-6.

[15] Sendi P, McNally MA. Wound irrigation in initial management of open fractures. N Engl J Med. 2016; 374 (18): 1788.

[16] Metsemakers W-J, Handojo K, Reynders P, Sermon A, Vanderschot P, Nijs S. Individual risk factors for deep infection and compromised fracture healing after intramedullary nailing of tibial shaft fractures: a single centre experience of 480 patients. Injury. 2015;46(4):740-5.

[17] Metsemakers WJ, Kuehl R, Moriarty TF, Richards RG, Verhofstad MHJ, Borens O, et al. Infection after fracture fixation: current surgical and microbiological concepts. Injury. 2018;49(3):511-22.

[18] Bowen TR, Widmaier JC. Host classification predicts infection after open fracture. Clin Orthop Relat Res. 2005;433:205-11.

[19] Castillo RC, Bosse MJ, MacKenzie EJ, Patterson BM, LEAP Study Group. Impact of smoking on fracture healing and risk of complications in limbthreatening open tibia fractures. J Orthop Trauma. 2005;19(3):151-7.

[20] Høiby N, Bjarnsholt T, Givskov M, Molin S, Ciofu O. Antibiotic resistance of bacterial biofilms. Int J Antimicrob Agents. 2010;35(4):322-32.

[21] Zimmerli W, Moser C. Pathogenesis and treatment concepts of orthopaedic biofilm infections. FEMS Immunol Med Microbiol. 2012;65(2):158-68.

[22] Stewart PS, Costerton JW. Antibiotic resistance of bacteria in biofilms. Lancet. 2001;358(9276):135-8.

[23] Donlan RM. Biofilms: microbial life on surfaces. Emerg Infect Dis. 2002;8(9):881.

[24] Wright JA, Nair SP. Interaction of staphylococci with bone. Int J Med Microbiol. 2010;300(2):193-204.

[25] Elek SD, Conen PE. The virulence of staphylococcus pyogenes for man. A study of the problems of wound infection. Br J Exp Pathol. 1957;38(6):573.

[26] Zimmerli W, Waldvogel FA, Vaudaux P, Nydegger UE. Pathogenesis of foreign body infection: description and characteristics of an animal model. J Infect Dis. 1982; 146(4): 487-97.

[27] Schmidt AH, Swiontkowski MF. Pathophysiology of infections after internal fixation of fractures. J Am Acad Orthop Surg. 2000;8(5):285-91.

[28] Willenegger H, Roth B. Treatment tactics and late results in early infection following osteosynthesis. Unfallchirurgie. 1986;12(5):241-6.

[29] Ochsner PE, Sirkin MS, Trampuz A. Acute infection. In: Rüedi T, Buckley RE, Moran CG, editors. AO principles of fracture management. Stuttgart: Thieme; 2007. p. 520-40.

[30] McNally M, Sendi P. Implant-associated osteomyelitis of long bones. In: Zimmerli W, editor. Bone and joint infections: from microbiology to diagnostics and treatment. Oxford: Wiley; 2015. p. 303-23.

[31] Kohan AA, Rubbert C, Vercher-Conejero JL, Partovi S, Sher A, Kolthammer JA, et al. The impact of orthopedic metal artifact reduction software on interreader variability when delineating areas of interest in the head and neck. Pract

Radiat Oncol. 2015;5(4):e309-15.

[32] Radionuclide imaging after skeletal interventional procedures; Semin Nucl Med. 1995;25(1):3-14.

[33] Govaert GA, IJpma FF, McNally M, McNally E, Reininga IH, Glaudemans AW. Accuracy of diagnostic imaging modalities for peripheral post-traumatic osteomyelitis—a systematic review of the recent literature. Eur J Nucl Med Mol Imaging. 2017; 1-15.

[34] Dudareva M, Hotchen AJ, Ferguson J, Hodgson S, Scarborough M, Atkins BL, McNally MA. The microbiology of osteomyelitis: changes over ten years. J Infection. 2019;79:189-198.

[35] Weber BG, Čech O. Pseudarthrosis: pathophysiology, biomechanics, therapy, results. Grune & Stratton; 1976.

[36] Bose D, Kugan R, Stubbs D, McNally M. Management of infected nonunion of the long bones by a multidisciplinary team. Bone Joint J. 2015;97-B(6):814-7.

[37] McNally M. Infection after fracture. In: Kates SL, Borens O, editors. Principles of orthopedic infection management. New York: AO Foundation, Thieme; 2017. p. 139-66.

[38] McNally M, Nagarajah K. Osteomyelitis. Orthop Trauma. 2010;24(6):416-29.

[39] Patzakis MJ, Zalavras CG. Chronic posttraumatic osteomyelitis and infected nonunion of the tibia: current management concepts. J Am Acad Orthop Surg. 2005; 13 (6): 417-27.

[40] Bjarnsholt T, Alhede M, Jensen P, Nielsen AK, Johansen HK, Homøe P, et al. Antibiofilm properties of acetic acid. Adv Wound Care. 2015;4(7): 363-72.

[41] Ferguson J, Diefenbeck M, McNally M. Ceramic biocomposites as biodegradable antibiotic carriers in the treatment of bone infections. J Bone Joint Infect. 2017; 2(1): 38-51.

[42] Schmidmaier G, Lucke M, Wildemann B, Haas NP, Raschke M. Prophylaxis and treatment of implantrelated infections by antibiotic-coated implants: a review. Injury. 2006; 37(2):S105-12.

[43] Metsemakers WJ, Moriarty TF, Nijs S, Pape HC, Richards RG. Influence of implant properties and local delivery systems on the outcome in operative fracture care. Injury. 2016; 47(3):595-604.

[44] Tøttrup M, Bue M, Koch J, Jensen LK, Hanberg P, Aalbæk B, et al. Effects of implant-associated osteomyelitis on cefuroxime bone pharmacokinetics: assessment in a porcine model. JBJS. 2016;98(5):363-9.

[45] Mayberry-Carson KJ, Tober-Meyer B, Smith JK, Lambe DW, Costerton JW. Bacterial adherence and glycocalyx formation in osteomyelitis experimentally induced with staphylococcus aureus. Infect Immun. 1984;43(3):825-33.

[46] Walenkamp GH, Vree TOMB, Van Rens TJ. Gentamicin-PMMA beads: pharmacokinetic and nephrotoxicological study. Clin Orthop Relat Res. 1986;205:171-83.

[47] Buchholz HW, Elson RA, Heinert K. Antibioticloaded acrylic cement: current concepts. Clin Orthop Relat Res. 1984; 190:96-108.

[48] Cho S-H, Song H-R, Koo K-H, Jeong S-T, Park Y-J. Antibiotic-impregnated cement beads in the treatment of chronic osteomyelitis. Bull (Hosp Joint Dis (New York, NY)) 1997;56(3):140.

[49] Evans RP, Nelson CL. Gentamicin-impregnated polymethylmethacrylate beads compared with systemic antibiotic therapy in the treatment of chronic osteomyelitis. Clin Orthop Relat Res. 1993;295:37-42.

[50] Walenkamp GHIM, Kleijn LLA, de Leeuw M. Osteomyelitis treated with gentamicin-PMMA beads: 100 patients followed for 1-12 years. Acta Orthopaedica. 1998; 69(5): 518-22.

[51] Neut D, van de Belt H, van Horn JR, van der Mei HC, Busscher HJ. Residual gentamicin-release from antibiotic-loaded polymethylmethacrylate beads after 5 years of implantation. Biomaterials. 2003;24(10):1829-31.

[52] Kendall RW, Duncan CP, Smith JA, Ngui-Yen JH. Persistence of bacteria on antibiotic loaded acrylic depots: a reason for caution. Clin Orthop Relat Res. 1996;329:273-80.

[53] Von Eiff C, Lindner N, Proctor RA, Winkelmann W, Peters G. Development of gentamicin-resistant small colony variants of S. Aureus after implantation of gentamicin chains in osteomyelitis as a possible cause of recurrence. Zeitschrift Fur Orthopadie Und Ihre Grenzgebiete. 1997;136(3):268-71.

[54] Turner TM, Urban RM, Hall DJ, Chye PC, Segreti J, Gitelis S. Local and systemic levels of tobramycin delivered from calcium sulfate bone graft substitute pellets. Clin Orthop Relat Res. 2005;437:97-104.

[55] Cornell CN, Tyndall D, Waller S, Lane JM, Brause BD. Treatment of experimental osteomyelitis with antibiotic-impregnated bone graft substitute. J Orthop Res. 1993; 11(5): 619-26.

[56] Korkusuz F, Uchida A, Shinto Y, Araki N, Inoue K, Ono K. Experimental implant-related osteomyelitis treated by antibiotic-calcium hydroxyapatite ceramic composites. Bone Joint J. 1993;75(1):111-4.

[57] Shirtliff ME, Calhoun JH, Mader JT. Experimental osteomyelitis treatment with antibioticimpregnated hydroxyapatite. Clin Orthop Relat Res. 2002;401:239-47.

[58] Thomas DB, Brooks DE, Bice TG, DeJong ES, Lonergan KT, Wenke JC. Tobramycin-impregnated calcium sulfate prevents infection in contaminated wounds. Clin Orthop Relat Res. 2005;441:366-271.

[59] Wenke JC, Owens BD, Svoboda SJ, Brooks DE. Effectiveness of commercially-available antibiotic-impregnated implants. J Bone Joint Surg Br. 2006; 88(8): 1102-4.

[60] Yarboro SR, Baum EJ, Dahners LE. Locally administered antibiotics for prophylaxis against surgical wound infection. An in vivo study. J Bone Joint Surg (Am). 2007;89(5):929-33.

[61] Rand BCC, Penn-Barwell JG, Wenke JC. Combined local and systemic antibiotic delivery improves eradication of wound contamination. Bone Joint J. 2015;97(10):1423-7.

[62] Fleiter N, Walter G, Bösebeck H, Vogt S, Büchner H, Hirschberger W, Hoffmann R. Clinical use and safety of a

135

novel gentamicin-releasing resorbable bone graft substitute in the treatment of osteomyelitis/osteitis. Bone Joint Res. 2014;3(7):223-9.

[63] McKee MD, Wild LM, Schemitsch EH, Waddell JP. The use of an antibiotic-impregnated, osteoconductive, bioabsorbable bone substitute in the treatment of infected long bone defects: early results of a prospective trial. J Orthop Trauma. 2002;16(9):622-7.

[64] Gitelis S, Brebach GT. The treatment of chronic osteomyelitis with a biodegradable antibioticimpregnated implant. J Orthop Surg Hong Kong. 2002;10(1):53-60.

[65] Chang W, Colangeli M, Colangeli S, Di Bella C, Gozzi E, Donati D. Adult osteomyelitis: debridement versus debridement plus osteoset T® pellets. Acta Orthopaedica Belgica. 2007;73(2):238-44.

[66] McKee MD, Li-Bland EA, Wild LM, Schemitsch EH. A prospective, randomized clinical trial comparing an antibiotic-impregnated bioabsorbable bone substitute with standard antibiotic-impregnated cement beads in the treatment of chronic osteomyelitis and infected nonunion. J Orthop Trauma. 2010;24(8):483-90.

[67] Humm G, Noor S, Bridgeman P, David M, Bose D. Adjuvant treatment of chronic osteomyelitis of the tibia following exogenous trauma using OSTEOSET®-T: a review of 21 patients in a regional trauma centre. Strat Trauma Limb Reconstr. 2014;9(3):157-61.

[68] Ferguson JY, Dudareva M, Riley ND, Stubbs D, Atkins BL, McNally MA. The use of a biodegradable antibiotic-loaded calcium sulphate carrier containing tobramycin for the treatment of chronic osteomyelitis a series of 195 cases. Bone Joint J. 2014;96(6):829-36.

[69] Romanò CL, Logoluso N, Meani E, Romanò D, De Vecchi E, Vassena C, Drago L. A comparative study of the use of bioactive glass S53P4 and antibiotic-loaded calcium-based bone substitutes in the treatment of chronic osteomyelitis. Bone Joint J. 2014;96(6):845-50.

[70] McNally MA, Ferguson JY, Lau ACK, Diefenbeck M, Scarborough M, Ramsden AJ, Atkins BL. Singlestage treatment of chronic osteomyelitis with a new absorbable, gentamicin-loaded, calcium sulphate/hydroxyapatite biocomposite. Bone Joint J. 2016;98(9):1289-96.

[71] Logoluso N, Drago L, Gallazzi E, George DA, Morelli I, Romanò CL. Calcium-Based, antibioticloaded bone substitute as an implant coating: a pilot clinical study. J Bone Joint Infect. 2016;1:59-64.

[72] Malizos K, Blauth M, Danita A, Capuano N, Mezzoprete R, Logoluso N, et al. Fast-resorbable antibiotic-loaded hydrogel coating to reduce postsurgical infection after internal osteosynthesis: a multicenter randomized controlled trial. J Orthop Traumatol. 2017;1.

[73] Worlock P, Slack R, Harvey L, Mawhinney R. The prevention of infection in open fractures: an experimental study of the effect of fracture stability. Injury. 1994;25(1):31-8.

[74] Hofmann GO, Bär T, Bühren V. The osteosynthesis implant and early postoperative infection: healing with or without removal of the material? Der Chirurg; Zeitschrift Fur Alle Gebiete Der Operativen Medizen. 1997;68(11):1175-80.

[75] Anthony JP, Mathes SJ, Alpert BS. The muscle flap in the treatment of chronic lower extremity osteomyelitis: results in patients over 5 years after treatment. Plast Reconstr Surg. 1991;88(2):311-8.

[76] May Jr JW, Jupiter JB, Gallico 3rd GG, Rothkopf DM, Zingarelli P. Treatment of chronic traumatic bone wounds. Microvascular free tissue transfer: a 13-year experience in 96 patients. Ann Surg. 1991;214(3):241.

[77] McNally M, Ferguson J, Kugan R, Stubbs D. Ilizarov treatment protocols in the management of infected nonunion of the tibia. J Orthop Trauma. 2017;31(10):S47-54.

[78] Klemm KW. Treatment of infected pseudarthrosis of the femur and tibia with an interlocking nail. Clin Orthop Relat Res. 1986;212:174-81.

[79] Tsang STJ, Mills LA, Frantzias J, Baren JP, Keating JF, Simpson A. Exchange nailing for nonunion of diaphyseal fractures of the tibia. Bone Joint J. 2016;98(4):534-41.

[80] Conway J, Mansour J, Kotze K, Specht S, Shabtai L. Antibiotic cement-coated rods. Bone Joint J. 2014; 96(10): 1349-54.

[81] Li HK, Rombach I, Zambellas R, Walker AS, McNally MA, Atkins BL, Lipsky BA, Hughes HC, Bose D, Kümin M, Scarborough C. Oral versus intravenous antibiotics for bone and joint infection. New England Journal of Medicine. 2019;380(5):425-36.

[82] Paley D, Catagni MA, Argnani F, Villa A, Bijnedetti GB, Cattaneo R. Ilizarov treatment of tibial nonunions with bone loss. Clin Orthop Relat Res. 1989;241:146-65.

[83] Pearson RL, Perry CR. The Ilizarov technique in the treatment of infected tibial nonunions. Orthop Rev. 1989; 18(5): 609-13.

[84] Green SA, Jackson JM, Wall DM, Marinow H, Ishkanian J. Management of segmental defects by the Ilizarov intercalary bone transport method. Clin Orthop Relat Res. 1992; 280: 136-42.

[85] Cattaneo R, Catagni M, Johnson EE. The treatment of infected nonunions and segmental defects of the tibia by the methods of Ilizarov. Clin Orthop Relat Res. 1992;280:143-52.

[86] Saleh M, Royston S. Management of nonunion of fractures by distraction with correction of angulation and shortening. Bone Joint J. 1996;78(1):105-9.

[87] Maini L, Chadha M, Vishwanath J, Kapoor S, Mehtani A, Dhaon BK. The Ilizarov method in infected nonunion of fractures. Injury. 2000;31(7):509-17.

[88] Kocaoglu M, Eralp L, Sen C, Cakmak M, Dincyürek H, Göksan SB. Management of stiff hypertrophic nonunions by distraction osteogenesis: a report of 16 cases. J Orthop Trauma. 2003;17(8):543-8.

[89] Ilizarov GA. Clinical application of the tensionstress effect for limb lengthening. Clin Orthop Relat Res. 1990;250:8-26.

[90] Shevtsov VI, Makushin VD, Kuftyrev LM. Defects of the lower limb bones. Treatment based on Ilizarov techniques. New Delhi: Churchill Livingstone; 2000. p. 227-438.

[91] Yin P, Ji Q, Li T, Li J, Li Z, Liu J, et al. A systematic review and meta-analysis of Ilizarov methods in the treatment of infected nonunion of tibia and femur. PLoS One. 2015; 10(11): e0141973.

[92] Masquelet AC, Fitoussi F, Begue T, Muller GP. Reconstruction of the long bones by the induced membrane and spongy autograft. Ann Chir Plast Esthet. 2000; 45(3): 346-53.

[93] Karger C, Kishi T, Schneider L, Fitoussi F, Masquelet A-C. Treatment of posttraumatic bone defects by the induced membrane technique. Orthop Traumatol Surg Res. 2012; 98(1): 97-102.

[94] Morelli I, Drago L, George DA, Gallazzi E, Scarponi S, Romanò CL. Masquelet technique: myth or reality? A systematic review and meta-analysis. Injury. 2016;47:S68-76.

[95] Papineau LJ. Lexcision-greffe avec fermeture retardée délibérée dans lostéomyélite chronique. Nouv Presse Med. 1973; 2(41):2753-5.

[96] Green SA, Dlabal TA. The open bone graft for septic nonunion. Clin Orthop Relat Res. 1983;180:117-24.

[97] Sierra RJ, Trousdale RT, Pagnano MW. Above-the-knee amputation after a total knee replacement: prevalence, etiology, and functional outcome. JBJS. 2003;85(6):1000-4.

[98] Fedorka CJ, Chen AF, McGarry WM, Parvizi J, Klatt BA. Functional ability after above-the-knee amputation for infected total knee arthroplasty. Clin Orthop Relat Res. 2011;469(4):1024-32.

[99] Chen AF, Kinback NC, Heyl AE, McClain EJ, Klatt BA. Better function for fusions versus above-the-knee amputations for recurrent periprosthetic knee infection. Clin Orthop Relat Res. 2012;470(10):2737-45.

[100] Wu CH, Gray CF, Lee G-C. Arthrodesis should be strongly considered after failed two-stage reimplantation TKA. Clin Orthop Relat Res. 2014;472(11):3295-304.

[101] Röhner E, Windisch C, Nuetzmann K, Rau M, Arnhold M, Matziolis G. Unsatisfactory outcome of arthrodesis performed after septic failure of revision total knee arthroplasty. J Bone Joint Surg Am. 2015;97(4):298.

[102] Angelini A, Henderson E, Trovarelli G, Ruggieri P. Is there a role for knee arthrodesis with modular endoprostheses for tumor and revision of failed endoprostheses? Clin Orthop Relat Res. 2013;471(10):3326-35.

[103] Mabry TM, Jacofsky DJ, Haidukewych GJ, Hanssen AD. The Chitranjan Ranawat Award: comparison of intramedullary nailing and external fixation knee arthrodesis for the infected knee replacement. Clin Orthop Relat Res. 2007;464:11-5.

[104] Rozbruch SR, Ilizarov S, Blyakher A. Knee arthrodesis with simultaneous lengthening using the Ilizarov method. J Orthop Trauma. 2005;19(3):171-9.

[105] Conway JD, Mont MA, Bezwada HP. Arthrodesis of the knee. JBJS. 2004;86(4):835-48.

[106] Pring DJ, Marks L, Angel JC. Mobility after amputation for failed knee replacement. Bone Joint J. 1988;70(5):770-1.

第19章

膝关节周围非感染性骨不连和畸形愈合
Non-infected Nonunions and Malunions Around the Knee

Nando Ferreira **著**

周 剑 **译**

膝关节对位对线不良可能导致形态学、生物力学及关节寿命等相关的并发症[1]。关于下肢成角畸形的长期影响，目前的文献尚无定论[1-3]；然而，与糖尿病、卒中和 HIV 相比，长骨骨不连对降低生活质量的影响更明显[4]。幸运的是，得益于骨折生物力学的进一步发展和骨科植入物的不断改进，骨折治疗后，这些并发症的发生率明显减少[5-15]。但是，胫骨近端骨折髓内钉治疗后的对线不良发生率仍高达 60%[16]。

随着现代骨科设备和更先进的保肢和重建技术的发展，纠正对位对线不良在骨科日常工作中变得越来越普遍[17-27]。但是这些手术在技术上要求很高，需要处理生物学和生物力学的异常情况，且并发症发生率很高。

本章将探讨膝关节周围非感染性骨不连和畸形愈合的一般处理方法。

一、问题评估（创伤后力线不良）

对骨不连或畸形愈合患者进行评估需要有全面的病史和临床检查，特别需要注意那些可能会对重建过程产生不利影响的因素或并发症。

（一）病史

最初受伤和治疗的病史很重要。分析造成骨不连或畸形愈合的潜在原因是避免出现同样并发症的首要任务。还应调查损伤特征、初始和最终

治疗、早期并发症及可能影响骨折治疗的任何患者因素或药物因素等。任何具有感染相关并发症的病史都应该调查清楚，尤其是在骨不连病例中，明确既往或目前存在的感染至关重要，这些病例应该归类于慢性骨髓炎 Cierny 和 Mader 分型中的 IV 型，并根据慢性骨髓炎的治疗方案[28-32]进行治疗（本章未讨论）。

在畸形矫正手术前，应检查任何伴随的系统性疾病并进行有效治疗。贫血、糖尿病控制不佳、营养不良和甲状腺功能减退都会对骨质愈合产生不利影响[33-36]。HIV 对骨愈合的影响仍有争议，但通常情况下，HIV 阳性患者也应该接受有效治疗，从而获得基础的健康和人文关怀[37, 38]。

吸烟和饮酒都与骨折愈合不良有关[39-47]。应鼓励所有接受重建手术的患者戒烟并减少饮酒。

维生素 D 对骨代谢至关重要，在骨折愈合中起着重要作用。但是目前没有证据表明过量维生素 D 能促进骨愈合，因此不推荐所有患者服用，但对于营养不良的患者，应考虑补充至正常水平[48-52]。

多种药物与骨愈合相关，包括非甾体抗炎药、皮质类固醇激素、化疗药物、某些抗生素、抗凝药和抗惊厥药[36, 44, 53-56]。尽管这些药物对骨愈合的影响存在相互矛盾的证据，且很少有临床

试验，但应尽可能避免使用具有潜在负面影响的药物。

尽可能优化这些可控的人为因素，最终减少并发症的发生，改善组织修复，缩短整体治疗时间。

（二）临床评估

全面的体格检查包括对患者步态的评估及对整个患肢的检查。应注意畸形愈合部位周围软组织的状况，并需要考虑骨重建前或重建时软组织修复的必要性，尤其要注意既往或目前是否存在感染的迹象。

通过在畸形的反方向上反复运动，评估畸形部位的上、下关节也很重要，这有利于防止畸形矫正术后继发其他畸形和功能损害，例如，伴有膝外翻畸形的患者合并髋关节内收挛缩、膝关节挛缩、踝关节马蹄形挛缩或距下关节僵硬畸形。

患有胫骨近端反屈畸形并发膝关节屈曲挛缩的患者，在纠正胫骨畸形之前可能尚可行走，一旦胫骨畸形得以纠正，膝关节的屈曲挛缩将变得更加明显，以致出现术前并不存在的功能障碍。

临床检查还应包括对下肢不等长及肢体旋转的准确评估，在少数情况下，CT 可能有助于识别和量化潜在的旋转畸形（图 19-1）。

（三）影像学评估

影像学的标准化对于畸形状态的准确评估和制订矫正计划是必不可少的。影像学评估包括以膝盖为中心的下肢全长正位和侧位 X 线片，同时还应该包括骨盆和踝关节。

摄片时，患者双下肢伸直位站立，髌骨朝前，短缩的肢体足下放置垫块，从而调平骨盆平面。除了正位 X 线片，还需获得膝关节最大伸直位的全长侧位 X 线片（图 19-2），同时还应包含相关节段的特殊影像学资料。将一个金属球体标记物放置在相应骨段水平，以校正放大倍数。

计算机断层扫描（CT）适用于复杂旋转畸形

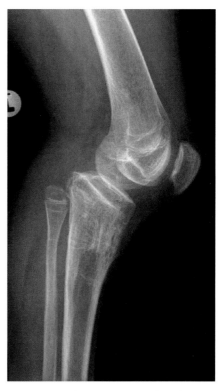

▲ 图 19-1 胫骨近端反曲畸形 X 线片，患者为一名胫骨结节生长停滞的儿童

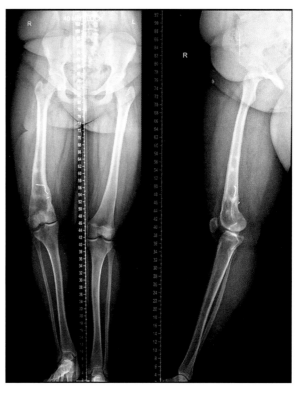

▲ 图 19-2 右脚下方有垫块的全长正位 X 线片和膝关节最大伸直位的侧位 X 线片

的病例，也可考虑订制 3D 打印模型用于规划和模拟手术情况。

二、术前计划

在大多数情况下，患者需要通过矫正畸形、提高稳定性来促进骨性愈合。具有轻度畸形的老年患者在进行关节置换时，一般首选限制性带柄假体。对于严重关节骨丢失或因骨量太低无法获得可靠固定的情况，长柄假体通常作为首选。

正确认识骨骼的生理形态、畸形状态及矫形目标，将有助于指导外科医生制订合适的畸形矫正策略。无论采取何种矫正策略，术中和术后重视骨和软组织的修复有利于促进愈合，并降低并发症的发生率。畸形愈合转变为感染性骨不连是一个非常严重的并发症，应不惜一切代价予以避免。

畸形分析

目前分析畸形的方法有多种，但主要的目标都是明确畸形位置、大小和方向。一般需要用三个基本解剖层面上的成角和移位程度来描述畸形，具体如下。

- 冠状面上的移位（内侧 / 外侧移位）。
- 冠状面上的成角（内翻 / 外翻）。
- 矢状面上的移位（前后移位）。
- 矢状面上的成角（前倾 / 后倾）。
- 轴位上的移位（缩短 / 延长）。
- 轴位上的成角（内旋 / 外旋）。

无论首选哪种畸形分析方法，其基本原理都是一样的：①确定是否存在相关畸形（测量机械轴偏差）；②识别异常解剖结构（胫骨或股骨或两者）；③寻找畸形的顶点：骨骼轴线近端和远端的交点；④明确冠状位、矢状位和轴位上的畸形。

值得注意的是，畸形可能存在于多个肢体节段，每个节段也可能有多个畸形，近端和远端关节挛缩等关节畸形也可能导致肢体的整体轴线偏

移。因此需要进行细致的临床评估和畸形分析，从而确定所有存在且可能需要矫正的畸形。

针对膝关节周围的骨不连和畸形愈合时，我们主要讨论的干骺端畸形。因此，作者建议使用机械轴测量方法分析。

三、手术入路和截骨术

（一）骨不连

在进行骨不连手术之前，如果想避免同样的错误，就需要考虑骨不连的原因，包括先前的损伤特点、治疗措施、患者当前身体状态、软组织及其维持骨愈合的能力、骨不连部位的临床和影像学资料及患肢当前的功能状态。

目前有多种方法对骨不连进行分类，且都对骨不连的具体情况进行了细化。Judet 分型及 Weber 和 Cech 提出的改良 Judet 分型是根据骨折端的血供情况将骨不连分为萎缩型、营养不良型和肥大型骨不连[57, 58]。Ilizarov 根据骨不连部位出现的成角畸形，将骨不连分为僵硬型骨不连和活动型骨不连[59]。Paley 分型主要针对胫骨的骨不连，并考虑了骨丢失、骨折部位活动度、成角和骨的总长度[60, 61]。Wu 提出的分型主要针对内固定术后的骨不连[62]。最新的分型系统建议使用 Calori 骨不连评分系统（NUSS），根据骨不连的复杂性进行分类[63, 64]。

无论骨不连的具体类型是什么，其治疗的基本原则不变，具体为如下。

1. 营养支持。

2. 力线调整。

3. 可靠固定。

4. 生物刺激。

5. 康复锻炼。

由于骨不连通常会合并对位对线不良，因此纠正成角畸形操作是在骨不连的部位进行，无须进行额外的截骨，内固定的选择通常由骨不连的部位和解剖位置决定。

活动型骨不连很容易通过内固定或外固定快速矫正[65-67]。如果出现肢体短缩，可以在远端进行骨延长手术来解决。

僵硬型、肥大型骨不连通常伴有成角畸形，越来越多的学者采用简单的闭合性干预手段来进行治疗[17, 24-27, 65, 67-72]。这种治疗的优点是既纠正了成角畸形和肢体不等长，又能提供可靠的固定，从而促进骨愈合，并允许患者早期进行康复锻炼（图 19-3）。

（二）畸形愈合

与骨不连相反，畸形愈合的治疗手段相对较多。截骨位置和方法可以根据固定方法和对肢体的预期长度进行改变。

（三）截骨术

截骨的位置和截骨技术是制订和实施矫形手术的关键步骤。在选择一种特定技术前，应考虑所选截骨技术和位置对整体力线、肢体长度和愈合能力造成的影响。

截骨距离畸形顶点的位置或"高度"对整个肢体力线具有重要的影响，离畸形顶点太远将导致截骨近端和远端轴线的平移，这可能导致继发性畸形，也可能会影响截骨愈合和邻近关节的使用寿命，而且在外形上不美观。

为了解截骨位置对肢体力线的影响作用，应熟悉截骨原则[73]，这些原则包含以下内容。

原则 1：截骨平面位于畸形部位顶点，且矫正后的力线通过截骨平面中线，矫正后力线无偏移。

原则 2：截骨平面与畸形顶点不同，但矫正后的力线通过截骨平面中线，矫正后的力线将在截骨平面偏移。

原则 3：截骨平面与畸形顶点不同，且矫正后力线未通过截骨平面中线，矫正后的力线将在截骨近端或远端偏移[73]。

截骨矫形术分为瞬时矫形和缓慢矫形[74]。最常见的简单截骨术是进行闭合或开放性楔形截骨。正如 Coventry 所述，闭合楔形截骨术结合钢板内固定能实现良好骨接触和即刻稳定[75]，缺点

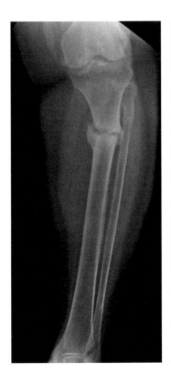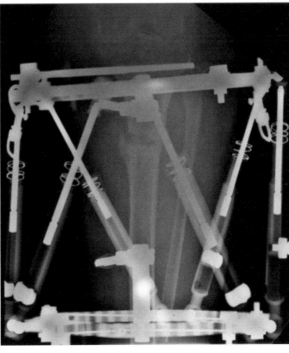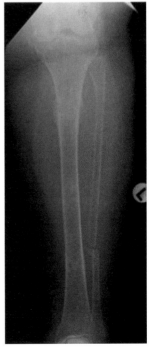

▲ 图 19-3　一例胫骨近端僵硬性、肥大性骨不连的 X 线片，随后的图片显示采用六足环形外固定架对畸形部位进行缓慢的矫正和牵引，最后一张图显示骨愈合及外固定架移除后的结果

是容易导致肢体短缩畸形。而开放楔形截骨一般用于胫骨高位截骨，具有保持肢体高度的优点，但行瞬时矫正时，可能会减少骨接触、降低稳定性，从而导致骨愈合不良。

穹顶状截骨的目的是改善骨接触，同时避免肢体短缩。最初的 Maquet 穹顶状截骨远离肢体畸形顶点，造成了截骨骨段的力线偏移，需按截骨原则 3 进一步进行校正[76]。而 Paley 所提出的穹顶截骨则在畸形的顶点处截骨，按照截骨原则 2 进行矫正[77]。

Rab 所述的斜形截骨是通过斜形平面上的截骨，对冠状面、矢状面和轴线的畸形进行矫正[78]。

虽然 Ilizarov 皮质截骨术、De Bastiani 截骨术和阿富汗 Gigli 线锯截骨术既可用于瞬时矫形也可用于缓慢矫形，但这些技术主要用于牵张成骨、逐渐矫正畸形[79-82]（图 19-4）。虽然在理论上一些技术优于另一些技术，但多项研究并未证实骨再生方面的临床差异[83, 84]。

无论选择哪种截骨技术，都应遵循低能量截骨的基本原则，以保护局部生物学环境。

（四）矫形和固定

在选择瞬时矫形还是缓慢矫形时，畸形的部位、大小和方向起着重要作用。除了考虑截骨方式的影响和矫正肢体长度的方法外，还应考虑矫形对周围软组织结构的总体影响。

例如，对显著的膝关节成角畸形或旋转畸形进行矫正时，腓总神经损伤的风险较大，此时，应选择缓慢矫形，以便在整个矫形过程中监测神经功能。

固定方法一般包括内固定和外固定。随着畸形愈合矫正技术的不断发展，固定方式与畸形矫正方法变得多样。内固定用于瞬时矫形治疗，而外固定则主要用于缓慢矫形治疗（图 19-5），特别是六足环形外固定架，主要用于缓慢矫形。

畸形矫正技术的最新进展已经模糊了哪些固定装置用于哪些矫形策略的限制。传统上，内固定在瞬时矫形中予以保留，而外固定架主要用于缓慢矫形[20-22, 85-88]。这是由内固定的内在稳定性及外固定的动态矫正能力所决定的。瞬时矫形内固定的缺点是准确性相对较差，而缓慢矫形准确性较好，但外固定架可能会引起患者不适及钉道相关并发症[89, 90]。

因此，将缓慢矫形的准确性和内固定的舒适性相结合正变得越来越普遍。可以将六足环形外固定器用于瞬时矫正手术，通过计算机辅助系统（computer hexapod-assisted orthopaedic surgery, CHAOS）帮助矫正后立即进行内固定[91-96]，内固定可以使用髓内钉或者钢板螺钉。

在另一个病例中，干骺端较小的成角畸形即

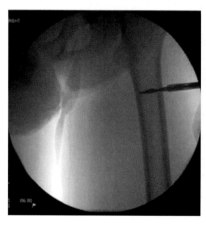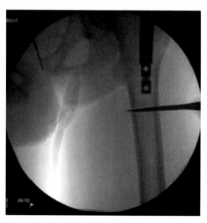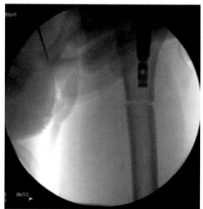

▲ 图 19-4　股骨近端 De Bastiani 截骨的术中影像，后两张图显示在钻孔后用锐利骨刀行水平截骨

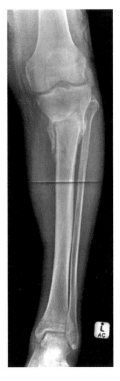
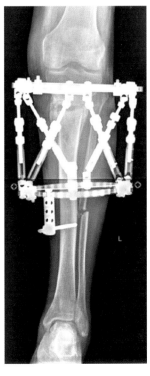
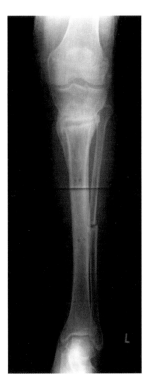

◀ 图 19-5 胫骨近端畸形愈合患者的 X 线片，第二张图示六足环形外固定架逐渐矫正畸形，最后一张图示外固定架拆除后的最终结果

导致显著肢体不等长，此时可以考虑使用可延长髓内钉瞬时矫正成角畸形，随后缓慢延长肢体（图 19-6）。这一临床病例展示了 3 种矫形方式：股骨远端畸形的瞬时矫正、钢板螺钉固定、结合股骨远端的髓内延长；六足环形外固定架矫正同侧胫骨近端畸形；Baumgart 提出了一种用于股骨畸形矫正的特殊技术，将沿股骨解剖轴延长产生的影响考虑在内，这是任何运用该技术的外科医生都应该知晓的[23]（图 19-7）。

随着固定技术的不断进步，肢体的畸形矫正变得越来越精确，同时并发症也越来越少。

四、病例（图 19-8）

女，42 岁，左下肢畸形伴跛行（病例由 Gian du Preez 博士提供）。

既往在非洲北部有机动车碰撞外伤病史，双侧股骨开放性骨折伴左胫骨近端闭合性骨折，经清创手术和牵引治疗后好转。

既往有左股骨开放性骨折感染史，但目前左侧大腿软组织愈合良好伴广泛瘢痕形成，无急性

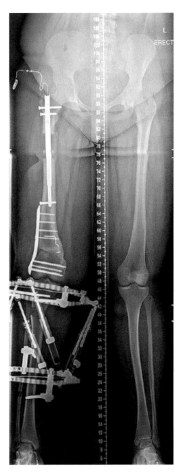

▲ 图 19-6 使用可延长髓内钉缓慢延长肢体的 X 线片

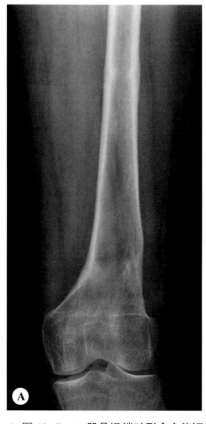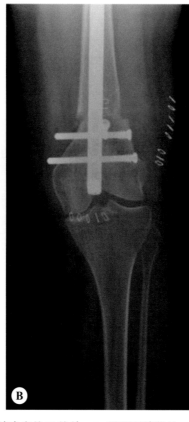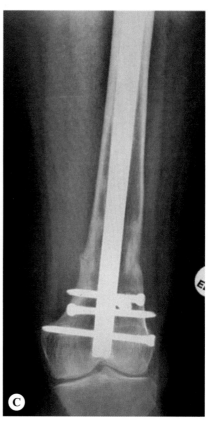

▲ 图 19-7　A. 股骨远端畸形愈合伴短缩患者的 X 线片；B. 股骨远端截骨、股骨延长髓内钉瞬时矫形；C. 肢体长度纠正后更换为常规自锁髓内钉的结果

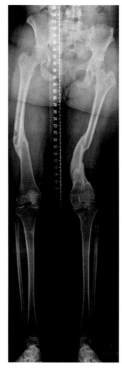

▲ 图 19-8　左下肢畸形伴跛行

或慢性感染的临床、影像或生化异常表现。

体格检查显示髋、踝和距下关节力线和运动正常，左膝关节活动范围接近正常。

影像学评估示双侧股骨和左侧胫骨存在畸形。

左侧股骨远端干骺端以远的骨折遗留外翻畸形，中段骨折块愈合尚可，但因向内侧移位使得中段骨折的髓腔与近端无法相通。

股骨远端机械轴外侧角（mLDFA）为 70°，矢状位上有 11° 的前凸畸形，无轴位旋转畸形。

左胫骨干骺端存在内翻畸形（MPTA=74°），矢状位和轴位上无畸形。

右侧股骨伴有 14° 内翻和 5° 反屈畸形，轴位上无旋转畸形。

总体上，左下肢较右下肢短缩 25mm。

矫正策略：采用开放性楔形截骨加钢板对左

侧胫骨近端畸形进行一期矫正，同时左侧股骨畸形愈合进行开放性楔形截骨，然后联合六足外固定器达到缓慢矫正的目的。

这两种开放性楔形截骨可以为左下肢延长15mm。

原来的计划是先解决左侧股骨和胫骨畸形，然后重新评估双下肢整体功能，再根据患者要求行闭合楔形截骨对右侧股骨畸形进行一期矫正。

最后随访发现，左下肢的两部位截骨使左下肢机械轴恢复正常。尽管左下肢仍然比对侧短缩约10mm，但患者对结果很是满意，并决定推迟右侧股骨畸形的矫正（图19-9）。

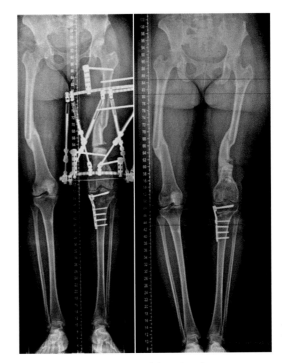

▲ 图 19-9　矫正后下肢

参考文献

[1] Milner SA, Davis TR, Muir KR, Greenwood DC, Doherty M. Long-term outcome after tibial shaft fracture: is malunion important? J Bone Joint Surg Am. 2002;84-A(6):971-80. PubMed PMID: 12063331. Epub 2002/06/14

[2] Greenwood DC, Muir KR, Doherty M, Milner SA, Stevens M, Davis TR. Conservatively managed tibial shaft fractures in Nottingham, UK: are pain, osteoarthritis, and disability long-term complications? J Epidemiol Community Health. 1997;51(6):701-4. PubMed PMID: 9519136. Pubmed Central PMCID: PMC1060570. Epub 1998/03/31

[3] Milner SA, Moran CG. The long-term complications of tibial shaft fractures. Curr Orthop. 2003;17:200-5.

[4] Schottel PC, O'Connor DP, Brinker MR. Time tradeoff as a measure of health-related quality of life: long bone nonunions have a devastating impact. J Bone Joint Surg Am. 2015; 97(17): 1406-10. PubMed PMID: 26333735. Epub 2015/09/04.

[5] Tornetta P, 3rd, Collins E. Semiextended position of intramedullary nailing of the proximal tibia. Clin Orthop Relat Res. 1996;328:185-9. PubMed PMID: 8653954. Epub 1996/07/01.

[6] Matthews DE, McGuire R, Freeland AE. Anterior unicortical buttress plating in conjunction with an unreamed interlocking intramedullary nail for treatment of very proximal tibial diaphyseal fractures. Orthopedics. 1997;20(7):647-8. PubMed PMID: 9243676. Epub 1997/07/01

[7] Krettek C, Miclau T, Schandelmaier P, Stephan C, Mohlmann U, Tscherne H. The mechanical effect of blocking screws ("Poller screws") in stabilizing tibia fractures with short proximal or distal fragments after insertion of small-diameter intramedullary nails. J Orthop Trauma. 1999;13(8):550-3. PubMed PMID: 10714781. Epub 2000/03/14

[8] Krettek C, Stephan C, Schandelmaier P, Richter M, Pape HC, Miclau T. The use of Poller screws as blocking screws in stabilising tibial fractures treated with small diameter intramedullary nails. J Bone Joint Surg Br. 1999;81(6):963-8. PubMed PMID: 10615966. Epub 2000/01/01

[9] Bhandari M, Audige L, Ellis T, Hanson B, Evidence-Based Orthopaedic Trauma Working Group. Operative treatment of extra-articular proximal tibial fractures. J Orthop Trauma. 2003;17(8):591-5. PubMed PMID: 14504586. Epub 2003/09/25

[10] Dunbar RP, Nork SE, Barei DP, Mills WJ. Provisional plating of type III open tibia fractures prior to intramedullary nailing. J Orthop Trauma. 2005;19(6):412-4. PubMed PMID: 16003202. Epub 2005/07/09. eng

[11] Nork SE, Barei DP, Schildhauer TA, Agel J, Holt SK, Schrick JL, et al. Intramedullary nailing of proximal quarter tibial fractures. J Orthop Trauma. 2006;20(8):523-8. PubMed PMID: 16990722. Epub 2006/09/23

[12] Eastman JG, Tseng SS, Lee MA, Yoo BJ. The retropatellar portal as an alternative site for tibial nail insertion: a

cadaveric study. J Orthop Trauma. 2010;24(11):659-64. PubMed PMID: 20926963. Epub 2010/10/12

[13] Eastman J, Tseng S, Lo E, Li CS, Yoo B, Lee M. Retropatellar technique for intramedullary nailing of proximal tibia fractures: a cadaveric assessment. J Orthop Trauma. 2010;24(11):672-6. PubMed PMID: 20926965. Epub 2010/10/12

[14] Gelbke MK, Coombs D, Powell S, DiPasquale TG. Suprapatellar versus infra-patellar intramedullary nail insertion of the tibia: a cadaveric model for comparison of patellofemoral contact pressures and forces. J Orthop Trauma. 2010;24(11):665-71. PubMed PMID: 20926959. Epub 2010/10/12

[15] Lowe JA, Tejwani N, Yoo B, Wolinsky P. Surgical techniques for complex proximal tibial fractures. J Bone Joint Surg Am. 2011;93(16):1548-59. PubMed PMID: 22204013. Epub 2011/12/29

[16] Ricci WM, O'Boyle M, Borrelli J, Bellabarba C, Sanders R. Fractures of the proximal third of the tibial shaft treated with intramedullary nails and blocking screws. J Orthop Trauma. 2001;15(4):264-70. PubMed PMID: 11371791. Epub 2001/05/24

[17] Rozbruch SR, Helfet DL, Blyakher A. Distraction of hypertrophic non-union of tibia with deformity using Ilizarov / Taylor Spatial Frame: report of two cases. Arch Orthop Trauma Surg. 2002;122:295-198.

[18] Feldman DS, Shin SS, Madan S, Koval KJ. Correction of tibial malunion and nonunion with six-axis analysis deformity correction using the Taylor spatial frame. J Orthop Trauma. 2003;17(8):549-54.

[19] Rodl R, Leidinger B, Bohm A, Winkelmann W. Correction of deformities with conventional and hexapod frames—comparison of methods. Zeitschrift fur Orthopadie und ihre Grenzgebiete. 2003;141(1):92-8.

[20] Fadel M, Hosny G. The Taylor spatial frame for deformity correction in the lower limbs. Int Orthop. 2005;29(2):125-9. PubMed PMID: 15703937. Pubmed Central PMCID: 3474509

[21] Rozbruch SR, Fragomen AT, Ilizarov S. Correction of tibial deformity with use of the Ilizarov-Taylor spatial frame. J Bone Joint Surg Am. 2006;88-A(Suppl 4):156-74.

[22] Manner HM, Huebl M, Radler C, Ganger R, Petje G, Grill F. Accuracy of complex lower-limb deformity correction with external fixation: a comparison of the Taylor Spatial Frame with the Ilizarov ring fixator. J Child Orthop. 2007;1(1):55-61. PubMed PMID: 19308507. Pubmed Central PMCID: 2656701. Epub 2007/03/01

[23] Baumgart R. The reverse planning method for lengthening of the lower limb using a straight intramedullary nail with or without deformity correction. A new method. Oper Orthop Traumatol. 2009;21(2):221-33. PubMed PMID: 19685230. Epub 2009/08/18

[24] Ferreira N, Marais LC, Aldous C. Hexapod external fixator closed distraction in the management of stiff hypertrophic tibial nonunions. Bone Joint J. 2015;97-B(10):1417-22. PubMed PMID: 26430019. Epub 2015/10/03

[25] Ferreira N, Marais LC. Distraction and deformity correction of stiff tibia nonunions with hexapod external fixation. JBJS EST. 2016;6(4):e36(1-7).

[26] Ferreira N, Marais LC. Femoral locking plate failure salvaged with hexapod circular external fixation: a report of two cases. Strategies Trauma Limb Reconstr. 2016;11(2):123-7. PubMed PMID: 27234444. Pubmed Central PMCID: PMC4960056. Epub 2016/05/29

[27] Mahomed N, O'Farrel P, Barnard A, Birkholtz FF. Monofocal distraction treatment of stiff aseptic tibial nonunions with hexapod external fixation. J Limb Lengthen Reconstr. 2017;3(2):101-6.

[28] Cierny G 3rd, Mader JT, Penninck JJ. A clinical staging system for adult osteomyelitis. Clin Orthop Relat Res. 2003;414:7-24. PubMed PMID: 12966271

[29] Cierny G, 3rd. Surgical treatment of osteomyelitis. Plast Reconstr Surg. 2011;127 Suppl 1:190S-204S. PubMed PMID: 21200291. Epub 2011/01/14.

[30] Marais LC, Ferreira N, Aldous C, Le Roux TLB. The classification of chronic osteomyelitis. SA Orthop J. 2014; 13(1): 22-8.

[31] Marais LC, Ferreira N, Aldous C, Le Roux TLB. The management of chronic osteomyelitis. Part I Diagnostic work-up and surgical principles. SA Orthop J. 2014;13(2): 42-8.

[32] Marais LC, Ferreira N, Aldous C, Le Roux TLB. The management of chronic osteomyelitis: Part II —Principles of post-infective reconstruction and antibiotic therapy. SA Orthop J. 2014;13(3):32-9.

[33] Varecka TF, Wiesner LL. The infuence of acute haemorrhagic anemia on fracture healing. Orthop Today. 2012; Jan 15-18. Wailea, Hawaii.

[34] Urabe K, Hotokebuchi T, Oles KJ, Bronk JT, Jingushi S, Iwamoto Y, et al. Inhibition of endochondral ossification during fracture repair in experimental hypothyroid rats. J Orthop Res. 1999;17(6):920-5. PubMed PMID: 10632459

[35] Brinker MR, O'Connor DP, Monla YT, Earthman TP. Metabolic and endocrine abnormalities in patients with nonunions. J Orthop Trauma. 2007;21(8):557-70. PubMed PMID: 17805023

[36] Gaston MS, Simpson AH. Inhibition of fracture healing. J Bone Joint Surg Br. 2007;89(12):1553-60. PubMed PMID: 18057352

[37] Aird J, Noor S, Rollinson P. Is fracture healing affected by HIV in open fractures? J Bone Joint Surg Br. 2012; 94-B (SUPP XIX):16.

[38] Gardner RO, Bates JH, Ng'oma E, Harrison WJ. Fracture union following internal fixation in the HIV population. Injury. 2013;44(6):830-3. PubMed PMID: 23267724

[39] Kyro A, Usenius JP, Aarnio M, Kunnamo I, Avikainen V. Are smokers a risk group for delayed healing of tibial shaft fractures? Annales chirurgiae et gynaecologiae. 1993;82(4):254-62. PubMed PMID: 8122874

[40] Cobb TK, Gabrielsen TA, Campbell DC 2nd, Wallrichs SL, Ilstrup DM. Cigarette smoking and nonunion after ankle arthrodesis. Foot Ankle Int. 1994;15(2):64-7. PubMed

PMID: 7981802

[41] Harvey EJ, Agel J, Selznick HS, Chapman JR, Henley MB. Deleterious effect of smoking on healing of open tibia-shaft fractures. Am J Orthop. 2002;31(9):518-21. PubMed PMID: 12650537

[42] Chakkalakal DA. Alcohol-induced bone loss and deficient bone repair. Alcohol Clin Exp Res. 2005;29(12):2077-90. PubMed PMID: 16385177

[43] Chakkalakal DA, Novak JR, Fritz ED, Mollner TJ, McVicker DL, Garvin KL, et al. Inhibition of bone repair in a rat model for chronic and excessive alcohol consumption. Alcohol. 2005;36(3):201-14. PubMed PMID: 16377462

[44] Askew A, Chakkalakal D, Fang X, McGuire M. Delayed fracture healing in alcohol abusers—a preliminary retrospective study. Open Bone J. 2011;3:1-5.

[45] Chen Y, Guo Q, Pan X, Qin L, Zhang P. Smoking and impaired bone healing: will activation of cholinergic anti-inflammatory pathway be the bridge? Int Orthop. 2011;35(9):1267-70. PubMed PMID: 21409368. Pubmed Central PMCID: 3167453

[46] Hernigou J, Schuind F. Smoking as a predictor of negative outcome in diaphyseal fracture healing. Int Orthop. 2013;37(5):883-7. PubMed PMID: 23392346. Pubmed Central PMCID: 3631490

[47] Schenker ML, Scolaro JA, Yannascoli SM, Baldwin KD, Mehta S, Ahn J. Blowing smoke: A meta-analysis of the effects of smoking on fracture healing and postoperative infection. Univ Pa Orthop J. 2013;23:62-3.

[48] Eschle D, Aeschlimann AG. Is supplementation of vitamin d benefcial for fracture healing? A short review of the literature. Geriatr Orthop Surg Rehabil. 2011;2(3):90-3. PubMed PMID: 23569676. Pubmed Central PMCID: PMC3597312. Epub 2011/05/01

[49] Pourfeizi HH, Tabriz A, Elmi A, Aslani H. Prevalence of vitamin D defciency and secondary hyperparathyroidism in nonunion of traumatic fractures. Acta Med Iran. 2013; 51(10):705-10. PubMed PMID: 24338144. Epub 2013/12/18

[50] Gorter EA, Hamdy NA, Appelman-Dijkstra NM, Schipper IB. The role of vitamin D in human fracture healing: a systematic review of the literature. Bone. 2014;64:288-97. PubMed PMID: 24792958. Epub 2014/05/06

[51] Childs BR, Andres BA, Vallier HA. Economic benefit of calcium and vitamin D supplementation: does it outweigh the cost of nonunions? J Orthop Trauma. 2016;30(8):e285-8. PubMed PMID: 27010185. Epub 2016/03/25

[52] Gorter EA, Krijnen P, Schipper IB. Vitamin D status and adult fracture healing. J Clin Orthop Trauma. 2017;8(1):34-7. PubMed PMID: 28360494. Pubmed Central PMCID: PMC5359504. Epub 2017/04/01

[53] Pountos I, Georgouli T, Blokhuis TJ, Pape HC, Giannoudis PV. Pharmacological agents and impairment of fracture healing: what is the evidence? Injury. 2008;39(4):384-94. PubMed PMID: 18316083

[54] Pountos I, Georgouli T, Bird H, Kontakis G, Giannoudis PV. The effect of antibiotics on bone healing: current evidence. Expert Opin Drug Saf. 2011;10(6):935-45. PubMed PMID: 21824037

[55] Pountos I, Giannoudis PV, Jones E, English A, Churchman S, Field S, et al. NSAIDS inhibit in vitro MSC chondrogenesis but not osteogenesis: implications for mechanism of bone formation inhibition in man. J Cell Mol Med. 2011;15(3):525-34. PubMed PMID: 20070439

[56] Pountos I, Georgouli T, Calori GM, Giannoudis PV. Do nonsteroidal anti-inflammatory drugs affect bone healing? A critical analysis. TheScientifcWorldJournal. 2012;2012:606404. PubMed PMID: 22272177. Pubmed Central PMCID: 3259713

[57] Judet J, Judet R. L'osteogene et les retards de consolidation et les pseudarthroses des os longs. Huitieme Congress SICOT1960. p. 15.

[58] Weber B, Cech O, editors. Pseudarthrosis. Bern, Switzerland: Hans Huber; 1976.

[59] Catagni M, editor. Treatment of fractures, non-unions, and bone loss of the tibia with the Ilizarov method; 1998.

[60] Paley D, Catagni MA, Argnani F, Villa A, Benedetti GB, Cattaneo R. Ilizarov treatment of tibial nonunions with bone loss. Clin Orthop Relat Res. 1989;241:146-65. PubMed PMID: 2924458

[61] Paley D. Treatment of tibial nonunion and bone loss with the Ilizarov technique. Instr Course Lect. 1990;39:185-97. PubMed PMID: 2186101. Epub 1990/01/01

[62] Wu CC, Chen WJ. A revised protocol for more clearly classifying a nonunion. J Orthop Surg. 2000;8(1):45-52. PubMed PMID: 12468875

[63] Calori GM, Phillips M, Jeetle S, Tagliabue L, Giannoudis PV. Classification of non-union: need for a new scoring system? Injury. 2008;39(Suppl 2):S59-63. PubMed PMID: 18804575

[64] Abumunaser LA, Al-Sayyad MJ. Evaluation of the calori et Al nonunion scoring system in a retrospective case series. Orthopedics. 2011;34(5):359. PubMed PMID: 21598896

[65] Ferreira N, Marais LC. Management of tibial nonunions according to a novel treatment algorithm. Injury. 2015;46(12):2422-7. PubMed PMID: 26492881. Epub 2015/10/24

[66] Ferreira N, Marais LC, Aldous C. Mechanobiology in the management of mobile atrophic and oligotrophic tibial nonunions. J Orthop. 2015;12(Suppl 2):S182-7. PubMed PMID: 27047221. Pubmed Central PMCID: 4796579

[67] Ferreira N, Marais LC, Aldous C. Management of tibial non-unions: Prospective evaluation of a comprehensive treatment algorithm. SA Orthop J. 2016;15(1):60-6.

[68] Catagni MA, Guerreschi F, Holman JA, Cattaneo R. Distraction osteogenesis in the treatment of stiff hypertrophic nonunions using the Ilizarov apparatus. Clin Orthop Relat Res. 1994;301:159-63. PubMed PMID: 8156667

[69] Saleh M, Royston S. Management of nonunion of fractures by distraction with correction of angulation and shortening. J Bone Joint Surg [Br]. 1996;78-B:105-9.

[70] Kanellopoulos AD, Soucacos PN. Management of nonunion with distraction osteogenesis. Injury. 2006;37(Suppl 1):S51-

5. PubMed PMID: 16574120

[71] El-Rosasy M. Distraction histogenesis for hypertrophic nonunion of the tibia with deformity and shortening. Eur J Orthop Surg Traumatol. 2008;18(2):119-25.

[72] Ferreira N, Birkholtz FF, Marais LC. Tibial non-union treated with the TL-Hex: a case report. SA Orthop J. 2015; 14(1): 44-7.

[73] Paley D, Herzenberg JE, Tetsworth K, McKie J, Bhave A. Deformity planning for frontal and sagittal plane corrective osteotomies. Orthop Clin N Am. 1994;25(3):425-65. PubMed PMID: 8028886. Epub 1994/07/01

[74] Dabis J, Templeton-Ward O, Lacey AE, Narayan B, Trompeter A. The history, evolution and basic science of osteotomy techniques. Strat Trauma Limb Reconstr. 2017;12(3):169-80. PubMed PMID: 28986774. Pubmed Central PMCID: PMC5653603. Epub 2017/10/08

[75] Coventry MB. Osteotomy of the upper portion of the tibia for degenerative arthritis of the knee. A preliminary report. J Bone Joint Surg Am. 1965;47:984-90. PubMed PMID: 14318636. Epub 1965/07/01

[76] Maquet P. Valgus osteotomy for osteoarthritis of the knee. Clin Orthop Relat Res. 1976;120:143-8. PubMed PMID: 975649. Epub 1976/01/01

[77] Paley D, Maar DC, Herzenberg JE. New concepts in high tibial osteotomy for medial compartment osteoarthritis. Orthop Clin N Am. 1994;25(3):483-98. PubMed PMID: 8028889. Epub 1994/07/01

[78] Rab GT. Oblique tibial osteotomy revisited. J Child Orthop. 2010;4(2):169-72. PubMed PMID: 20234769. Pubmed Central PMCID: PMC2832880. Epub 2010/03/18

[79] De Bastiani G, Aldegheri R, Renzi-Brivio L, Trivella G. Limb lengthening by callus distraction (callotasis). J Pediatr Orthop. 1987;7(2):129-34. PubMed PMID: 3558791

[80] Paley D. The Ilizarov corticotomy. Tech Orthop. 1990; 5(4): 41-52. https://journals.lww.com/techortho/Fulltext/1990/12000/The_Ilizarov_corticotomy.8.aspx

[81] Paley D, Tetsworth K. Percutaneous osteotomies. Osteotome and Gigli saw techniques. Orthop Clin N Am. 1991;22(4):613-24. PubMed PMID: 1945339. Epub 1991/10/01

[82] Paktiss AS, Gross RH. Afghan percutaneous osteotomy. J Pediatr Orthop. 1993;13(4):531-3. PubMed PMID: 8370790. Epub 1993/07/01

[83] Frierson M, Ibrahim K, Boles M, Bote H, Ganey T. Distraction osteogenesis. A comparison of corticotomy techniques. Clin Orthop Relat Res. 1994;301:19-24. PubMed PMID: 8156672

[84] Elmadag M, Uzer G, Yildiz F, Erden T, Bilsel K, Buyukpinarbasili N, et al. Comparison of four different techniques for performing an osteotomy: a biomechanical, radiological and histological study on rabbits tibias. Bone Joint J. 2015;97-B(12):1628-33. PubMed PMID: 26637676. Epub 2015/12/08

[85] Binski J. Taylor spatial frame in acute fracture care. Tech Orthop. 2002;17:173-84.

[86] Al-Sayyad MJ. Taylor spatial frame in the treatment of pediatric and adolescent tibial shaft fractures. J Pediatr Orthop. 2006;26(2):164-70. PubMed PMID: 16557128. Epub 2006/03/25.eng

[87] Eidelman M, Bialik V, Katzman A. Correction of deformities in children using the Taylor spatial frame. J Pediatr Orthop B. 2006;15:387-95.

[88] Rozbruch SR, Segal K, Ilizarov S, Fragomen AT, Ilizarov G. Does the Taylor spatial frame accurately correct tibial deformities? Clin Orthop Relat Res. 2009;468:1352-61.

[89] Paley D. Problems, obstacles, and complications of limb lengthening by the Ilizarov technique. Clin Orthop Relat Res. 1990;250:81-104. PubMed PMID: 2403498

[90] Antoci V, Ono CM, Antoci V Jr, Raney EM. Pin-tract infection during limb lengthening using external fixation. Am J Orthop. 2008;37(9):E150-4. PubMed PMID: 18982187

[91] Seide K, Faschingbauer M, Wenzl ME, Weinrich N, Juergens C. A hexapod robot external fixator for computer assisted fracture reduction and deformity correction. Int J Med Robot. 2004;1(1):64-9. PubMed PMID: 17520597. Epub 2007/05/24

[92] Rogers MJ, McFadyen I, Livingstone JA, Monsell F, Jackson M, Atkins RM. Computer hexapod assisted orthopaedic surgery (CHAOS) in the correction of long bone fracture and deformity. J Orthop Trauma. 2007;21(5):337-42. PubMed PMID: 17485999. Epub 2007/05/09

[93] Tang P, Hu L, Du H, Gong M, Zhang L. Novel 3D hexapod computer-assisted orthopaedic surgery system for closed diaphyseal fracture reduction. Int J Med Robot. 2012;8(1):17-24. PubMed PMID: 22081502. Epub 2011/11/15

[94] Du H, Hu L, Li C, Wang T, Zhao L, Li Y, et al. Advancing computer-assisted orthopaedic surgery using a hexapod device for closed diaphyseal fracture reduction. Int J Med Robot. 2015;11(3):348-59. PubMed PMID: 25242630. Epub 2014/09/23

[95] Hughes A, Parry M, Heidari N, Jackson M, Atkins R, Monsell F. Computer hexapod-assisted orthopaedic surgery for the correction of tibial deformities. J Orthop Trauma. 2016;30(7):e256-61. PubMed PMID: 27206256. Epub 2016/05/21

[96] Hughes A, Heidari N, Mitchell S, Livingstone J, Jackson M, Atkins R, et al. Computer hexapodassisted orthopaedic surgery provides a predictable and safe method of femoral deformity correction. Bone Joint J. 2017;99-B(2):283-8. PubMed PMID: 28148674. Epub 2017/02/06

膝关节周围创伤后骨缺损

Posttraumatic Bone Defects Around the Knee

Martijn van Griensven 著

周 剑 译

　　骨组织具有良好的愈合特性，对于＜2mm的骨缺损，在绝对稳定的情况下，皮质骨能够直接愈合[1]。当骨缺损较大时，骨折愈合过程将变得更加复杂，延迟愈合或不愈合率可达5%～10%，且高能量创伤后的骨折延迟愈合或不愈合率可达20%[2]。骨折出现延迟愈合或不愈合是由于再生能力不足。因此，手术除了需要提供稳定性，还需要修补骨缺损。骨缺损填充材料包括自体骨或同种异体骨及生物合成材料。生长因子和其他促骨愈合的刺激因子也可以添加到骨缺损材料中。因此，骨愈合的条件包括以下内容[3, 4]。

- 成骨潜能的细胞。
- 骨传导支架。
- 骨诱导刺激。
- 力学稳定环境。

　　这些条件被总结为"钻石法则"[3-5]。全世界约有4 000 000台手术使用了骨移植物或生物合成材料[2]。移植材料的选择由多种因素决定，如缺损大小、生物力学特性、生物活性和再吸收率等[2]。

一、骨移植材料

（一）自体骨移植材料

　　自体骨仍然是骨移植的金标准，成骨特性与移植物中成骨前体细胞和成骨细胞有关。自体骨需要通过合适的方法获取，以免损伤自体骨活性。如果操作不当，可能会发生骨坏死，导致自体骨移植失败。自体骨取出后需要迅速移植，保证其中所有细胞和生长因子的活性。

　　自体骨移植物中含有多种成骨刺激因子[6]，如骨形态发生蛋白2、骨形态发生蛋白4、成纤维细胞生长因子、血管内皮生长因子、血小板衍生生长因子和胰岛素样生长因子Ⅰ等。移植物的骨传导特性取决于其三维结构，这一结构对骨整合速度发挥着重要作用[7]。因此，松质骨移植物因具有多孔结构比皮质骨移植物愈合更快[8]。

　　自体骨移植物中的一种特殊类型是通过"扩髓－冲洗－吸引"（reamer/irrigator/aspirator，RIA）技术获取的移植材料。该技术最初用于预防长骨骨折患者扩髓时的肺部脂肪栓塞等并发症，通过对髓腔内容物不断地冲洗、抽吸，扩髓所致的压力大大减少[9, 10]。另外，冲洗及应用特殊的锋利钻头可以防止骨的热损伤[11]。

　　在运用RIA技术减少扩髓并发症的同时，术者发现，这些包含髓腔内容物的抽吸材料中含有间充质干细胞、生长因子及骨皮质粉末等重要组分，而在绵羊动物模型中重新植入这些材料可加速骨形成[12]。这些髓腔内容物可以通过过滤系统收集，运用RIA技术对整个股骨进行扩髓时，可以过滤25～90cm³的髓腔内容物材料[13]，既可用于填充截骨形成的骨缺损或骨间隙[14]，也可用于 Masquelet 手术第二阶段的大面积骨缺损[15]。

这些髓腔内容物复合材料同时具有骨诱导、骨传导和成骨特性[16]，其中的成骨活性主要来自间充质干细胞[6, 17]。实际上，这些来源于 RIA 的间充质干细胞能够分泌多种因子，诱导血管及骨组织生成[3, 18-20]。除干细胞外，RIA 材料中还有多种生长因子，其浓度与自体骨移植物相似[6, 17, 21-23]。

一项 Meta 分析比较了 RIA 术与自体骨取骨术，结果显示与髂骨取骨术相比，RIA 的并发症更少[24, 25]。RIA 主要并发症是股骨骨折[26]，术前根据股骨髓腔直径和皮质厚度选择合适钻头，可以降低股骨骨折的风险[27]。RIA 的另一个并发症是骨内膜血管的出血[28, 29]，但凝血系统几乎不受 RIA 影响[30]。

综上，自体骨移植是治疗骨缺损的最佳选择。尽管髂骨和股骨髓腔是自体骨的丰富来源，对于大的骨缺损，能获取的自体骨仍不足以填补缺损。此外，自体骨移植也伴随着取骨区疼痛、感染和骨折等相关并发症[7, 31]。因此，外科医生在治疗膝关节周围创伤后骨缺损时也需要考虑其他的移植材料。

（二）同种异体骨移植材料

同种异体骨一般取自尸体或关节置换术的患者。同种异体骨获取后需要进行相应的处理，如去除其中的活细胞成分，抑制排斥反应。当然这也是一个很大的缺点，因为去除了活细胞也就去除了异体骨的成骨活性。

商业化的同种异体骨是脱钙骨基质，有多种结构，如海绵状碎屑、凝胶、颗粒或骨泥等。这种商业化的脱钙骨因批次差异，其中的生长因子含量也不同，骨形态发生蛋白 2 的浓度范围为 22～110pg/mg[32]。骨形态发生蛋白 7 的浓度也存在差异。

除脱钙骨基质外，脱细胞的同种异体骨也已应用。此类同种异体骨通常较大，还可以根据 CT 成像进行订制[33, 34]。大块同种异体骨的血管化仍存在问题，可以通过覆盖骨皮瓣来解决[35]。

同种异体骨存在的普遍问题是潜在的疾病传播和免疫排斥反应。HIV 病毒病原体的传播为 1∶1 500 000，丙型肝炎为 1∶60 000，乙型肝炎为 1∶100 000[36]。

同种异体骨已被应用于肿瘤切除、创伤或关节翻修术中股骨远端或胫骨近端大段骨缺损的重建。在关节翻修术中使用同种异体骨修复骨缺损，能够提供良好的稳定性和骨再生能力[37-39]。组织学观察发现，同种异体骨与宿主骨能够实现良好的愈合[38]。然而，仍存在感染的可能性，导致同种异体骨吸收，骨再生失败[38, 39]。在极少数情况下，同种异体骨也会发生骨折[39]。

在 113 例肿瘤切除术后的骨缺损中使用同种异体骨重建，有 7.8% 的患者出现感染，但因伴随着放疗和（或）化疗，这一风险仍在预料范围之内。另外有 6 名患者发生了同种异体骨骨折。作者认为，在大段肿瘤切除术后，应用同种异体骨进行骨重建是一种可行的治疗方法[40]。

在创伤治疗中，同种异体骨也被用于大段的关键性骨缺损或不愈合性骨缺损中。22 例股骨远端不愈合的患者使用同种异体皮质骨重建后，均在平均 6.2 个月的时间内获得骨缺损区的完全愈合，且无并发症发生，膝关节运动功能良好[41]。

在急诊治疗时，同种异体骨也可用于大块骨缺损的重建。在一例合并 9cm 骨缺损的左侧开放性股骨骨折中，同种异体骨和额外的髓腔内容物用于骨重建，3 个月后骨痂形成，6 个月后骨折愈合[42]。在 3 例伴有广泛节段性骨缺损的开放性胫骨骨折中，同种异体松质骨与脱钙骨基质混合，填充于柱状钛笼中用于骨重建，1 年后，所有患者骨性愈合，钛笼内可见骨生长[43]。

（三）异种骨移植材料

异种骨是从人类以外的物种中获得的骨移植物，目前主要来源是牛。异种骨既可以烧结制成颗粒，也可以加工成块状或碎屑。这种来源于牛的材料主要用于颌面外科领域，用于填充牙槽腔、加固牙槽嵴和下颌骨。拔牙后在牙槽骨中填充冻干牛异种骨颗粒后，缺损区未发现明显的骨质吸收，而未填充的缺损区骨吸收明显[44]。组织学分析表明，用于加固下颌骨水平嵴的高纯度牛异种骨移植物能够诱导骨核和新骨生成[45]。此外，采用牛异种骨移植物修复内植物周围的骨缺损比自体骨再生能力更强[46]。

牛异种骨材料也用于修复创伤和矫形领域的骨缺损。1995 年，这种骨移植材料被用于椎间融合术，尽管材料本身具有优异的生物力学性能，但临床表现不佳，存在塌陷和移植物骨溶解现象[47]。在一项涉及 232 名患者的大型研究中，同种异体松质骨移植物与牛异种骨移植物比较，并没有差异，在组织学检查中观察到了相似的骨性结构。体外检测也发现，同种或异种移植物均具有良好的生物相容性。由此，作者得出结论，用于治疗骨缺损的材料之间没有明显差异[48]。

牛异种骨移植也被用于髋臼骨缺损的重建。在 85.7% 的患者中有新骨形成，新骨面积几乎占骨基质总面积的 2/3。14 例患者中有 12 例出现了异种骨的吸收。异种骨移植是安全的，因为在新骨形成的同时，未观察到炎症反应[49]。在骨盆区，牛松质骨也被用于修补髂骨取骨后遗留的骨缺损，94% 的患者在 4 个月内实现了髂嵴的融合。94% 的患者在 3 个月内出现了异种骨整合，且未出现严重并发症或免疫反应[50]。

在开放性楔形截骨术中使用牛异种骨移植物，47% 的患者观察到了鸟巢样的移植物残留，53% 的患者有新骨形成，所有患者均表现出骨愈合和不完全吸收的放射学征象。因此，牛异种骨具有良好的生物相容性和骨传导特性[51]。用牛异种骨移植物治疗 20 例胫骨骨缺损，平均愈合时间为 4.8 个月，未观察到任何免疫反应，结果令人满意[52]。用牛异种骨颗粒治疗髌骨、股骨和胫骨骨折，可使骨缺损区域愈合并增加骨量[53]。

因此，牛异种骨移植物看起来是安全的，因为在所有的研究中均未观察到免疫反应。此外，虽然牛异种骨与人工合成羟基磷灰石都需要较长的时间吸收，但仍能观察到新骨形成（见下文"人工合成骨材料"）。

（四）人工合成骨材料

合成骨移植物的优势是可以被生产出来并立即装运。自体骨需手术获取，因此增加了手术时间和风险。同种异体骨需要送到特定机构进行专业处理、检测，然后才能进行应用。合成骨材料可以制作成碎屑、颗粒、凝胶或糊状。有些材料是可以注射的，能够微创植入，这在膝关节周围骨缺损的治疗中具有较大的优势。此外，无论骨缺损是否规则，可注射的合成骨材料都能完美地植入骨缺损部位。

合成骨移植物可由多种生物材料制备，也可通过多种不同的技术制备，如盐浸、烧结、电纺、模具挤压、3D 打印等。目前，最常用的填充骨缺损的生物材料是羟基磷灰石和 β- 磷酸三钙，而天然骨干重量的 70% 是由羟基磷灰石组成的[2]。合成羟基磷灰石的吸收时间很长，有时甚至持续到植入后的数年，可能会造成植入部位的并发症[54]。而 β- 磷酸三钙比羟基磷灰石的吸收速度更快[55, 56]。β- 磷酸三钙已成功用于脊椎融合术和牙科手术[57, 58]，它还可用于治疗胫骨平台骨折周围的骨缺损[55, 59, 60]、肿瘤切除术后的大面积骨缺损[61] 及胫骨高位截骨术后的大面积骨缺损[62-64]。

为了将羟基磷灰石和 β- 磷酸三钙等合成骨材料进一步改进，人们将两者混合。这些混合物同时具有羟基磷灰石良好的生物力学特性和 β- 磷酸三钙合适的吸收率。在脊柱手术[65]、牙科手术[66] 和髋关节手术[67] 中，这种混合物得到良好的应用。羟基磷灰石与硫酸钙混合[68]，可以制作成可注射的骨移植材料。硫酸钙能够快速降解，在羟基磷灰石中留下"孔道"，利于骨的再生。目前，一项针对胫骨平台骨折行可注射的骨移植物或自体骨移植物填充的随机、多中心临床试验研究已经完成患者招募[69]，最终结果即将公布。

其他常用的合成骨材料有聚乳酸、聚乙醇酸、聚己内酯及其各自的聚合物[70]。这些植入物比陶瓷生物材料更柔软，因此更易塑形，同时比陶瓷材料更易加工。另外这些聚合物还具有生物降解和生物相容性。然而，仍需要考虑吸收时间，聚乳酸有时降解太快，聚己内酯则在植入2年后仍有残留。这些聚合材料中可以添加生长因子来增加其骨诱导性。

与天然骨相比，聚合物的机械强度和刚度不足。因此，它们通常与羟基磷灰石或β-磷酸三钙等陶瓷材料结合使用[71]。聚己内酯与β-磷酸三钙的组合已被用于重建大面积颅面骨缺损，效果良好[72]。新加坡国立大学医院的一项研究显示，使用聚己内酯/β-磷酸三钙支架重建眼眶骨折的80名患者效果良好[73]。类似的支架已用于胫骨平台骨折不愈合的病例[74]。

尽管在个别研究和病例中，此类人工合成骨显示出令人满意的临床效果，但在日常临床中应用很少。部分原因可能是这些产品的商业化程度很低。因此，合成骨材料市场主要被羟基磷灰石和β-磷酸三钙等产品占据。

二、骨移植的适应证

骨移植对治疗骨缺损是必要的，通过骨移植可以达到骨性愈合。对于长度大于骨直径1.5倍的节段性骨缺损[75]，近端和远端之间的距离太大，无法通过内在的骨再生自然桥接，这类病例适用骨移植。

用除骨移植以外的其他方法进行骨再生治疗无效或失败的病例，也是骨移植的适应证。此类骨折的不愈合可能有许多不同的原因，如稳定性不足、患者因素（如糖尿病、骨质疏松症、吸烟、肥胖、避孕药等）、感染、血运障碍等。当缺损太大、无法获取足够的自体骨移植物修复骨缺损时，可进行同种异体骨移植、异种骨移植，或者必要时考虑合成骨材料，或者将这些移植物组合使用。此外，为了增加无细胞移植物的成骨潜能，还可以添加骨髓或间充质干细胞。

其他适应证包括全膝关节翻修术中的大块骨缺损，以及胫骨高位截骨术中形成的开口样缺损。然而，对于开口角度<10°的截骨术，并不建议使用合成骨材料。开口角度>10°且由于上述因素存在骨折不愈合风险的患者，应使用自体骨移植物[76]。

在感染病例中，必须首先对缺损区清创，直至检测不到微生物，必要时进一步扩大缺损区，去除近端或远端坏死或严重感染的骨质，后续才能进行骨移植治疗。

参考文献

[1] Gaston MS, Simpson AH. Inhibition of fracture healing. J Bone Joint Surg Br. 2007;89:1553-60.

[2] Brydone AS, Meek D, Maclaine S. Bone grafting, orthopaedic biomaterials, and the clinical need for bone engineering. Proc Inst Mech Eng H. 2010;224:1329-43.

[3] Giannoudis PV, Einhorn TA, Marsh D. Fracture healing: the diamond concept. Injury. 2007;38(Suppl 4):S3-6.

[4] Giannoudis PV, Einhorn TA, Schmidmaier G, Marsh D. The diamond concept—open questions. Injury. 2008;39(Suppl 2):S5-8.

[5] Calori GM, Mazza E, Colombo M, Ripamonti C. The use of bone-graft substitutes in large bone defects: any specific

needs? Injury. 2011;42(Suppl 2):S56-63.

[6] Schmidmaier G, Herrmann S, Green J, Weber T, Scharfenberger A, Haas NP, Wildemann B. Quantitative assessment of growth factors in reaming aspirate, iliac crest, and platelet preparation. Bone. 2006;39:1156-63.

[7] Pape HC, Evans A, Kobbe P. Autologous bone graft: properties and techniques. J Orthop Trauma. 2010;24(Suppl 1):S36-40.

[8] Burchardt H. Biology of bone transplantation. Orthop Clin North Am. 1987;18:187-96.

[9] Husebye EE, Lyberg T, Opdahl H, Laurvik H, Roise O. Cardiopulmonary response to reamed intramedullary nailing of the femur comparing traditional reaming with a one-step reamer-irrigator-aspirator reaming system: an experimental study in pigs. J Trauma. 2010;69:E6-14.

[10] Mueller CA, Rahn BA. Intramedullary pressure increase and increase in cortical temperature during reaming of the femoral medullary cavity: the effect of draining the medullary contents before reaming. J Trauma. 2003;55:495-503. discussion 503.

[11] Higgins TF, Casey V, Bachus K. Cortical heat generation using an irrigating/aspirating single-pass reaming vs conventional stepwise reaming. J Orthop Trauma. 2007;21:192-7.

[12] Hammer TO, Wieling R, Green JM, Sudkamp NP, Schneider E, Muller CA. Effect of re-implanted particles from intramedullary reaming on mechanical properties and callus formation. A laboratory study. J Bone Joint Surg Br. 2007;89:1534-8.

[13] Conway JD. Autograft and nonunions: morbidity with intramedullary bone graft versus iliac crest bone graft. Orthop Clin North Am. 2010;41:75-84; table of contents.

[14] Seagrave RA, Sojka J, Goodyear A, Munns SW. Utilizing reamer irrigator aspirator (RIA) autograft for opening wedge high tibial osteotomy: a new surgical technique and report of three cases. Int J Surg Case Rep. 2014;5:37-42.

[15] Stafford PR, Norris BL. Reamer-irrigator-aspirator bone graft and bi Masquelet technique for segmental bone defect nonunions: a review of 25 cases. Injury. 2010;41(Suppl 2):S72-7.

[16] Giannoudis PV, Tzioupis C, Green J. Surgical techniques: how I do it? The Reamer/Irrigator/Aspirator (RIA) system. Injury. 2009;40:1231-6.

[17] Frolke JP, Nulend JK, Semeins CM, Bakker FC, Patka P, Haarman HJ. Viable osteoblastic potential of cortical reamings from intramedullary nailing. J Orthop Res. 2004;22:1271-5.

[18] Blokhuis TJ, Calori GM, Schmidmaier G. Autograft versus BMPs for the treatment of non-unions: what is the evidence? Injury. 2013;44(Suppl 1):S40-2.

[19] Giannoudis PV, Ahmad MA, Mineo GV, Tosounidis TI, Calori GM, Kanakaris NK. Subtrochanteric fracture non-unions with implant failure managed with the "Diamond" concept. Injury. 2013;44(Suppl 1):S76-81.

[20] Sagi HC, Young ML, Gerstenfeld L, Einhorn TA, Tornetta P. Qualitative and quantitative differences between bone graft obtained from the medullary canal (with a Reamer/Irrigator/Aspirator) and the iliac crest of the same patient. J Bone Joint Surg Am. 2012;94:2128-35.

[21] Frolke JP, Bakker FC, Patka P, Haarman HJ. Reaming debris in osteotomized sheep tibiae. J Trauma. 2001;50:65-9. Discussion 69-70.

[22] Trinkaus K, Wenisch S, Siemers C, Hose D, Schnettler R. [Reaming debris: a source of vital cells! First results of human specimens]. Unfallchirurg. 2005;108:650-6.

[23] Wenisch S, Trinkaus K, Hild A, Hose D, Herde K, Heiss C, Kilian O, Alt V, Schnettler R. Human reaming debris: a source of multipotent stem cells. Bone. 2005;36:74-83.

[24] Cox G, McGonagle D, Boxall SA, Buckley CT, Jones E, Giannoudis PV. The use of the reamer-irrigatoraspirator to harvest mesenchymal stem cells. J Bone Joint Surg Br. 2011; 93:517-24.

[25] Dimitriou R, Mataliotakis GI, Angoules AG, Kanakaris NK, Giannoudis PV. Complications following autologous bone graft harvesting from the iliac crest and using the RIA: a systematic review. Injury. 2011;42(Suppl 2):S3-15.

[26] Pratt DJ, Papagiannopoulos G, Rees PH, Quinnell R. The effects of medullary reaming on the torsional strength of the femur. Injury. 1987;18:177-9.

[27] Lowe JA, Della Rocca GJ, Murtha Y, Liporace FA, Stover MD, Nork SE, Crist BD. Complications associated with negative pressure reaming for harvesting autologous bone graft: a case series. J Orthop Trauma. 2010;24:46-52.

[28] Krettek C, Schandelmaier P, Tscherne H. Nonreamed interlocking nailing of closed tibial fractures with severe soft tissue injury. Clin Orthop Relat Res. 1995;34-47.

[29] McCall TA, Brokaw DS, Jelen BA, Scheid DK, Scharfenberger AV, Maar DC, Green JM, Shipps MR, Stone MB, Musapatika D, Weber TG. Treatment of large segmental bone defects with reamer-irrigatoraspirator bone graft: technique and case series. Orthop Clin North Am. 201041:63-73; table of contents.

[30] Husebye EE, Opdahl H, Roise O, Aspelin T, Lyberg T. Coagulation, fibrinolysis and cytokine responses to intramedullary nailing of the femur: an experimental study in pigs comparing traditional reaming and reaming with a one-step reamer-irrigator-aspirator system. Injury. 2011; 42: 630-7.

[31] Seiler JG 3rd, Johnson J. Iliac crest autogenous bone grafting: donor site complications. J South Orthop Assoc. 2000; 9:91-7.

[32] Bae H, Zhao L, Zhu D, Kanim LE, Wang JC, Delamarter RB. Variability across ten production lots of a single demineralized bone matrix product. J Bone Joint Surg Am. 2010; 92:427-35.

[33] Brune JC, Hesselbarth U, Seifert P, Nowack D, von Versen R, Smith MD, Seifert D. CT lesion modelbased structural allografts: custom fabrication and clinical experience. Transfus Med Hemother. 2012;39:395-404.

[34] Malhotra R, Garg B, Kumar V. Dual massive skeletal allograft in revision total knee arthroplasty. Indian J Orthop. 2011;45:368-71.

[35] Struckmann V, Schmidmaier G, Ferbert T, Kneser U, Kremer T. Reconstruction of extended bone defects using massive allografts combined with surgical angiogenesis: a case report. JBJS Case Connect. 2017;7:e10.

[36] Tomford WW. Transmission of disease through transplantation of musculoskeletal allografts. J Bone Joint Surg Am. 1995;77:1742-54.

[37] Chun CH, Kim JW, Kim SH, Kim BG, Chun KC, Kim KM. Clinical and radiological results of femoral head structural allograft for severe bone defects in revision TKA—a minimum 8-year follow-up. Knee. 2014;21:420-3.

[38] Engh GA, Ammeen DJ. Use of structural allograft in revision total knee arthroplasty in knees with severe tibial bone loss. J Bone Joint Surg Am. 2007;89:2640-7.

[39] Ghazavi MT, Stockley I, Yee G, Davis A, Gross AE. Reconstruction of massive bone defects with allograft in revision total knee arthroplasty. J Bone Joint Surg Am. 1997; 79:17-25.

[40] Gharedaghi M, Peivandi MT, Mazloomi M, Shoorin HR, Hasani M, Seyf P, Khazaee F. Evaluation of clinical results and complications of structural allograft reconstruction after bone tumor surgery. Arch Bone Jt Surg. 2016;4:236-42.

[41] Kanakeshwar RB, Jayaramaraju D, Agraharam D, Rajasekaran S. Management of resistant distal femur non-unions with allograft strut and autografts combined with osteosynthesis in a series of 22 patients. Injury. 2017; 48(Suppl 2):S14-s17.

[42] Jean JL, Wang SJ, Au MK. Treatment of a large segmental bone defect with allograft and autogenous bone marrow graft. J Formos Med Assoc. 1997;96:553-7.

[43] Attias N, Lindsey RW. Case reports: management of large segmental tibial defects using a cylindrical mesh cage. Clin Orthop Relat Res. 2006;450:259-66.

[44] Al Qabbani A, Al Kawas S, Razak NHA, Al Bayatti SW, Enezei HH, Samsudin AR, Sheikh Ab Hamid S. Three-dimensional radiological assessment of alveolar bone volume preservation using bovine bone xenograft. J Craniofac Surg. 2018;29:e203-9.

[45] Guarnieri R, DeVilliers P, Belleggia F. GBR using cross-linked collagen membrane and a new highly purified bovine xenograft (Laddec) in horizontal ridge augmentation: case report of clinical and histomorphometric analysis. Quintessence Int. 2015;46:717-24.

[46] Aghazadeh A, Rutger Persson G, Renvert S. A singlecentre randomized controlled clinical trial on the adjunct treatment of intra-bony defects with autogenous bone or a xenograft: results after 12 months. J Clin Periodontol. 2012;39:666-73.

[47] Hess T, Gleitz M, Hanser U, Mittelmeier H, Kubale R. [Primary stability of autologous and heterologous implants for intervertebral body spondylodesis]. Z Orthop Ihre Grenzgeb. 1995;133:222-6.

[48] Kubosch EJ, Bernstein A, Wolf L, Fretwurst T, Nelson K, Schmal H. Clinical trial and in-vitro study comparing the efficacy of treating bony lesions with allografts versus synthetic or highly-processed xenogeneic bone grafts. BMC Musculoskelet Disord. 2016;17:77.

[49] Ribeiro TA, Coussirat C, Pagnussato F, Diesel CV, Macedo FC, Macedo CA, Galia CR. Lyophilized xenograft: a case series of histological analysis of biopsies. Cell Tissue Bank. 2015;16:227-33.

[50] Makridis KG, Ahmad MA, Kanakaris NK, Fragkakis EM, Giannoudis PV. Reconstruction of iliac crest with bovine cancellous allograft after bone graft harvest for symphysis pubis arthrodesis. Int Orthop. 2012;36:1701-7.

[51] Meyer S, Floerkemeier T, Windhagen H. Histological osseointegration of Tutobone: first results in human. Arch Orthop Trauma Surg. 2008;128:539-44.

[52] Wang ZG, Liu J, Hu YY, Meng GL, Jin GL, Yuan Z, Wang HQ, Dai XW. Treatment of tibial defect and bone nonunion with limb shortening with external fixator and reconstituted bone xenograft. Chin J Traumatol. 2003;6:91-8.

[53] Tsai WC, Liao CJ, Wu CT, Liu CY, Lin SC, Young TH, Wu SS, Liu HC. Clinical result of sintered bovine hydroxyapatite bone substitute: analysis of the interface reaction between tissue and bone substitute. J Orthop Sci. 2010; 15:223-32.

[54] Khan SN, Tomin E, Lane JM. Clinical applications of bone graft substitutes. Orthop Clin North Am. 2000;31:389-98.

[55] Hanke A, Baumlein M, Lang S, Gueorguiev B, Nerlich M, Perren T, Rillmann P, Ryf C, Miclau T, Loibl M. Long-term radiographic appearance of calcium-phosphate synthetic bone grafts after surgical treatment of tibial plateau fractures. Injury. 2017;48:2807-13.

[56] Onodera J, Kondo E, Omizu N, Ueda D, Yagi T, Yasuda K. Beta-tricalcium phosphate shows superior absorption rate and osteoconductivity compared to hydroxyapatite in open-wedge high tibial osteotomy. Knee Surg Sports Traumatol Arthrosc. 2014;22:2763-70.

[57] Epstein NE. Beta tricalcium phosphate: observation of use in 100 posterolateral lumbar instrumented fusions. Spine J. 2009;9:630-8.

[58] Ogose A, Hotta T, Kawashima H, Kondo N, Gu W, Kamura T, Endo N. Comparison of hydroxyapatite and beta tricalcium phosphate as bone substitutes after excision of bone tumors. J Biomed Mater Res B Appl Biomater. 2005; 72: 94-101.

[59] Rolvien T, Barvencik F, Klatte TO, Busse B, Hahn M, Rueger JM, Rupprecht M. ss-TCP bone substitutes in tibial plateau depression fractures. Knee. 2017;24:1138-45.

[60] Shen C, Ma J, Chen XD, Dai LY. The use of beta TCP in the surgical treatment of tibial plateau fractures. Knee Surg Sports Traumatol Arthrosc. 2009;17:1406-11.

[61] Sakamoto A. Reconstruction with beta-tricalcium phosphate for giant cell tumor of bone around the knee. J Knee Surg. 2017; 30:75-7.

[62] Choi WC, Kim B, Kim U, Lee Y, Kim JH. Gap healing after medial open-wedge high tibial osteotomy using injectable beta-tricalcium phosphate. J Orthop Surg (Hong Kong). 2017;25:2309499017727942.

[63] Hernigou P, Roussignol X, Flouzat-Lachaniette CH, Filippini P, Guissou I, Poignard A. Opening wedge tibial osteotomy for large varus deformity with Ceraver resorbable

beta tricalcium phosphate wedges. Int Orthop. 2010;34:191-9.

[64] Takeuchi R, Bito H, Akamatsu Y, Shiraishi T, Morishita S, Koshino T, Saito T. In vitro stability of open wedge high tibial osteotomy with synthetic bone graft. Knee. 2010; 17: 217-20.

[65] Moro-Barrero L, Acebal-Cortina G, Suarez-Suarez M, Perez-Redondo J, Murcia-Mazon A, Lopez-Muniz A. Radiographic analysis of fusion mass using fresh autologous bone marrow with ceramic composites as an alternative to autologous bone graft. J Spinal Disord Tech. 2007;20:409-15.

[66] Friedmann A, Dard M, Kleber BM, Bernimoulin JP, Bosshardt DD. Ridge augmentation and maxillary sinus grafting with a biphasic calcium phosphate: histologic and histomorphometric observations. Clin Oral Implants Res. 2009;20:708-14.

[67] Blom AW, Wylde V, Livesey C, Whitehouse MR, Eastaugh-Waring S, Bannister GC, Learmonth ID. Impaction bone grafting of the acetabulum at hip revision using a mix of bone chips and a biphasic porous ceramic bone graft substitute. Acta Orthop. 2009;80:150-4.

[68] Nilsson M, Fernandez E, Sarda S, Lidgren L, Planell JA. Characterization of a novel calcium phosphate/sulphate bone cement. J Biomed Mater Res. 2002;61:600-7.

[69] Nusselt T, Hofmann A, Wachtlin D, Gorbulev S, Rommens PM. CERAMENT treatment of fracture defects (CERTiFy): protocol for a prospective, multicenter, randomized study investigating the use of CERAMENT BONE VOID FILLER in tibial plateau fractures. Trials. 2014;15:75.

[70] Polo-Corrales L, Latorre-Esteves M, Ramirez-Vick JE. Scaffold design for bone regeneration. J Nanosci Nanotechnol. 2014;14:15-56.

[71] Barber FA, Spenciner DB, Bhattacharyya S, Miller LE. Biocomposite implants composed of poly(lactideco-glycolide)/beta-tricalcium phosphate: systematic review of imaging, complication, and performance outcomes. Arthroscopy. 2017;33:683-9.

[72] Probst FA, Hutmacher DW, Muller DF, Machens HG, Schantz JT. [Calvarial reconstruction by customized bioactive implant]. Handchir Mikrochir Plast Chir. 2010; 42: 369-73.

[73] National University Hospital Singapore. Polycaprolactone/tricalcium phosphate (PCL/TCP) v titanium orbital implant: randomised trial. ClinicalTrial.gov Identifer: NCT01119144; 2014.

[74] van Griensven M, Biberthaler P, Rosado Balmayor E. Clinical approaches to the healing of long bone defects. In: Schantz JT, Hutmacher DW, editors. Advanced therapies in regenerative medicine. Singapore: World Scientifc; 2015. p. 217-31.

[75] Key JA. The effect of a local calcium depot on osteogenesis and healing of fractures. J Bone Joint Surg Am. 1934; 16: 176-84.

[76] Aryee S, Imhoff AB, Rose T, Tischer T. Do we need synthetic osteotomy augmentation materials for opening-wedge high tibial osteotomy. Biomaterials. 2008;29:3497-502.

第 21 章

膝关节周围骨折后韧带损伤的处理

Management of Ligament Injuries Following Fractures Around the Knee

John Keating　著

吕胜松　译

一、膝关节周围骨折后韧带损伤的流行病学

与骨折相关的韧带损伤和膝关节周围的其他软组织损伤，通常是高能量创伤的结果，常见于年轻的成年男性。而目前，股骨远端骨折和胫骨近端骨折在老年患者中最常见，在这类患者中，骨质疏松是其共同特点，因此，大多数膝关节周围骨折是低能量创伤的结果。在爱丁堡骨科创伤中心，连续出现的 888 例胫骨平台骨折患者的年龄分布如图 21-1 所示。可以看出，患者年龄整体呈双峰分布，主要峰值在 60—80 岁，而较小的峰值出现在承受高能量创伤的年轻患者中，股骨远端骨折也存在同样的年龄分布模式。骨折相关的软组织损伤最有可能发生在高能量创伤且相对年轻的年龄组，治疗中需要特别注意。

关节周围骨折和软组织损伤

临床和关节镜检查结果发现了相当高的软组织损伤发生率，主要涉及半月板撕裂和韧带损伤 [1, 2]。Meybodi 等 [1] 通过临床检查、逆行髓内钉操作中的评估和一些关节镜检查对 44 例股骨干骨折患者的同侧膝关节进行了评估，其中半月板撕裂发生率为 27%，ACL 损伤发生率为 41%。然而，在该系列中只有 2 例 ACL 完全撕裂和 2

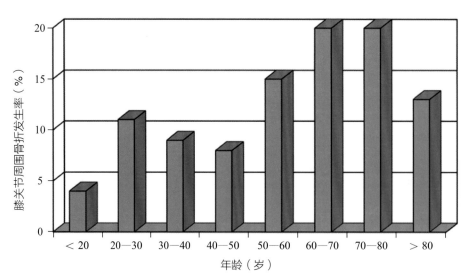

▲ 图 21-1　膝关节周围骨折的年龄分布。呈双峰分布，前一个峰值为年轻患者的高能量骨折，后一个峰值为老年患者的骨质疏松性骨折

例 PCL 部分撕裂。作者没有具体描述半月板撕裂的程度。作者还发现了 34% 的 MCL 和 9% 的 PLC 松弛，但并没有具体说明这些韧带损伤是否需要手术重建。

Ebrahimzadeh 等[2] 检查了 80 例内固定治疗的股骨远端骨折和胫骨平台骨折患者，42% 的股骨远端骨折患者前方不稳定、24% 后方不稳定；26% 的胫骨平台骨折患者前方不稳定，7% 后方不稳定。且分别有 50% 和 28% 的股骨远端骨折患者存在内侧和外侧不稳定，而内侧和外侧不稳定在胫骨平台骨折的发生率分别为 24% 和 14%。作者并未说明这些韧带不稳定是否需要重建，但使用 Lysholm 评分评估，两组骨折中 80% 的患者结果优良。

股骨远端骨折和胫骨平台骨折后 MRI 的检查结果揭示了软组织损伤的高发生率。特别是胫骨外侧平台骨折常伴随着内侧副韧带（MCL）损伤和半月板损伤的高发。在早期的一项研究中，Colletti 等[3] 发现 29 例胫骨平台骨折中，97% 的病例伴随软组织异常。Shepherd 等[4] 报道了 20 例无移位的胫骨平台骨折患者的 MRI 扫描结果，其中 18 例（90%）伴随软组织异常。他们发现 80% 的患者合并半月板撕裂，40% 的患者合并他们所描述的韧带完全撕裂。最近的研究通过更多的病例明确了这一发现。Gardner 等[5] 报道了 103 例移位胫骨平台骨折的 MRI 扫描结果，其中只有 1 例患者没有软组织异常。他们注意到 79 例（77%）患者合并 1 个或更多的交叉韧带或侧副韧带的完全撕裂或撕脱。他们还发现，94 例患者（91%）合并有外侧半月板的病理性改变，45 例患者（44%）合并内侧半月板的撕裂，70 例患者（68%）合并 1 个或多个膝关节后外侧角结构的撕裂。

尽管如此，同时修复骨折和软组织损伤并不常见。Warner 等[6] 报道了 82 例内固定治疗的胫骨平台骨折的临床结果，虽然 73% 的骨折在术前

MRI 扫描中合并软组织异常，但只有 2 例（2%）需要后续的软组织修复治疗。同样，在 448 例膝关节周围骨折患者中，Kim 等[7] 仅在 7.8% 的患者中描述了 PCL 损伤。文献中也很少有提出骨折治疗需要同时进行或随后进行软组织修复。

因此有可能，在 MRI 扫描中发现的许多软组织异常，都不是很严重的损伤，其临床重要性并不值得手术重建，很少导致晚期的不稳定。严重的韧带和软组织损伤在股骨远端骨折中更少见。

PCL 撕裂与胫骨平台和股骨干骨折均相关，但实际上在股骨远端骨折中非常罕见[7]。PCL 撕裂常发生于正面撞击，胫骨向后方移位，撕裂韧带。对于年轻患者的高能股骨干骨折，需要高度怀疑这一损伤。

胫骨棘撕脱骨折可发生在任何年龄，其中胫骨前棘骨折比 PCL 骨性撕脱更常见。在成人骨科中，这些损伤的平均年龄为 35 岁，在男性患者中更为常见，是女性的 2 倍[8]。与 PCL 撕脱相比，83% 的病例为单纯的跌倒或运动损伤。

PCL 骨性撕脱并不常见，多发生在高能量的机动车事故中。在一个系统性综述中，Hooper 等[9] 回顾了 28 项研究，包括 637 例 PCL 胫骨止点撕脱患者，其中，16.8% 的患者伴有半月板撕裂，这些撕裂更常累及内侧半月板；19% 的患者合并韧带损伤，并均匀分布在 MCL、后外侧角和 ACL 撕裂之中。

Segond 骨折是位于胫骨平台前外侧缘的撕脱性损伤，它几乎总是与前交叉韧带撕裂有关。现在通常认为，Segond 骨折是前外侧韧带复合体的撕脱伤，在 94% 的病例中，骨折块附着在 ITB 的后束和外侧关节囊[10]（图 21-2）。在前交叉韧带撕裂的患者中，这种骨折的发生率为 6%[11]。所谓的反 Segond 骨折也有报道[12]，这是内侧平台的撕脱骨折，据说与 PCL 损伤相关，但这种撕脱骨折在临床中并不常见，报道的病例相对较少[13]。

最后需注意，前内侧平台骨折中存在着后外

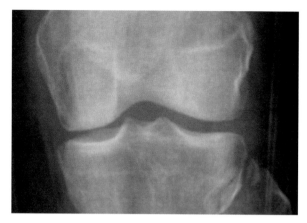

▲ 图 21-2　膝关节前后位 X 线片显示 Segond 骨折，为外侧平台的撕脱骨折，通常伴前交叉韧带撕裂

侧角破裂或 PCL 撕裂的可能性。这种骨折类型由过伸和内翻暴力导致，这种暴力会导致 PCL 损伤，并可能发生 PLC 断裂[14, 15]。

二、临床评估和影像学检查

膝关节周围骨折和伴随软组织损伤的评估是很困难的。常规的临床诊断试验在不稳定的股骨远端骨折或胫骨近端骨折中很难进行。例如，在外侧胫骨平台骨折中，由于膝关节疼痛和骨折导致的外翻应力下的不稳定，不可能对内侧副韧带进行有意义的检查。鉴于这些患者中许多人存在其他部位的损伤，应依据 ATLS 指南对其进行仔细的临床评估，尤其是对于高能量创伤患者。

评估膝关节周围的软组织情况非常重要，广泛存在的皮肤损伤或水疱会影响手术的时间和性质。血管损伤并不常见，但在骨折脱位时，血管损伤是一种公认的潜在风险，因此记录肢体血管的完整性是必不可少的。腓总神经在内翻应力导致的骨折中容易损伤，11% 的胫骨内侧平台骨折病例合并腓总神经的麻痹，因此记录肢体的神经系统状态也很重要，以便在任何手术干预前发现这些并发症。最后，高能量的骨折脱位与筋膜室综合征的发生相关。如果有任何疑问，建议测量小腿的筋膜室压力。

X 线片虽能显示骨折，但对于复杂的损伤类型，单纯的 X 线检查并不足以明确损伤部位的解剖结构。而 CT 在大多数情况下是必要的，可以准确地显示骨折的解剖部位，冠状面和矢状面的二维重建是非常有用的补充手段。它们特别有助于显示骨折平面和累及范围，尤其是当 X 线片难以看到和评估的时候，如股骨远端的 Hoffa 骨折和胫骨平台骨折中胫骨棘前后组分的移位。复杂骨折的三维重建也非常有助于辨别骨折类型，尤其是在胫骨平台骨折中，三维重建可能会影响手术入路的选择。

如果对膝关节周围骨折进行常规的 MRI 检查，软组织损伤的发生率将会很高。在大多数情况下，半月板和韧带损伤不会导致需要二期重建的晚期症状。因此，MRI 应在韧带或半月板损伤高发的骨折类型中应用，在过伸反曲型的胫骨平台骨折或怀疑累及其他韧带的胫骨棘撕脱骨折中，尤其应考虑到这一点。最后，膝关节骨折脱位可能与血管损伤有关，如果有任何病史或在任何时候的体检中发现缺血性改变，均应考虑进行血管造影。

三、半月板损伤

半月板撕裂可发生在股骨远端骨折和胫骨平台骨折中。然而，它们最常与胫骨平台骨折相关，特别是劈裂和劈裂塌陷型的外侧胫骨平台骨折[16]。在我们的病例中，26% 的劈裂塌陷性骨折合并外侧半月板的撕脱，这与 Wang 等[17] 的报道相同，并且半月板撕脱通常与骨折发生在同一侧。小的放射状撕裂也经常发生，但不会造成结构上的不稳定，很少需要进行手术干预。而更常见的边缘撕裂通常累及外侧半月板并伴有外侧胫骨平台骨折。此时，外侧半月板的前半部分分离后向内侧移位，并可在骨折中嵌顿，阻挡复位（图 21-3）。半月板撕裂的发生率与骨折移位程度相关，骨折相关的胫骨平台增宽增加了相关软

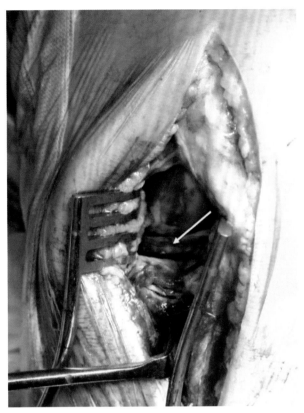

▲ 图 21-3　前外侧关节切开显示与外侧平台骨折相关的外侧半月板前半部分的分离，箭指示分离的外侧半月板

组织损伤，尤其是半月板撕裂的风险[18]。一般来说，平台增宽＞7mm 与半月板撕裂的高发生率相关[17]。如在不能直视关节面的情况下，采用经皮方法固定移位的劈裂骨折，必须注意半月板的损伤情况。在尝试经皮复位前，术前 MRI 检查或术中关节镜检查确保半月板的复位是必要的。

内侧半月板撕裂也可发生在移位的内侧胫骨平台骨折中，但这并不常见。在内侧和外侧半月板机械性不稳定的情况下，撕裂大多为外周分离，因此，保留半月板的修复手术比半月板切除更可取，这样可以减少复发性撕裂的风险。

常用的手术技术包括骨折的开放显露和使用缝线牵开半月板，使其远离骨折平面，允许骨折复位。骨折固定后，将半月板用间断缝合或使用半月板修复锚钉重新缝合到关节囊上。因半月板修复是在血管化良好的周边区域进行，故很少出

现失败。

处理外侧平台骨折中移位的外侧半月板撕裂的关键手术步骤如下。

- 显露外侧胫骨平台。
- 在半月板平面以上进行关节前外侧切开术。
- 清除关节血肿。
- 切口向下方延伸以便识别半月板。
- 如果有半月板分离，使用缝线对前角施加牵引力。
- 如有需要，牵开外侧半月板使其高出骨折平面。
- 清理骨折端并复位骨折。
- 从后方开始，自半月板边缘到半月板关节囊附着处间断缝合。
- 固定外侧平台骨折。
- 将半月板缝合线从后到前打结。
- 关闭切口。

四、侧副韧带损伤

如上所述，任何类型的关节周围骨折都可能发生侧副韧带复合体的损伤。MCL 损伤与外侧胫骨平台骨折的相关性较高，这也是临床中常见的损伤类型。

大多数情况下，内侧副韧带是Ⅰ度或Ⅱ度扭伤，很少需要手术治疗。骨折固定后，可以在麻醉下进行查体，如果发现韧带松弛，术后可考虑使用铰链式膝关节支具固定 6 周。如果 MCL 稳定，则不需要任何支具。一般来说，大多数 MCL 扭伤会愈合，不需要重建。在少数残留不稳定的病例中，可以进行后期重建。膝关节 MCL 扭伤在运动损伤中非常常见，但很少出现骨性的撕脱，即使出现也通常发生在股骨附着部位。内侧副韧带扭伤（MCL）后，股骨内侧髁区域的钙化通常被称为 Pellegrini-Stieda 综合征[19, 20]（图 21-4）。这主要是由于韧带止点的撕脱和随后的钙化造成的。7% 的 MCL 扭伤会出现这种情况，

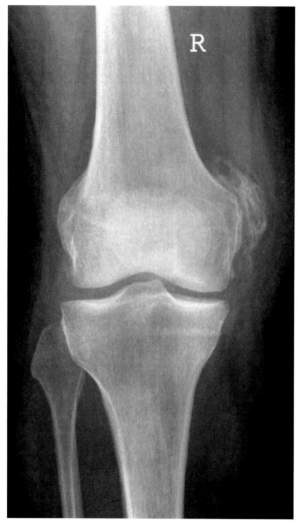

▲ 图 21-4 内侧髁附近的钙化通常被称为 Pellegrini-Stieda 综合征，是一种内侧副韧带损伤的偶发并发症，恢复时间较长

临床恢复时间更长。

多种手术技术可用于 MCL 的重建，作者最喜欢的是自体腘绳肌肌腱重建（通常是半腱肌）。在鹅足水平分离腘绳肌肌腱，保留肌腱的远端附着，游离端重新附着于 MCL 在内侧髁的止点。通常有足够长的肌腱使游离端向下拉到鹅足止点水平，在那里将游离端缝合到远端肌腱上。MCL 重建后，患者在铰链式支具保护下活动，伸展和 90° 膝关节屈曲，持续 6 周，然后可以拆除支具。

后外侧韧带复合体的损伤与前内侧胫骨平台骨折相关（图 21-5），除了 CT 显示骨折形态外，

这类骨折应在手术前进行 MRI 扫描，以明确韧带损伤的程度，因为除了 PLC 破坏外，也可能合并 PCL 的撕裂。这类损伤模式存在腓总神经麻痹的风险，所以手术前有必要对腓总神经进行临床评估。骨折的固定最常使用内侧支撑钢板。内侧平台可通过前内侧切口显露，骨膜下剥离 MCL 和鹅足显露前内侧平台。在大多数情况下，关节面的骨折类型并不复杂，并不总是需要行关节切开。然而，在内侧平台的软骨下骨可能有大量的粉碎性骨折。偶尔也需要用自体骨移植物，同种异体股骨头移植物或磷酸钙骨水泥填充这一区域，以实现稳定的固定。

后外侧角损伤的处理取决于其松弛的程度，这最好在骨折固定后再进行评估，而不应仅考虑 MRI 的结果。骨折固定后，如在完全伸直位膝关节明显松弛，最好进行手术治疗；而完全伸直位内翻轻微松弛的患者可以使用铰链式支具，与 MCL 扭伤的方案相同。

由于 PLC 破坏，完全伸直位不稳定的患者需要手术修复或重建，时间取决于骨折的复杂程度和所需的固定。如果骨折为简单的前内侧骨折，支撑钢板治疗耗时不长，则可同时进行后外侧探查和手术。如果骨折类型复杂，如斜行劈裂压缩骨折，骨重建可能会耗时较长，后外侧角的重建会使止血带时间延长，增加术后并发症。在这种情况下，需要在骨折复位后 5～7 天进行手术探查后外侧角。同时进行骨折固定和后外侧角探查的优点是，如果需要，可以从内侧切取腘绳肌腱，用于后外侧角的重建。

对于后外侧角不稳定的患者，主要的选择是手术修复和重建。如果后外侧角结构全层与腓骨头和腓骨近端分离（常见损伤类型），那么使用缝合锚钉重新修复后外侧角是可行的。如果损伤更为复杂，后外侧角组成的中部撕裂，则可以尝试修复单个结构。但也应该考虑通过重建技术加强修复，通常使用自体腘绳肌肌腱或同种异体移

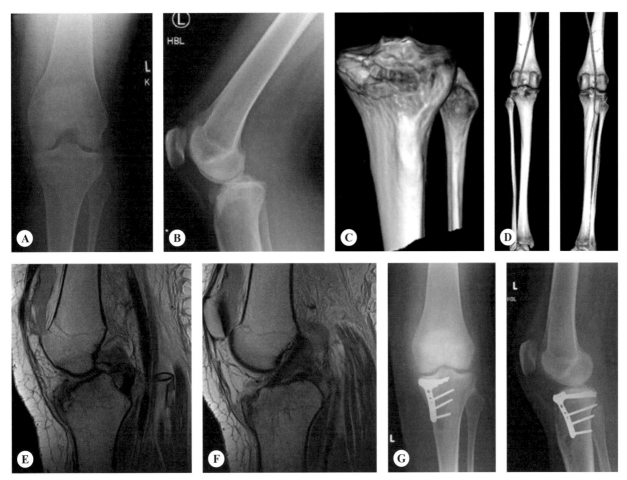

▲ 图 21-5　**A** 和 **B.** 前内侧胫骨平台骨折前后位和侧位摄片，这种骨折类型与 **PCL** 和后外侧角韧带损伤有关；**C.** 三维 **CT** 重建显示骨折位于前内侧；**D.** 远端脉搏不可触及，**CTA** 提示腘动脉损伤；**E** 和 **F.** 同一患者的 **MRI** 证实 **PCL** 完全撕裂，但 **ACL** 完整；**G.** 治疗包括骨折固定和血管修复及二期 **PCL** 重建

植肌腱来重建被破坏的后外侧角组分[21]。很多技术已被描述用来修复各种损伤，但在目前实践中使用的技术仍存在较多的差异[22]。

五、腓骨头撕脱骨折

另一种膝关节复杂骨折脱位中后外侧角受累的情况是腓骨头撕脱骨折（图 21-6），这可能被视为多发韧带软组织损伤的一部分或胫骨平台骨折的合并损伤。腓骨头是后外侧角复合体几个重要组成部分的止点，包括股二头肌肌腱、外侧副韧带、腘腓韧带和豆腓韧带。因此，移位的腓骨头的撕脱骨折会损害后外侧角的稳定性。

腓骨头的移位骨折应进行固定，螺钉固定是一种选择，但如果撕脱的腓骨头粉碎，螺钉固定则不够坚强。此时可以考虑张力带固定，即使有小的骨折块或骨折粉碎，张力带技术也是可行的。其他合并的软组织损伤和后外侧角损伤，如胫骨上关节囊的撕脱，必要时可以用缝合锚钉重新固定。

股骨外侧副韧带止点的撕脱已被介绍过，但这是罕见的。如果骨折块很大且发生了移位，则可以进行螺钉固定。如果骨折块很小或粉碎，则可以进行软组织修复或重建。

六、交叉韧带损伤

ACL 或 PCL 的骨性撕脱是常见的骨折，可

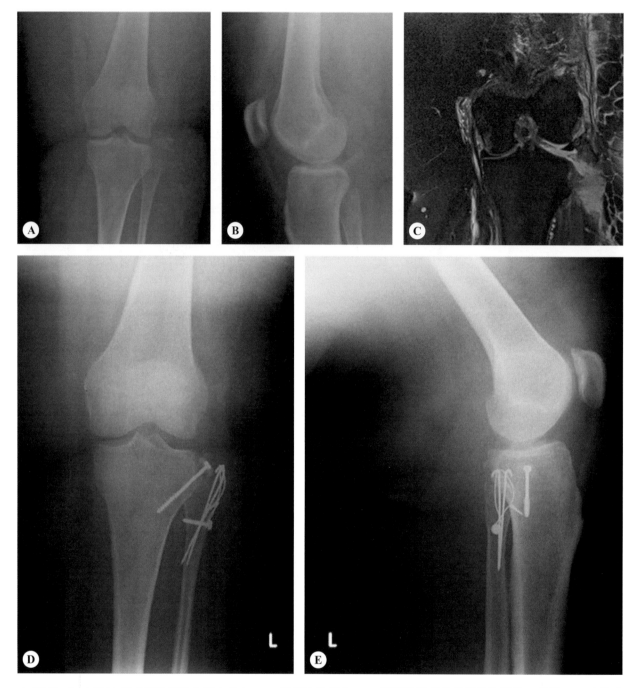

▲ 图 21-6　A 和 B. 后外侧角损伤合并大的 Segond 骨折块并伴有 ACL 撕裂的膝关节前后位和侧位 X 线片；C. 确认后外侧角的损伤的 MRI 图像；D 和 E. 前后位和侧位 X 线片显示腓骨头撕脱的张力带固定和 Segond 损伤的螺钉固定

单独发生或与更复杂的骨折类型联合发生，其中 ACL 的撕脱比 PCL 更为常见（图 21-7）。所有年龄组均可见胫骨棘前交叉韧带止点的撕脱，它可能合并其他韧带的损伤，因此临床评估非常重要。通常 ACL 撕脱是一种孤立损伤，治疗方式取决于骨折移位的程度。根据移位程度，ACL 骨性撕脱可分为三种类型，Ⅰ 型骨折无移位，髁间棘前方只有非常轻微的抬高；Ⅱ 型骨折移位伴髁间棘前方的抬高；Ⅲ A 型为抬高的完全撕脱骨折，Ⅲ B 型为完全撕脱并伴骨折块的旋转。在

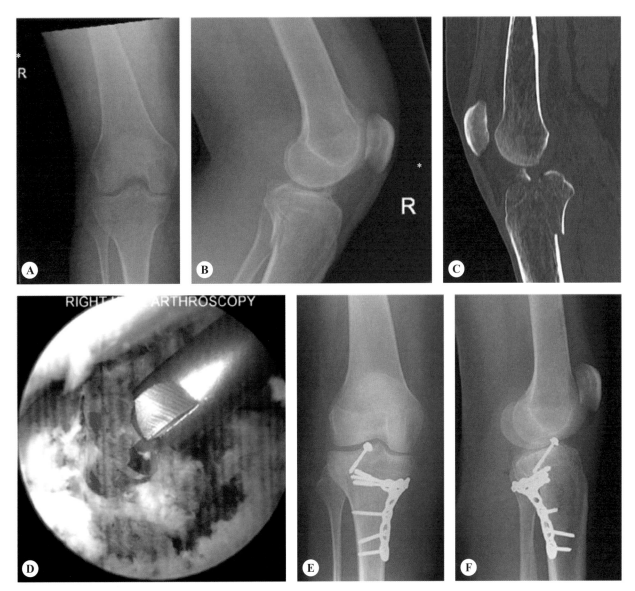

▲ 图 21-7　**A** 和 **B.** 胫骨平台后内侧骨折伴胫骨棘撕脱；**C.** 二维 CT 重建显示胫骨棘撕脱骨折和大的移位的后内侧骨块；**D** 至 **F.** 关节镜下胫骨棘螺钉固定和术后的前后位、侧位 X 线片，关节镜下固定胫骨棘骨折块后再进行后内侧骨折块的固定

X 线片上很难判断骨折移位的程度和骨折块的大小，而 CT 是最有用的影像工具，可以明确骨折块的大小和移位程度。

　　Ⅰ 型骨折可以保守治疗，在前 2～3 周用石膏或完全伸直的支具固定，之后更换为铰链式支具，逐步进行屈曲活动，在伤后 6 周拆除支具。而对于 Ⅱ 型和 Ⅲ 型骨折，内固定是首选，即使 Ⅱ 型骨折能够愈合，也会因胫骨棘的抬高造成髁间切迹区域的撞击，影响膝关节的完全伸直。对于

孤立的胫骨棘撕脱骨折，关节镜下复位和固定是可行的。如关节镜下无法实现准确复位，则可在前内侧切开关节辅助复位。螺钉位置不应太靠前，以减少撞击的风险。术后处理与 Ⅰ 型骨折相同。在大多数病例中，修复后可以恢复正常功能。但在 15% 的病例中，由于韧带愈合不良或损伤及随后的延长和强度下降，前交叉韧带会松弛，导致不稳定的发生[8]。如果存在明显的不稳定，可能需要进行 ACL 重建。

PCL 的骨性撕脱并不常见，但可以类似的方式进行分型和治疗（图 21-8）。未移位的骨折可以用非手术方式治疗。移位的骨折应考虑手术治疗。关节镜复位的技术已被介绍，但这些技术要

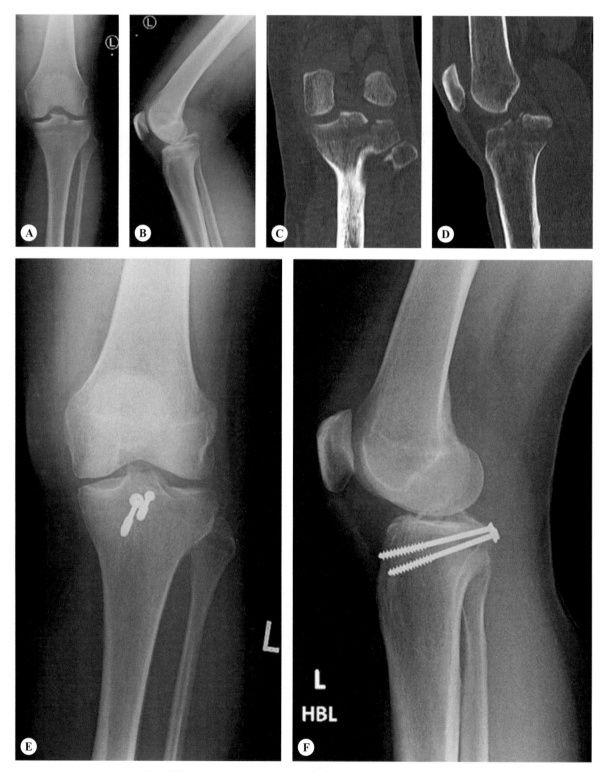

▲ 图 21-8　A 和 B. 前后位和侧位 X 线片显示 PCL 的骨性撕脱；C 和 D. 二维 CT 重建显示大的 PCL 撕脱骨折块；E 和 F. 术后 X 线片显示骨折块已固定，固定通过俯卧位下的直接后内侧入路进行

求很高[9]。切开复位是一种选择，但需经膝关节后侧或后内侧显露，因此，所涉及的结构比胫骨前棘更多。如果骨折块很小且粉碎，采用 PCL 支具的非手术治疗也是一个很好的选择。许多患者并不会出现不稳定，而关节镜下的 PCL 重建，可以在后期进行。

胫骨棘骨折也可发生于复杂的胫骨平台骨折中，胫骨棘骨折块的复位和固定通常可以通过处理损其他损伤部位的入路来完成。Abdel-Hamid 等[16] 报道，ACL 和 PCL 损伤多见于胫骨内侧平台骨折和双髁骨折，其中大多数为骨性撕脱。髁间棘中间的骨折也可能会发生，但并不常见，仅发生于＜5% 的病例中。

七、前内侧胫骨平台骨折

这类骨折与后外侧角韧带的损伤相关，也可能合并 PCL 或 ACL 损伤（图 21-5）。Chiba 等

（2001）指出该类型骨折涉及了胫骨内侧平台前方的小范围压缩，并与 PCL 断裂相关。这种骨折类型与韧带断裂的关系虽已被确认，但文献中鲜有记录，相关病例也很少[15]。当骨折与 PLC 损伤相关时，可遵循上述方案治疗。同时进行骨折固定和 PCL/PLC 重建耗时较长，可能无法在单次止血带时间内完成，因此，手术可能需要分期进行。在骨折固定时需要仔细植入螺钉，以便后续进行 PCL 重建。理想情况下，骨和韧带结构的修复都应由具有技术专长的医生进行。

八、斜行劈裂塌陷骨折

AO/OTA 分类中的 B3.3 型骨折，是一类软组织损伤发生率较高的胫骨平台骨折脱位（图 21-9）。典型骨折的斜行骨折线起于胫骨平台的内下方，延伸至髁间或外侧平台，通常由高能量的内翻暴力导致。骨折粉碎时，可能会累及 ACL 和 PCL

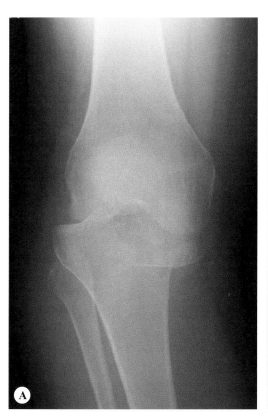 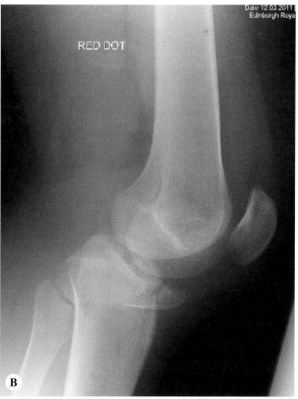

▲ 图 21-9　A 和 B. 高能量的斜行劈裂压缩骨折脱位，这一损伤类型非常不稳定，通常与软组织损伤有关，包括 PCL、后外侧角结构的破坏及腓总神经麻痹

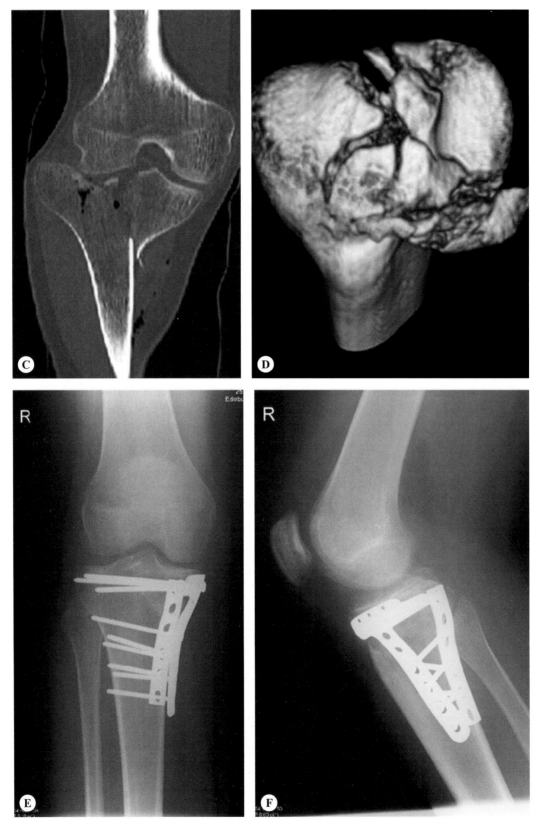

▲ 图 21-9(续)　C 和 D. 二维和三维重建能够明确骨折的确切类型，有助于手术计划的制订；E 和 F. 术后 X 线片显示骨折采用双钢板复位固定

的骨性附着。另外，股骨外侧髁倾向于移位至骨折平面，造成后外侧角韧带结构的破坏。

查体时应特别注意肢体的神经血管状态，因为这类骨折可能合并腓总神经和血管损伤。这种高度不稳定的骨折类型需要采用内侧平台支撑钢板固定，而 ACL 和 PCL 止点的撕脱骨折也应被固定。如果合并后外侧角的完全损伤，则需要同时或二期重建。而韧带的不完全损伤通常采用支具等非手术治疗。

九、小结

合并软组织损伤的膝关节周围骨折具有特殊性。如前所述，如果对膝关节周围骨折进行 MRI 扫描，那么伴随的软组织损伤发生率会很高。然而，软组织损伤并不一定需要手术治疗，特别是在胫骨平台骨折中——侧副韧带损伤和交叉韧带损伤通常是不完全的，非手术治疗能够取得很好的效果。半月板撕裂在胫骨平台骨折中很常见，特别是移位的外侧平台骨折。其中大多为半月板的边缘撕脱，可以在骨折固定时手术修复。交叉韧带止点的骨性撕脱常见于胫骨平台骨折中，如果骨折移位，通常需要行内固定治疗。较少见的骨折类型，如前内侧平台的压缩骨折和 B3.3 型斜行骨折，与更复杂的软组织损伤相关，需要进行仔细的评估，包括多种影像学检查。且这类骨折需要根据损伤情况进行仔细的手术规划，进行这些手术的医生也需要同时具备骨折和膝关节软组织重建方面的专业知识。

参考文献

[1] Meybodi MKE, Ladani MJ, Meybodi TE, Rahimnia A, Dorostegan A, Abrisham J, Yarbeygi H. Concomitant ligamentous and meniscal knee injuries in femoral shaft fracture. J Orthopaed Traumatol. 2014;15:35-9.

[2] Ebrahimzadeh MH, Birjandinejad A, Moradi A, Choghadeh MF, Rezazadeh J, Omidi-Kashani F. Clinical instability of the knee and functional differences following tibial plateau fractures versus distal femoral fractures. Trauma Mon. 2015 February;20(1):e21635.

[3] Colletti P, Greenberg H, Terk MR. MR findings in patients with acute tibial plateau fractures. Comput Med Imaging Graph. 1996;20:389-94.

[4] Shepherd L, Abdollahi K, Lee J, Vangsness CT. The prevalence of soft tissue injuries in nonoperative tibial plateau fractures as determined by magnetic resonance imaging. J Orthop Trauma. 2002;16(9):628-31.

[5] Gardner MJ, Yacoubian S, Geller D, Suk M, Mintz D, Potter H, Helfet DL, Lorich DG. The incidence of soft tissue injury in operative tibial plateau fractures: a magnetic resonance imaging analysis of 103 patients. J Orthop Trauma. 2005 Feb;19(2):79-84.

[6] Warner SJ, Garner MR, Schottel PC, Fabricant PD, Thacher RR, Loftus ML, Helfet DL, Lorich DG. The effect of soft tissue injuries on clinical outcomes after tibial plateau fracture fixation. J Orthop Trauma. 2018 Mar;32(3):141-7.

[7] Kim JG, Lim HC, Kim HJ, Hwang MH, Yoon YC, Oh JK. Delayed detection of clinically significant posterior cruciate ligament injury after peri-articular fracture around the knee

of 448 patients. Arch Orthop Trauma Surg. 2012;132:1741-6.

[8] Aderinto J, Walmsley P, Keating JF. Fractures of the tibial spine: epidemiology and outcome. Knee. 2008;15:164-7.

[9] Hooper PO, Silko C, Malcolm TL, Farrow LD. Management of posterior cruciate ligament tibial avulsion injuries a systematic review. Am J Sports Med. 2018;46(3):734-42.

[10] Shaikh H, Herbst E, Rahnemai-Azar AA, Albers MBV, Naendrup JH, Musahl V, Irrgang JJ. The Segond fracture is an avulsion of the anterolateral complex. AJSM. 2017; 45(10): 2247-52.

[11] Gaunder CL, Bastrom T, Pennock AT. Segond fractures are not a risk factor for anterior cruciate ligament reconstruction failure. AJSM. 2017;45(14):3210-5.

[12] Hall FM, Hochman MG. Medial Segond-type fracture: cortical avulsion off the medial tibial plateau associated with tears of the posterior cruciate ligament and medial meniscus. Skelet Radiol. 1997 Sep;26(9):553-5.

[13] Kose O, Ozyurek S, Turan A, Guler F. Reverse Segond fracture and associated knee injuries: a case report and review of 13 published cases. Acta Orthop Traumatol Turc. 2016; 50:587-91.

[14] Sugita T, Onuma M, Kawamata T, Umehara J. Injuries to the posterolateral aspect of the knee accompanied by compression fracture of the anterior part of the medial tibial plateau Takeshi Chiba, M.D. Arthroscopy. 2001;17(6):642-7.

[15] Tomás-Hernándeza J, Monyartb JM, Serraa JT, Vinaixab MR, Farfana EG, Garcíaa VM, Feliub EC. Large fracture of the anteromedial tibial plateau with isolated posterolateral

knee corner injury: case series of an often missed unusual injury pattern. Injury. 2016 Sep;47(Suppl 3):S35-40.

[16] Abdel-Hamid MZ, Chang CH, Chan YS, Lo YP, Huang JW, Hsu KY, Wang CJ. Arthroscopic evaluation of soft tissue injuries in tibial plateau fractures: retrospective analysis of 98 cases. Arthroscopy. 2006, June;22(6):669-75.

[17] Wang J, Wei J, Wang M. The distinct prediction standards for radiological assessments associated with soft tissue injuries in the acute tibial plateau fracture. Eur J Orthop Surg Traumatol. 2015;25:913-20.

[18] Kolb JP, Regier M, Vettorazzi E, Stiel N, Petersen JP, Behzadi C, Rueger JM, Spiro AS. Prediction of meniscal and ligamentous injuries in lateral tibial plateau fractures based on measurements of lateral plateau widening on multidetector computed tomography scans. Biomed Res Int. 2018 Jul 29;2018:5353820.

[19] Pellegrini A. Traumatic calcification of the collateral tibial ligament of the left knee joint. Clin Med. 1905;11:433-9.

[20] Stieda A. Uber eine typische verletzung am unteren femurende. Arch F Klin Chir. 1908;85:815.

[21] Chahla J, Moatshe G, Dean CS, LaPrade RF. Posterolateral corner of the knee: current concepts. Arch Bone Joint Surg. 2016; 4(2):97-103.

[22] Chahla J, Murray IR, Robinson J, et al. Posterolateral corner of the knee: an expert consensus statement on diagnosis, classification, treatment, and rehabilitation. Knee Surg Sports Traumatol Arthrosc. 2019;27:2520-9.

第 22 章

膝关节周围骨折软骨损伤的处理

Management of Chondral Injuries Following Fractures Around the Knee

Johannes Zellner　Matthias Koch　Johannes Weber　Peter Angele　著

王凤斌　译

膝关节周围骨折可导致各种类型的软骨损伤，与关节内骨折直接相关的软骨损伤（如多发骨折的软骨缺损、骨软骨碎片或骨软骨台阶），即软骨缺损，需要在骨折治疗过程中一并处理。

除创伤相关的软骨损伤外，作为损伤机制的一部分，即使不存在初期的缺损，软骨也会受到直接的影响。在这些病例中，软骨损伤和缺损主要是在后期被发现的，但也需要进行相关的治疗。

此外，膝关节骨折可导致关节错位和韧带不稳定，这两者都会随着时间的推移连续损伤软骨面。

因此，在制订膝关节周围骨折软骨损伤的治疗计划时，需要对骨折和软骨损伤的程度、膝关节稳定和对线等进行明确的诊断。

在膝关节骨折复位和固定过程中，骨软骨台阶必须复位，骨软骨骨折块和软骨缺损需要根据德国骨科和创伤科医学会"组织再生"工作组的治疗指南进行针对性地处理[1]。

一、骨软骨骨折的处理

骨软骨骨折是一种特殊类型的软骨损伤，和膝关节周围骨折密切相关[2, 3]。这些骨折必须与不累及软骨下骨的孤立软骨缺损和骨软骨缺损相区分，如剥脱性骨软骨炎（osteochondrosis dissecans，OD）或 Ahlback 病，这类疾病与创伤无关，以软骨下骨的坏死和硬化为基本特征[2, 3]。

骨软骨骨折主要是由关节扭转时对软骨和软骨下骨的直接创伤造成的[3]。在扭转和（或）冲击载荷的作用下，这些创伤可导致膝关节周围剪切性损伤及骨软骨塌陷[2, 3]。这种损伤通常伴随着关节稳定性丧失和关节面不匹配[2]，韧带损伤高发，如前交叉韧带（ACL）或侧副韧带的损伤[2, 4]。另一个特征性的损伤机制是髌骨脱位和半脱位[3, 5]。此时，骨软骨骨折主要发生于股骨外侧髁和髌骨后关节面[3]。

随着时间的推移，孤立的、小的软骨碎片会被吸收，只要它们不阻碍关节活动，就可进行保守治疗。相反，骨软骨骨折块必须手术治疗，以恢复关节面的平整[2]。

根据目前的报道，骨软骨骨折有多种治疗方法。但各个文献报道均缺乏明确的证据和长期的随访结果，以致无法就骨软骨骨折的最佳治疗方法达成共识[2, 6]。

Kühle 等认为，骨软骨骨折块的再固定应该是每例骨软骨骨折治疗的目的[2]，但在如下情况中存在例外。

- 负重区域外的缺损，如 ACL 破裂后股骨髁前外侧的骨软骨压缩性骨折。
- 骨软骨骨折缺损面积＜ 2cm²，软骨下骨缺损连续，与微骨折类似。

• （多发骨折）骨软骨骨折，无法通过现有技术复位和固定[2]。

第一种和第二种骨软骨缺损可以进行观察并保守治疗。而不能重新固定的缺损需要再生技术来恢复骨软骨单元（见下文"软骨病变的处理"）。

目前的文献中并没有关于骨软骨骨折再固定时限的描述。随着时间的推移，骨软骨块会发生肿胀，但通常只累及骨软骨块的软骨部分。因此，即使经过更长的时间，骨性部分仍然有可能进行解剖复位。随后的 MRI 检查也观察到超出关节面的软骨部分的消退[2]。一项组织学研究发现，在剥脱性骨软骨炎的治疗中，骨软骨骨折块再固定后的愈合与骨折块存在的时间和最初损伤类型无关[7]。但是，我们还是建议尽早治疗骨软骨骨折。

目前的文献介绍了许多复位和固定骨软骨骨折的技术，如克氏针、加压金属螺钉、缝合桥、自体和异体骨栓、纤维蛋白胶和生物可吸收针等[3, 8-16]。

对于任何固定装置，都必须考虑到再固定后软骨体积的减少。因此，在应用中，必须确保足够的深度，以保护对侧关节面[2]。

尽管使用克氏针或金属螺钉能稳定固定骨软骨骨折块，但必须考虑在骨软骨愈合后移除这些装置。纤维蛋白胶或缝合桥等可吸收的固定装置不需要去除，但缺乏初始稳定性，不利于术后的康复。可吸收针是一种既能提供初始稳定，又能生物降解的再固定技术，特别是聚乳酸材质的可吸收针，可持续存在长达 24 个月，在骨软骨愈合过程中提供了良好的初始稳定。更先进的、与双螺纹加压螺钉设计类似的固定针，能够实现骨折块骨性部分的加压，这可能会改善骨的愈合[2]。

综上，骨软骨骨折确诊后应尽早进行治疗。如缺损区较小（<2cm²），骨软骨碎片可以被去除，无须任何进一步的治疗。如骨软骨骨折多

发，且不能通过任何再固定技术重新固定，则需要通过再生技术来恢复骨软骨单元。对于骨软骨骨折块的固定，推荐使用可提供初始稳定性的生物降解材料。

二、软骨缺损的处理

关节软骨缺损可由急性创伤、退行性变、创伤后改变、剥脱性骨软骨炎或缺血性坏死引起，因长时间内没有症状，软骨缺损的诊断会延迟。然而，晚期治疗可能会对关节的恢复产生负面影响，导致前期骨关节炎或骨关节炎的形成。因此，我们建议软骨缺损应尽早进行治疗[17]。

所有基于细胞的软骨修复手术，如骨髓刺激或自体软骨细胞移植，都需要同时处理半月板损伤、关节不稳定或软骨下病变等并发症。只有当这些并发症得到充分解决，才有机会实现软骨的再生。

（一）微骨折

骨髓刺激术是治疗软骨缺损的最常用技术，首先由 Steadman 研究小组阐述，代表了现有技术，如 Pridie 钻孔和打磨术的进一步发展。

微骨折治疗包括如下几个步骤，对软骨缺损的边缘进行清创，用特制的刮匙或刨刀小心地清除钙化的软骨层，以及在软骨缺损区域使用特定的锥子，垂直于软骨下骨，均匀地制造微骨折。在治疗后几个月，轻度膝关节的软骨缺损区可能会被间充质血块完全填充[18]。干细胞穿过软骨下骨，从骨髓腔迁移到缺损区的纤维血凝块，诱导纤维软骨生成[19]。

微骨折通常在关节镜下进行，操作简单，并发症少且费用较低，但术区的增生、软组织瘢痕形成及缺乏透明软骨的机械特征均是这一技术的弊端[20]。

微骨折的指征如下。

• 2～3cm² 以下的软骨缺损。

• 全层的创伤性软骨缺损（Outerbridge Ⅲ级和

Ⅳ级）。

- 关节面完整。
- 患者年龄在 18～50 岁。
- 无或已处理的合并损伤（膝关节不稳定、半月板损伤、软骨下骨病变）。
- 关节活动范围良好。

遵守术后的康复方案是微骨折治疗成功的重要因素。建议不超过 20kg 的部分负重及不限制运动范围的连续被动运动（continuous passive motion，CPM）6 周[21]。

微骨折推荐用于<2～3cm^2 的缺损。

系统性回顾研究发现，微骨折治疗可以实现至少两年的功能改善[18]。在小面积的软骨缺损中，微骨折显示出较好的疗效，如活动能力的提高，疼痛的减轻及运动功能的恢复[22]。微骨折治疗软骨缺损的积极预后因素包括：面积<3cm^2、BMI<30kg/m^2、股骨软骨缺损和年龄<40 岁。然而，随着时间的推移，微骨折术后的效果越来越差，特别是在活跃的患者和更大的软骨缺损病例中。此外，微骨折的效果与患者的年龄相关，年轻患者优于老年患者[23]。

即使微骨折的中短期效果显著，但随着时间的延长，微骨折技术将出现一系列并发症，包括纤维性软的、海绵状组织的增生，软骨的中央变性、软骨下骨硬化和骨囊肿的进展，或缺损区内骨赘的形成，术后 5 年并发症的发生率高达 50%。因此，在最新的文献中作者指出，微骨折仅适用于急性的和小面积的软骨缺损，在大的软骨缺损中并不适用。

为了减少上述并发症的发生，用生物材料覆盖处理后的软骨缺损部位越来越流行[24]。与术前相比，自体基质诱导软骨生成（AMIC）在 ICRS、Tegner 或 Cincinnati 等功能预后评分方面均显示了良好的结果[24]，同时患者的疼痛明显减轻[25]。而 AMIC 和微骨折两种技术所取得的效果在国际膝关节文献委员会（International Knee Documentation Committee，IKDC） 或 Cincinnati 评分方面相当。即便可能没有更好的临床疗效，MRI 检查仍显示出基于壳聚糖的生物材料在更大缺损区的填充效果[26]。

此外，在急性创伤导致的关节内缺损病例中，待缺损区采用自体或异体松质骨或髂脊骨块填充后，可用去细胞支架进行覆盖。为了防止这些骨移植物松动、脱落到关节中，缺损区域可以用膜封闭。由于这些支架提供了一种软骨生成的环境，软骨再生是可能的。

因微骨折被证实会影响周围的骨性区域，学者们又提出了利用微钻孔技术来刺激损伤区域的想法。彼时，早期提出的 Pridie 钻孔技术有引起热坏死的风险，而如今，通过改善钻孔技术能够使这一风险降低，钻孔的深度应达 4mm。虽然动物研究显示了良好的结果，但在临床试验中，微钻孔技术并没有比最初的微骨折技术有显著的改善。

（二）OAT

局灶性（骨）软骨缺损也可以通过自体骨软骨移植（autograft transplantation，OAT）来解决。OAT 是目前唯一一种将透明关节软骨转移到缺损区域的技术。获取、植入自体骨软骨栓是序贯进行的。骨软骨栓可以通过一个小切口从关节非负重区（如股骨滑车的内侧、外侧边缘或髁间切迹）获取。通过骨与骨的愈合，具有有限愈合潜能的成熟软骨相互融合，因骨与骨的愈合速度快，故该技术允许较早的康复及负重增加。在 20 世纪 90 年代早期，Hangody 提出了骨软骨的镶嵌成形技术，多个小直径的骨软骨栓植入缺损区，这一技术也可在关节镜下完成。长期随访也提示了 OAT 的良好效果，甚至在 4cm^2 的缺损中也达到了较好的结果[27]。

OAT 是将透明软骨移植于缺损区的唯一方案。

OAT 适用于合并软骨下板损伤或软骨下病变

（如囊肿）的较深的局灶性软骨缺损，鉴于愈合问题和供区的损伤，>3～4cm² 的软骨缺损不建议 OAT 治疗。

与微骨折相比，OAT 的中期效果更好，恢复速度更快[28]。

（三）ACT（自体软骨细胞移植）

ACT（图 22-1）。

基质引导下的自体软骨细胞移植（matrix-guided autologous chondrocyte transplantation，MACT）是治疗全层关节软骨缺损的首选治疗方法，特别是对于其他治疗方法无效的 >4cm² 的软骨缺损[29]。

ACT 在 20 世纪 90 年代首次提出[30]，自体软骨细胞被注射到骨膜下，常导致骨膜肥厚，需翻修治疗，而 MACT 则是为了解决这一问题提出的。

MACT 是两阶段手术，首先在关节镜下于股骨外侧切迹的非负重区取出小的骨软骨栓；随后分离软骨细胞、培养并种植于可生物降解支架上，并将细胞支架植入软骨缺损区，使用缝线、螺栓或锚钉和自粘软骨球（通过小切口或关节镜获取）等固定支架。两次手术的间隔为 3～4 周。

MACT 是治疗 >4cm² 的软骨缺损的首选方法。

MACT 可以减少软骨瓣激活、骨膜肥厚等 ACT 的弊端[31]，支架的使用也简化了手术过程。在 MACT 中，生物材料形成一个生物可降解的临时三维结构，有利于特定软骨细胞的生长。三维结构的生物材料为软骨的再分化、初始阶段的细

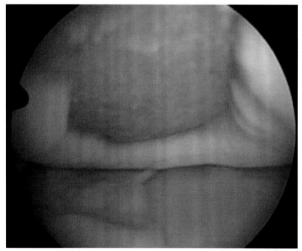
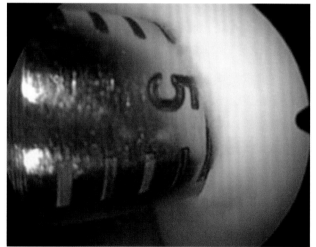
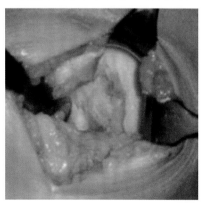
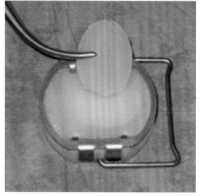
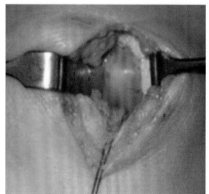

▲ 图 22-1　自体软骨细胞移植

胞保护和缺损区中细胞的均匀分布提供了支持。

与微骨折等治疗软骨缺损的其他方案相比，MACT 能够以高质量的再生结构修复软骨缺损[32]。

在治疗高达 10 cm² 软骨缺损的随机对照前瞻性试验中，无论是短期还是长期效果，MACT 均优于微骨折[33, 34]，这一优势体现在 KOOS 或 IKDC 等临床和功能评分上。在一项随机前瞻性对照研究中，Bentley 等证实 ACI 的预后明显优于 OAT[35]。

MACT 的最佳临床效果见于创伤性软骨病变[36]。MACT 手术不应推迟太久，因为如果从开始出现症状到手术的时间超过 3 年，结果会变差[37]。此外，所有的治疗方案在髌骨软骨缺损的治疗效果均比膝关节的其他部位差[38]。

目前的主要进展是利用间充质干细胞或同种异体软骨细胞在单步操作中进行 MACT，因为两步操作被认为是 MACT 的主要缺点。两种方法都显示出了良好的结果[39, 40]，但需要进一步的评估和完善。

（四）软骨缺损治疗的建议

目前，基于细胞的软骨再生技术在日常工作中越来越常见，对于 3～4cm² 以上的缺损，推荐使用 MACT（对于年轻和活跃的患者，则推荐在 2.5cm² 以上的缺损中使用）；较小的软骨缺损应采用骨髓刺激技术，如微骨折。合并软骨下骨单元病变（如创伤后囊肿）的较小缺损，应该用 OAT 治疗。对于大而深的骨软骨病变，结合 MACT 和骨移植是较好的治疗选择。

所有上述技术在实施过程中，必须处理合并损伤，如膝关节不稳定或半月板损伤，因为这些损伤可能会影响治疗的效果。

三、膝关节周围骨折软骨损伤的病例报告

膝关节周围骨折软骨损伤的病例报告见图 22-2。

这是一例外伤性骨软骨大面积缺损的治疗。

一名 39 岁的女性在一次摩托车事故后急诊入院。最初的创伤评估提示患者右侧气胸、肝撕裂伤、T₆ 椎体不稳定骨折及桡骨头、桡骨远端和右侧腕舟状骨骨折。此外，患者合并创伤性股四头肌肌腱断裂及左股骨远端的 2 度开放性骨折，CT 提示股骨远端骨折为剪切类型且整个股骨远端滑车缺失。在初期治疗阶段，危及生命的损伤采用胸腔引流、腹部填塞和用仪器于 T₅～T₇，对 T₆ 椎体内固定治疗。另外，在手术中清理了膝关节，将股四头肌肌腱重新缝合到髌骨，并初期关闭伤口。

经初步恢复、左膝关节无感染迹象后，我们通过 X 线片和 MRI 检查进一步评估并制订了股骨远端骨折的治疗计划。

在患者伤后 7 天，进行了膝关节重建手术。

通过前外侧入路，显露股骨远端并清除瘢痕组织，滑车的骨性部分采用左侧自体髂骨重建，髂骨块根据髌骨的外侧关节面进行修整并用可吸收针固定。滑车内侧面和近端采用压实的异体松质骨重塑，这些骨移植物用一个稳定的双层支架（牛心包表面结合海绵状胶原层 /Novocart Basic）包裹，该支架通过缝合线和可吸收针固定到下面的骨质中。术中测试并活动膝关节，提示重建的滑车结构稳定，髌骨无偏移，髌骨活动轨迹正常。

术后 X 线片和 CT 显示股骨远端和股骨滑车重建良好。建议患者进行物理治疗，6 周内患肢 15kg 部分负重并限制膝关节屈曲 60°，6 周后增加到 90°，维持 3 周。

患者恢复迅速，伴有中度疼痛，但无感染迹象，没有发生髌骨不稳定、半脱位或髌骨偏移。

初次术后 6 个月，患者膝关节屈曲受限，予行关节镜下膝关节松解、清创和瘢痕组织切除。术中和当时的 MRI 检查显示，滑车的骨性部分

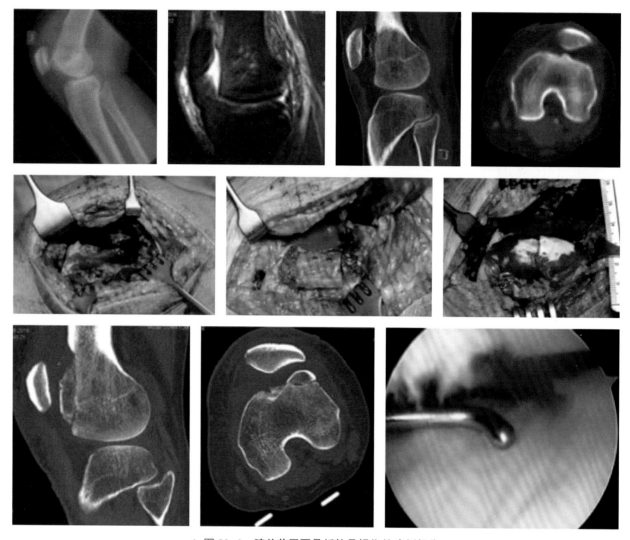

▲ 图 22-2 膝关节周围骨折软骨损伤的病例报告

重建良好，在之前的植入物表面形成了稳定的纤维软骨层。关节镜术后，患者膝关节活动范围良好，功能改善，已重新回到工作岗位，并能进行适度的运动。

参考文献

[1] Niemeyer P, Andereya S, Angele P, Ateschrang A, Aurich M, Baumann M, et al. Autologous chondrocyte implantation (ACI) for cartilage defects of the knee: a guideline by the working group "Tissue Regeneration" of the German Society of Orthopaedic Surgery and Traumatology (DGOU). Zeitschrift fur Orthopadie und Unfallchirurgie. 2013;151(1):38-47. Epub 2013/02/21. Stellenwert der autologen Chondrozytentransplantation (ACT) in der Behandlung von Knorpelschaden des Kniegelenks—Empfehlungen der AG Klinische Geweberegeneration der DGOU.

[2] Kuhle J, Sudkamp NP, Niemeyer P. Osteochondral fractures at the knee joint. Der Unfallchirurg. 2015;118(7):621-32; quiz 33-4. Epub 2015/07/08. Osteochondrale Frakturen am Kniegelenk.

[3] Pape D, Filardo G, Kon E, van Dijk CN, Madry H. Disease-specific clinical problems associated with the subchondral bone. Knee Surg Sports Traumatol Arthrosc. 2010;18(4):448-462. Epub 2010/02/13.

[4] Brophy RH, Zeltser D, Wright RW, Flanigan D. Anterior

cruciate ligament reconstruction and concomitant articular cartilage injury: incidence and treatment. Arthroscopy. 2010;26(1):112-120. Epub 2010/02/02.

[5] Nomura E, Inoue M, Kurimura M. Chondral and osteochondral injuries associated with acute patellar dislocation. Arthroscopy. 2003;19(7):717-721. Epub 2003/09/11.

[6] Kuhle J, Angele P, Balcarek P, Eichinger M, Feucht M, Haasper C, et al. Treatment of osteochondral fractures of the knee: a meta-analysis of available scientific evidence. Int Orthop. 2013;37(12):2385-2394. Epub 2013/09/12.

[7] Adachi N, Motoyama M, Deie M, Ishikawa M, Arihiro K, Ochi M. Histological evaluation of internally-fixed osteochondral lesions of the knee. J Bone Joint Surg. 2009;91(6):823-829. Epub 2009/06/02.

[8] Savarese A, Lunghi E. Traumatic dislocations of the patella: problems related to treatment. La Chirurgia degli organi di movimento. 1990;75(1):51-57. Epub 1990/01/01.

[9] Paar O, Boszotta H. Avulsion fractures of the knee and upper ankle joint. Classifcation and therapy. Der Chirurg; Zeitschrift fur alle Gebiete der operativen Medizen. 1991;62(2):121-5. Epub 1991/02/01. Abscherfrakturen am Knie- und oberen Sprunggelenk. Klassifikation und Therapie.

[10] Chotel F, Knorr G, Simian E, Dubrana F, Versier G. Knee osteochondral fractures in skeletally immature patients: French multicenter study. Orthop Traumatol Surg Res. 2011;97(8 Suppl):S154-S159. Epub 2011/11/02.

[11] Mayer G, Seidlein H. Chondral and osteochondral fractures of the knee joint—treatment and results. Arch Orthop Trauma Surg. 1988;107(3):154-157. Epub 1988/01/01.

[12] Kaplonyi G, Zimmerman I, Frenyo AD, Farkas T, Nemes G. The use of fibrin adhesive in the repair of chondral and osteochondral injuries. Injury. 1988;19(4):267-272. Epub 1988/07/01.

[13] Fuchs M, Vosshenrich R, Dumont C, Sturmer KM. Refixation of osteochondral fragments using absorbable implants. First results of a retrospective study. Der Chirurg; Zeitschrift fur alle Gebiete der operativen Medizen. 2003; 74(6): 554-61. Epub 2003/07/29. Refixation osteochondraler Fragmente mit resorbierbaren Implantaten. Erste Ergebnisse einer retrospektiven Studie.

[14] Wachowski MM, Floerkemeier T, Balcarek P, Walde TA, Schuttrumpf JP, Frosch S, et al. Mid-term clinical and MRI results after refixation of osteochondral fractures with resorbable implants. Zeitschrift fur Orthopadie und Unfallchirurgie. 2011;149(1):61-7. Epub 2011/01/25. Mittelfristige klinische und kernspintomografische Ergebnisse nach Refixation osteochondraler Fragmente mit resorbierbaren Implantaten.

[15] Wouters DB, Burgerhof JG, de Hosson JT, Bos RR. Fixation of osteochondral fragments in the human knee using Meniscus Arrows. Knee Surg Sports Traumatol Arthrosc. 2011;19(2):183-188. Epub 2010/05/14.

[16] Matsusue Y, Nakamura T, Suzuki S, Iwasaki R. Biodegradable pin fixation of osteochondral fragments of the knee. Clin Orthop Relat Res. 1996(322):166-173. Epub 1996/01/01.

[17] Zellner J, Krutsch W, Pfeifer CG, Koch M, Nerlich M, Angele P. Autologous chondrocyte implantation for cartilage repair: current perspectives. Orthop Res Rev. 2015;7:149-58.

[18] Mithoefer K, McAdams T, Williams RJ, Kreuz PC, Mandelbaum BR. Clinical efficacy of the microfracture technique for articular cartilage repair in the knee: an evidence-based systematic analysis. Am J Sports Med. 2009;37:2053-63.

[19] Marcacci M, Filardo G, Kon E. Treatment of cartilage lesions: what works and why? Injury. 2013;44(Suppl 1):S11-5.

[20] Fortier LA, Cole BJ, McIlwraith CW. Science and animal models of marrow stimulation for cartilage repair. J Knee Surg. 2012;25:3-8.

[21] Steadman JR, Rodkey WG, Rodrigo JJ. Microfracture: surgical technique and rehabilitation to treat chondral defects. Clin Orthop Relat Res. 2001:S362-9.

[22] Kon E, Filardo G, Berruto M, Benazzo F, Zanon G, Della Villa S, et al. Articular cartilage treatment in high-level male soccer players: a prospective comparative study of arthroscopic second-generation autologous chondrocyte implantation versus microfracture. Am J Sports Med. 2011;39:2549-57.

[23] Kreuz PC, Erggelet C, Steinwachs MR, Krause SJ, Lahm A, Niemeyer P, et al. Is microfracture of chondral defects in the knee associated with different results in patients aged 40 years or younger? Arthroscopy. 2006;22:1180-6.

[24] Gille J, Schuseil E, Wimmer J, Gellissen J, Schulz AP, Behrens P. Mid-term results of autologous matrixinduced chondrogenesis for treatment of focal cartilage defects in the knee. Knee Surg Sports Traumatol Arthrosc. 2010;18:1456-64.

[25] Kusano T, Jakob RP, Gautier E, Magnussen RA, Hoogewoud H, Jacobi M. Treatment of isolated chondral and osteochondral defects in the knee by autologous matrix-induced chondrogenesis (AMIC). Knee Surg Sports Traumatol Arthrosc. 2012;20: 2109-15.

[26] Stanish WD, McCormack R, Forriol F, Mohtadi N, Pelet S, Desnoyers J, et al. Novel scaffold-based BSTCarGel treatment results in superior cartilage repair compared with microfracture in a randomized controlled trial. J Bone Joint Surg Am. 2013;95:1640-50.

[27] Hangody L, Dobos J, Balo E, Panics G, Hangody LR, Berkes I. Clinical experiences with autologous osteochondral mosaicplasty in an athletic population: a 17-year prospective multicenter study. Am J Sports Med. 2010; 38: 1125-33.

[28] Gudas R, Gudaite A, Pocius A, Gudiene A, Cekanauskas E, Monastyreckiene E, et al. Ten-year follow-up of a prospective, randomized clinical study of mosaic osteochondral autologous transplantation versus microfracture for the treatment of osteochondral defects in the knee joint of athletes. Am J Sports Med. 2012;40:2499-508.

[29] Niemeyer P, Albrecht D, Andereya S, Angele P, Ateschrang

A, Aurich M, et al. Autologous chondrocyte implantation (ACI) for cartilage defects of the knee: a guideline by the working group "Clinical Tissue Regeneration" of the German Society of Orthopaedics and Trauma (DGOU). Knee. 2016;23:426-35.

[30] Brittberg M, Lindahl A, Nilsson A, Ohlsson C, Isaksson O, Peterson L. Treatment of deep cartilage defects in the knee with autologous chondrocyte transplantation. N Engl J Med. 1994;331:889-95.

[31] Harris JD, Siston RA, Brophy RH, Lattermann C, Carey JL, Flanigan DC. Failures, re-operations, and complications after autologous chondrocyte implantation—a systematic review. Osteoarthritis Cartilage. 2011;19:779-91.

[32] Vavken P, Samartzis D. Effectiveness of autologous chondrocyte implantation in cartilage repair of the knee: a systematic review of controlled trials. Osteoarthritis Cartilage. 2010;18:857-63.

[33] Basad E, Ishaque B, Bachmann G, Sturz H, Steinmeyer J. Matrix-induced autologous chondrocyte implantation versus microfracture in the treatment of cartilage defects of the knee: a 2-year randomised study. Knee Surg Sports Traumatol Arthrosc. 2010;18:519-27.

[34] Crawford DC, DeBerardino TM, Williams RJ 3rd. NeoCart, an autologous cartilage tissue implant, compared with microfracture for treatment of distal femoral cartilage lesions: an FDA phase-II prospective, randomized clinical trial after two years. J Bone Joint Surg Am. 2012;94:979-89.

[35] Bentley G, Biant LC, Vijayan S, Macmull S, Skinner JA, Carrington RW. Minimum ten-year results of a prospective randomised study of autologous chondrocyte implantation versus mosaicplasty for symptomatic articular cartilage lesions of the knee. J Bone Joint Surg Br. 2012;94:504-9.

[36] Angele P, Fritz J, Albrecht D, Koh J, Zellner J. Defect type, localization and marker gene expression determines early adverse events of matrix-associated autologous chondrocyte implantation. Injury. 2015;46(Suppl 4):S2-9.

[37] Vanlauwe J, Saris DB, Victor J, Almqvist KF, Bellemans J, Luyten FP, et al. Five-year outcome of characterized chondrocyte implantation versus microfracture for symptomatic cartilage defects of the knee: early treatment matters. Am J Sports Med. 2011;39:2566-74.

[38] Niemeyer P, Koestler W, Sudkamp NP. Problems and complications of surgical techniques for treatment of full-thickness cartilage defects. Zeitschrift fur Orthopadie und Unfallchirurgie. 2011;149:45-51.

[39] Nejadnik H, Hui JH, Feng Choong EP, Tai BC, Lee EH. Autologous bone marrow-derived mesenchymal stem cells versus autologous chondrocyte implantation: an observational cohort study. Am J Sports Med. 2010;38:1110-6.

[40] Farr J, Tabet SK, Margerrison E, Cole BJ. Clinical, radiographic, and histological outcomes after cartilage repair with particulated juvenile articular cartilage: a 2-year prospective study. Am J Sports Med. 2014;42:1417-25.

第 23 章

老年患者膝关节周围骨折的挑战
Challenges in Geriatric Patients with Fractures Around the Knee

Alexander Martin Keppler　Evi Fleischhacker　Julian Fürmetz
Wolfgang Böcker　Carl Neuerburg　著

张月雷　译

一、高危人群评估

早期识别高危人群，对于恢复能力差且并发症多的虚弱患者具有重要意义。一些可行的评分系统，如高危人群评估（identification of seniors at risk，ISAR）问卷调查，可以帮助急诊医生进行鉴别。尽管大多数的指南和标准手术方案（standard operating procedure，SOP）主要针对髋部骨折患者，其中的关键因素在老年患者膝关节周围骨折中仍可被采用。这些关键因素已被 Lisk 等总结（图 23-1[1] 和表 23-1）。

缩短老年髋部骨折的术前等待时间受到越来越多的重视[2]，在这些骨折中，延迟手术是谵妄的危险因素之一，而谵妄的发生与预后不良及死亡率的增加有关[3, 4]。患者护理措施的进展也能够明显提高患者的临床预后[5]。

二、骨科老年患者面临的挑战

多发疾病和多种药物是影响老年患者预后的常见因素，一方面，创伤本身可能与晕厥、中风等急性事件有关，另一方面，创伤也可能是疾病逐渐恶化的原因。因此，对患者需求的早期评估在老年高危患者的治疗中发挥着重大作用。

此外，患者的基础疾病可能需要使用抗凝药，而抗血小板药、维生素 K 拮抗药或新型的口服抗凝药可能会影响手术时间，但不应该成为阻

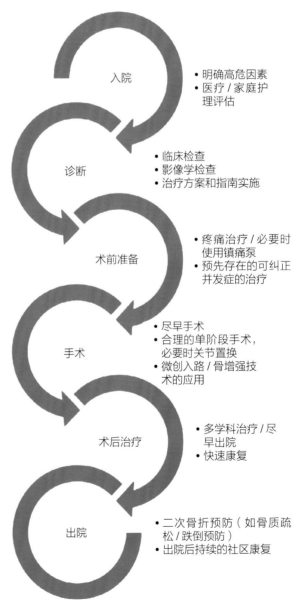

入院
- 明确高危因素
- 医疗/家庭护理评估

诊断
- 临床检查
- 影像学检查
- 治疗方案和指南实施

术前准备
- 疼痛治疗/必要时使用镇痛泵
- 预先存在的可纠正并发症的治疗

手术
- 尽早手术
- 合理的单阶段手术，必要时关节置换
- 微创入路/骨增强技术的应用

术后治疗
- 多学科治疗/尽早出院
- 快速康复

出院
- 二次骨折预防（如骨质疏松/跌倒预防）
- 出院后持续的社区康复

▲ 图 23-1　老年创伤患者治疗的关键因素说明

表 23-1　老年创伤患者多学科治疗和护理的关键因素（Lisk 等[1] 提出）

- 骨科护理的合理实施
- 快速且全面的药物、手术和麻醉评估
- 尽早手术
- 精准且正确的手术（单阶段治疗）
- 合理的运动和康复
- 出院后持续的社区康复
- 二次骨折预防，保护骨骼，跌倒风险评估

止手术在最佳时间内实施的理由[6]。在术前合理的诊疗过程中，凝血功能的结果对进一步诊疗具有直接的影响。

患者的基础疾病和服用的药物也会影响麻醉方式，而麻醉方式的选择具有重要意义。局部麻醉或区域阻滞麻醉能够降低死亡率和外周深静脉血栓、术后谵妄、心肌梗死和致死性的肺栓塞等并发症的发生[6]，全身麻醉有助于维持术中血压，减少手术时间，但麻醉的选择仍存在一定的争议。

谵妄发生于 60% 的大型手术患者中，目前仍是一个挑战[7]。谵妄进一步增加了其他并发症的风险，直接或间接导致医疗、功能和认知预后的损害[7]。因对这一疾病的认识有限，谵妄的治疗主要依靠一些预防措施。限于非药物预防措施的技术原因，过去已有多种药物被用于减少谵妄的发生，有迹象表明氟哌啶醇和其他新的非典型抗精神病药，如利培酮和奥氮平或褪黑素能够降低术后谵妄的发生[8]。然而，这些措施也存在矛盾的结果，可能会诱发或加重谵妄的发生。谵妄药物预防在高危患者中应该是谨慎的，需要考虑个人的风险和收益[7]。

除谵妄以外，泌尿系感染也是常见的并发症之一，导尿管护理和排尿控制管理在骨科创伤患者中还未得到足够的重视，早期拔出导尿管可以降低泌尿系感染的发生[9]。

多种药物的服用史会影响药物治疗，也是需要考虑的一个方面。在老年患者中，年龄相关的生理变化如肾功能衰竭，会增加药物的不良反应，尤其是在适应性镇痛的执行过程中。非甾体抗炎药也存在一定的风险，在老年患者中应谨慎使用。

早期活动是需要关注的另一个挑战，辅助人员包括物理治疗师、护士、中层管理者和社会工作者等，他们的共同努力对于对患者的恢复具有重要意义。早期活动的第一步是积极护理[5]，应指导患者尽可能地进行自主活动。后背和脊柱的锻炼课程是姿势和行为训练的重要部分，肌肉力量的训练能够提高患者的站立和行走能力，也能够刺激骨生成[10, 11]。通过上述训练也可以提高患者协调能力，降低摔倒风险[12]。而延迟活动则使患者伤后 2 个月功能和 6 个月的生存率明显降低[13, 14]。另外，髋部骨折后的物理治疗能够降低骨折后前 12 个月内摔倒的风险[15]。一般来说，老年患者应严格遵守部分负重的要求，在髋部骨折中，将近 25% 的外科医生建议减少负重，而在膝关节周围骨折中，这一比例更高[16]。因此，在老年创伤患者中，应推荐物理治疗方法鼓励早期活动，另外，应调整家庭环境以适应患者的年龄，防止摔倒。除了这些治疗措施外，还应考虑患者的健康状况和自理能力，制订个体化治疗方案。

三、治疗方案和目标设定

考虑老年下肢骨折患者所面临的挑战，标准手术方案的实施仍是骨质疏松性骨折修复、抗凝治疗、并发症治疗和早期活动等措施应用的先决条件。迄今，个体化手术和药物治疗的各种标准方案为各种适应证提供了指南，如国家卫生与临床优化研究所指南（National Institute for Health and Care Excellence，NICE）。在德语国家，德国创伤学会（German Trauma Society，DGU）设立了老年骨科患者诊疗机构的认证流程，提高了

老年创伤患者的治疗质量和预后。为了获得老年骨科中心的官方认证，特定指南方案的实施已在个体治疗中被深入研究，Ogilvie-Harris 等施行的一项前瞻性研究表明，采用标准医疗和护理措施干预的髋关节骨折患者的功能预后明显提高[17]。

老年骨科患者护理的另一个问题是早期目标的个体化设定，在治疗方案和指南的基础上，必须设立个体化的早期和中期治疗目标，并根据每个患者的动态变化和潜在功能进行调整，诊断和治疗措施必须与这些目标保持一致。目标设定是一种很好的技巧，能够让所有临床医生和家庭成员共同协作，方便跨专业和跨学科交流。

四、术前和围术期医疗管理和麻醉评估

在下肢骨折患者中，有 1/4 以上的患者存在心血管疾病，另外，一些患者在创伤之前已经有亚临床感染，这使得治疗老年下肢骨折时的科室间合作尤为必要[18, 19]。除认知功能损害外，免疫功能下降和心血管、呼吸系统的变化也会产生较大的影响，需要跨学科的合作。快速手术的实现也需要与麻醉和其他部门合作，其关键点在于术前风险和收益的评估，为避免老年患者治疗的诸多陷阱和风险，早期的多学科合作具有重要价值，这一多方面的老年患者评估在急诊室时就该被完成[20]。尽管大多数有老年病学家参与的病例开始于术后早期，我们建议老年创伤患者的跨学科治疗开始于急诊室，通过及早地多学科治疗，提高老年患者治疗的质量。

术前应该明确是否存在能够纠正的疾病状态并及时处理[21]，这些包括抗凝、贫血、低血容量、电解质失衡、不能控制的糖尿病、无法控制的心力衰竭、可纠正的心律失常或缺血、慢性胸部疾病恶化、急性胸部感染等。

老年患者经常因为心血管风险需要抗凝治疗，这无疑增加了手术的挑战。目前，在下肢骨折患者中，仍没有公认的抗凝治疗指南，尽管新型的口服抗凝药物获得更多的接受，但在急诊情况下，仍需明确诊断和使用拮抗药治疗[22]。在择期手术时，也需要联合心内科进行多学科治疗，避免出现停止抗凝诱发的疾病。

如果需要急诊手术，除维生素 K 外，需要准备新鲜血浆和重组凝血因子，目前，仅达比加群（伊达鲁昔单抗）、利伐沙班和阿皮沙班（安地塞阿尔法）存在拮抗药[23]。另外，术中需仔细止血，并尽最大努力避免低钾血症、低体温和酸中毒等导致出血的情况发生。

术前应进行一些基础治疗，如纠正贫血、充分的镇痛（必要时采用区域阻滞）、补液、维持生命体征平稳和预防谵妄等，但这些治疗措施需建立在心肺代偿的基础上。

此外，需注意术后因疼痛、制动及咳痰能力下降而导致的肺部感染[1]。

五、手术方案

老年患者的骨折应待病情平稳后及早治疗，早期活动能够减少血栓形成、谵妄、压疮和感染等并发症的发生[9]。

单阶段手术治疗对于避免进一步侵入性治疗导致的额外并发症非常重要，因此，置换或重建关节方案的制订必须考虑患者的治疗目标。其背景是，初步看来，更复杂的干预措施，如昂贵的后续治疗、支具、绑带等，可以带来更好的功能结果。应尽量避免翻修手术，这对于老年患者来讲承担着相当大的手术和麻醉风险。老年患者很难做到部分负重，因此手术的目的应该是尽早实现患者的完全负重[13]。

老年患者膝关节周围最常见的骨折是股骨远端骨折，其次是胫骨近端骨折。这些骨折主要由低能量损伤引起，常伴有骨量的明显下降。另外，膝关节周围影响伸膝装置的假体周围骨折也

是一个挑战，这需要考虑老年患者较差的软组织情况。

（一）股骨远端骨折

在老年患者中，股骨远端骨折常发生于膝关节置换术后。无关节置换的股骨远端骨折分型参照 AO/OTA 分型，分为关节外和关节内骨折，这类骨折年发生率为 0.4%[24]。在老年患者中，这类骨折不适合于保守治疗，因保守治疗需要数周（6～12 周）的制动，骨质疏松将导致骨愈合率低下。非手术治疗仅是骨折轻度移位的瘫痪患者的一种选择，即使针对这类患者，也应该进行多学科诊治，通过手术减少患者的痛苦。原则上，手术时钢板或髓内钉接骨术均可使用，锁定钢板在老年患者中较传统钢板具有明显的优势[25]。外固定架可作为姑息治疗手段，但在软组织条件极差的患者中也是一种合理的选择。术者应该考虑外固定的常见风险，如外固定针感染、松动和复位丢失。外固定架还可以作为需要特殊假体置换的复杂假体周围骨折的临时治疗措施。

Rorabeck 和 Taylor 分型（图 23-2）对于膝关节假体周围骨折的治疗具有重要的参考价值[26]。

假体周围股骨远端骨折患者的平均年龄为 76 岁，具有较高的 3 年死亡率[27]。这些患者在摔倒前已有明显的运动能力受限，这使得术后充分的活动变得困难。骨折类型对于手术决策具有决定意义，最主要的问题是明确假体的稳定性。对于假体仍然稳定的骨折（Rorabeck Ⅰ 型和 Ⅱ 型），可保留假体行骨折内固定手术；而在 Rorabeck Ⅲ 型骨折中，在骨折固定的同时需要置换假体。充分的术前计划需要清晰的影像学检查，最好是 CT 检查，还需要了解假体的具体信息。

如果假体合适（开口样设计），对于全膝关节置换后的骨折，可使用逆行髓内钉治疗。髓内钉的主要优势在于能够实现闭合复位，最大限度地保护周围软组织，且具有较好的力学性能[28, 29]。但对于复杂的粉碎性骨折，髓内钉很难

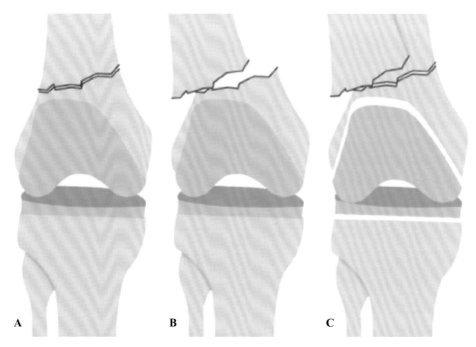

▲ 图 23-2 **A. Rorabeck 分型，Ⅰ 型骨折，无移位；B. Ⅱ 型骨折，移位＞ 5mm；C. Ⅲ 型骨折，假体不稳定，不考虑骨折是否移位及移位程度**
图片由 Gassner, C., Sommer, F., Rubenbauer, B.et al. Winkelstabile Plattenosteosynthese bei distalen periprothetischen Femurfrakturen. Unfallchirurg (2020) 提供 .https://doi.org/10.1007/s00113-020-00911-6

安全植入，仍需要钢板治疗。

目前有多种钢板固定系统，一些系统提供了多方向的螺钉植入，能够增加稳定性并避免与假体的撞击（如 Zimmer 的 NCB，DePuy Synthes 的 LISS 和 VA-LCP）。除了传统方法植入外，这些钢板也可通过小切口微创植入。在严重骨质疏松患者中，很难保证螺钉植入的安全，股骨髁螺钉的骨水泥强化能增强这类骨折固定的稳定性[30]。

如有必要置换膝关节，则需要选择翻修假体，这类假体的柄更长，能够在远端骨折，尤其是偏远端的、骨质疏松的骨折中提供足够的稳定性。如果已经有髓内钉或已行髋关节置换，必须保证近远端假体不会接触，避免出现生物力学上的应力集中，两个假体相距至少 3cm 以上[31]。

（二）胫骨近端骨折

老年患者胫骨近端骨折的发病原因与股骨远端骨折类似，大部分患者存在骨量的下降和低能量的损伤。基于老龄化的进展及膝关节假体置换率的升高，假体周围的胫骨骨折也在增加，占膝关节置换患者的 0.4%～1.7%[32]。这类骨折可以发生在术中，尤其是在准备和植入假体柄的过程中，也可因术后摔倒或疲劳导致。治疗目标是早期和全范围的活动，尽量保留假体和重建下肢力线，但对于假体松动的患者仍需要更换假体。

无膝关节假体的胫骨近端骨折分型参照 AO/OTA 分型，分为关节外和关节内骨折，保守治疗仅适用于无明显关节面台阶、无骨折脱位和膝关节不稳定的简单骨折，应排除关节内的伴随损伤，并保证术后合理的功能随访。老年患者的初次关节置换允许术后早期活动，但对于韧带稳定性不足的患者应该选择限制型假体。

另外，老年患者应遵照单阶段治疗原则，并尽早进行骨折手术，如果软组织损伤较重，也可采用分阶段治疗，即首先使用外固定装置，并在 2 周内完成最终内固定。骨折的标准治疗流程是切开复位、锁定钢板内固定，在关节面压缩骨折

中使用骨缺损填充物，PMMA 骨水泥是提高骨 – 内植物界面强度的一种可行方法[33, 34]。然而，因早期负重和骨量下降造成的关节面移位及二期复位丢失在老年患者中较为常见，在这些病例中，必须充分考虑截骨重建手术的可能性，当然，在许多病例中，也可优先考虑关节置换治疗[35]。

为实现早期活动，老年患者胫骨近端骨折行初次膝关节置换的病例逐渐增多，但这些病例报道的结果并不一致，且有待讨论。然而，大部分学者报道了负重下早期活动的优势，胫骨平台骨折关节置换较内固定的总体临床预后较好，但膝关节功能评分较低。膝关节周围骨折初次关节置换较内固钉失败后的二期置换，并发症发生率、翻修率更低，负重更早[36-40]。预计在不久的将来会有更多的研究去探讨这一有争议的话题，并为骨折的治疗方法带来改变。

病例报道

患者女性，70 岁，摔倒致外侧胫骨平台压缩性骨折（图 23-3）。患者在摔倒之前即存在轻度的骨关节炎症状，遵照单阶段治疗原则，予行一期膝关节置换手术。患者在术后第二天即开始关节活动，并在康复结束后实现无痛行走。

胫骨假体周围骨折参照 Felix 分型分为 4 型（图 23-4），该分型根据解剖位置和假体的稳定性对骨折进行分类[41]。除了保留假体、锁定钢板固定外，在假体松动的骨折中可能需要假体置换。保守治疗不能发挥明显作用，而早期的手术治疗是必要的[42]。如果怀疑假体的稳定性，且通过传统影像学检查仍无法判断，则需要进行术中的检查。

（三）术后护理和康复

充分镇痛对于早期和安全的活动非常重要，但必须要注意各种药物的相互作用。例如，非甾体抗炎药在老年创伤中很少采用，而阿片类药物在术后早期作用显著，可经口服和静脉给药。

术后即刻康复非常重要，以防止失去自我照

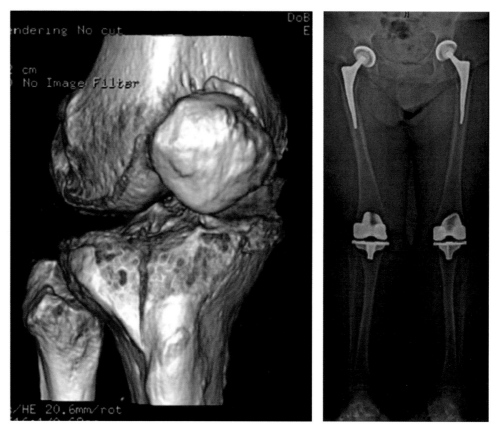

▲ 图 23-3　右胫骨外侧平台劈裂凹陷骨折的 **CT** 三维重建，遵照单阶段治疗原则予行全膝关节置换治疗

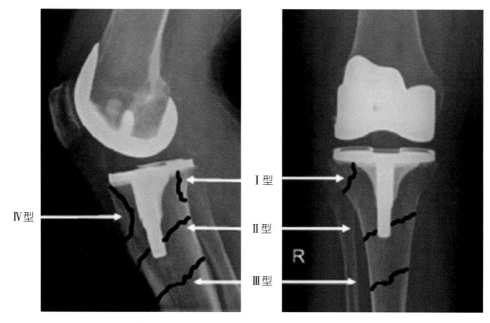

▲ 图 23-4　**Felix** 分型的举例说明。在前后位和侧位平片上。骨折线的位置决定了骨折类型，假体是否松动另外标注

图片由 Abbildung aus Hawellek, T., Lehmann, W. & von Lewinski, G. Periprothetische Frakturen rund um das Knie. Chirurg 91, 833–840（2020）提供 . https://doi.org/10.1007/s00104–020–01212–9

顾和独立性。但需要强调的是，患者在院内的康复运动是不够的[43]。尤其是在老年骨折患者中，多学科的康复治疗是一次成功手术良好预后的关键因素[20]。骨折前运动功能、认知、抑郁、跌倒风险、营养状态、尿失禁和视觉方面的评估是决定最佳康复方式的重要因素[21]。这也包括出院后的康复计划，理想情况下，诊所的社会服务应该参与进来，不仅提供康复训练，还提供必要的医疗救助及护理。

六、二次骨折预防

二次骨折预防是老年骨折患者需要考虑的另一个重要方面，因这些患者面临着骨折后骨质疏松的高风险，大部分下肢骨折的老年患者 25- 羟基 - 维生素 D 的摄入量过少，需要维生素 D 的基础治疗及额外的抗骨质疏松治疗。在一个双盲、安慰剂对照试验中，唑来膦酸和安慰剂对比，唑来膦酸在 3 年时间内使脊柱骨折的风险降低了 70%。这些发现进一步加深了二次骨折预防的必要性[44]。在德国，需要抗骨质疏松治疗的女性患者中，仅有 23% 的患者接受了合理的治疗[1]。骨折联络服务（Fracture Liaison Service，FLS）能够为老年骨折患者提供骨质疏松的标准鉴别和治疗方案，在预防二次骨折中是有效的。在一项研究中，和标准方案相比，FLS 能够使骨折的发生率降低 30%、再骨折的发生率降低 40%，且在 3 年研究期限内，仅 20 例患者需要治疗以预防新发骨折的发生[45]。老年患者活动能力的全面护理和预防跌倒对于二次骨折的预防也非常重要。

参考文献

[1] Lisk R, Yeong K. Reducing mortality from hip fractures: a systematic quality improvement programme. BMJ Qual Improv Rep. 2014;3:u205006.w2103. https://doi.org/10.1136/bmjquality.u205006.w2103.

[2] Khan SK, Jameson SS, Avery PJ, Gray AC, Deehan DJ. Does the timing of presentation of neck of femur fractures affect the outcome of surgical intervention. Eur J Emerg Med. 2013;20:178-81. https://doi.org/10.1097/MEJ.0b013e328354aee5.

[3] Juliebø V, Bjøro K, Krogseth M, Skovlund E, Ranhoff AH, Wyller TB. Risk factors for preoperative and postoperative delirium in elderly patients with hip fracture. J Am Geriatr Soc. 2009;57:1354-61. https://doi.org/10.1111/j.1532-5415.2009.02377.x.

[4] Lee KH, Ha YC, Lee YK, Kang H, Koo KH. Frequency, risk factors, and prognosis of prolonged delirium in elderly patients after hip fracture surgery. Clin Orthop Relat Res. 2011;469:2612-20. https://doi.org/10.1007/s11999-011-1806-1.

[5] Murphy C, Mullen E, Hogan K, O'toole R, Teeling SP. Streamlining an existing hip fracture patient pathway in an acute tertiary adult Irish hospital to improve patient experience and outcomes. Int J Qual Health Care. 2019;31:45-51. https://doi.org/10.1093/intqhc/mzz093.

[6] Luger TJ, Kammerlander C, Luger MF, Kammerlander-Knauer U, Gosch M. Anästhesieverfahren, Mortalität und Verlauf bei geriatrischen Patienten. Zeitschrift fur Gerontologie und Geriatrie. 2014;47:110-24.

[7] Inouye SK. Delirium in older persons. N Engl J Med. 2006;354:1157-65. https://doi.org/10.1056/nejmra052321.

[8] Gosch M, Nicholas JA. Pharmakologische Prävention des postoperativen Delirs. Zeitschrift fur Gerontologie und Geriatrie. 2014;47:105-9.

[9] Mendelson DA, Friedman SM. Principles of comanagement and the geriatric fracture center. Clin Geriatr Med. 2014; 30: 183-9.

[10] Bonaiuti D, Shea B, Iovine R, Negrini S, Welch V, Kemper HH, Wells GA, Tugwell P, Cranney A. Exercise for preventing and treating osteoporosis in postmenopausal women. In: Cochrane database of systematic reviews. New York: Wiley; 2002.

[11] Huuskonen J, Väisänen SB, Kröger H, Jurvelin JS, Alhava E, Rauramaa R. Regular physical exercise and bone mineral density: a four-year controlled randomized trial in middle-aged men. The DNASCO study. Osteoporos Int. 2001;12:349-55. https://doi.org/10.1007/s001980170101.

[12] Willburger RE, Knorth H. Osteoporose der Wirbelsäule: Therapieoption und Präventionsstrategien. Dtsch Arztebl Int. 2003;100:A-1120.

[13] Kammerlander C, Pfeufer D, Lisitano LA, Mehaffey S, Böcker W, Neuerburg C. Inability of older adult patients with hip fracture to maintain postoperative weight-bearing restrictions. J Bone Joint Surg. 2018;100:936-41. https://doi.org/10.2106/JBJS.17.01222.

[14] Siu AL, Penrod JD, Boockvar KS, Koval K, Strauss E,

Morrison RS. Early ambulation after hip fracture. Arch Intern Med. 2006;166:766. https://doi.org/10.1001/archinte.166.7.766.

[15] Hill K. Additional physiotherapy during acute care reduces falls in the first 12 months after hip fracture. J Physiother. 2010;56:201.

[16] Ottesen TD, McLynn RP, Galivanche AR, Bagi PS, Zogg CK, Rubin LE, Grauer JN. Increased complications in geriatric patients with a fracture of the hip whose postoperative weight-bearing is restricted: an analysis of 4918 patients. Bone Joint J. 2018;100B:1377-84. https://doi.org/10.1302/0301-620X.100B10.BJJ-2018-0489.R1.

[17] Ogilvie-Harris DJ, Botsford DJ, Hawker RW. Elderly patients with hip fractures: Improved outcome with the use of care maps with high-quality medical and nursing protocols. J Orthop Trauma. 1993;7:428-37. https://doi.org/10.1097/00005131-199310000-00005.

[18] Cameron ID, Chen JS, March LM, Simpson JM, Cumming RG, Seibel MJ, Sambrook PN. Hip fracture causes excess mortality owing to cardiovascular and infectious disease in institutionalized older people: a prospective 5-year study. J Bone Miner Res. 2010;25:866-72. https://doi.org/10.1359/jbmr.091029.

[19] Roche JJW, Wenn RT, Sahota O, Moran CG. Effect of comorbidities and postoperative complications on mortality after hip fracture in elderly people: prospective observational cohort study. Br Med J. 2005;331:1374-6. https://doi.org/10.1136/bmj.38643.663843.55.

[20] Mohanty S, Rosenthal RA, Russell MM, Neuman MD, Ko CY, Esnaola NF. Optimal perioperative management of the geriatric patient: a best practices guideline from the American College of Surgeons NSQIP and the American Geriatrics Society. J Am Coll Surg. 2016;222:930-47. https://doi.org/10.1016/j.jamcollsurg.2015.12.026.

[21] Ftouh S, Morga A, Swift C. Management of hip fracture in adults: summary of NICE guidance. BMJ. 2011;342:d3304.

[22] Maegele M, Grottke O, Schöchl H, Sakowitz O, Spannagl M, Koscielny J. Direkte orale Antikoagulanzien in der traumatologischen Notaufnahme - Perioperative Behandlung und Umgang in Blutungssituationen. Deutsches Arzteblatt Int. 2016;113:575-82.

[23] Nowak H, Unterberg M. Orale Antikoagulanzien: management von elektiven und Notfalleingriffen TT - oral anticoagulants: management of elective and emergency surgery. Anästhesiol Intensivmed Notfallmed Schmerzther. 2018;53:543-50.

[24] Court-Brown CM, Caesar B. Epidemiology of adult fractures: a review. Injury. 2006;37:691-7. https://doi.org/10.1016/j.injury.2006.04.130.

[25] Bae DK, Song SJ, Yoon KH, Kim TY. Periprosthetic supracondylar femoral fractures above total knee arthroplasty: comparison of the locking and nonlocking plating methods. Knee Surg Sports Traumatol Arthrosc. 2014;22:2690-7. https://doi.org/10.1007/s00167-013-2572-2.

[26] Rorabeck CH, Taylor JW. Classification of periprosthetic fractures complicating total knee arthroplasty. Orthop Clin N Am. 1999;30:209-14. https://doi.org/10.1016/S0030-5898(05)70075-4.

[27] Gassner C, Sommer F, Rubenbauer B, Keppler AM, Liesaus Y, Prall WC, Kammerlander C, Böcker W, Fürmetz J. Locking plate fixation of distal periprosthetic femoral fractures: clinical outcome and mortality. Unfallchirurg. 2020:1-7. https://doi.org/10.1007/s00113-020-00911-6.

[28] Schitz F, Rilk S, Schabus R. Arthroscopic treatment of a supracondylar femoral fracture with total knee arthroplasty and retrograde femoral nailing. Arthroskopie. 2020;34:74-9.

[29] Pekmezci M, McDonald E, Buckley J, Kandemir U. Retrograde intramedullary nails with distal screws locked to the nail have higher fatigue strength than locking plates in the treatment of supracondylar femoral fractures: a cadaver-based laboratory investigation. Bone Joint J. 2014;96(B):114-21. https://doi.org/10.1302/0301-620X.96B1.31135.

[30] Wähnert D, Hofmann-Fliri L, Richards RG, Gueorguiev B, Raschke MJ, Windolf M. Implant augmentation: adding bone cement to improve the treatment of osteoporotic distal femur fractures: a biomechanical study using human cadaver bones. Medicine (United States). 2014;93. https://doi.org/10.1097/MD.0000000000000166.

[31] Harris T, Ruth JT, Szivek J, Haywood B. The effect of implant overlap on the mechanical properties of the femur. J Trauma. 2003;52:930-5. https://doi.org/10.1097/01.TA.0000060999.54287.39.

[32] Agarwal S, Sharma RK, Jain JK. Periprosthetic fractures after total knee arthroplasty. J Orthop Surg (Hong Kong). 2014;22:24-9. https://doi.org/10.1177/230949901402200108.

[33] Kammerlander C, Neuerburg C, Verlaan JJ, Schmoelz W, Miclau T, Larsson S. The use of augmentation techniques in osteoporotic fracture fixation. Injury. 2016;47:S36-43. https://doi.org/10.1016/S0020-1383(16)47007-5.

[34] Larsson S. Cement augmentation in fracture treatment. Scand J Surg. 2006;95:111-8.

[35] Raschke M, Zantop T, Petersen W. Tibiakopffraktur. Chirurg. 2007;78:1157-71. https://doi.org/10.1007/s00104-007-1428-z.

[36] Parratte S, Ollivier M, Argenson JN. Primary total knee arthroplasty for acute fracture around the knee. Orthopaed Traumatol Surg Res. 2018;104:S71-80.

[37] Wong MT, Bourget-Murray J, Johnston K, Desy NM. Understanding the role of total knee arthroplasty for primary treatment of tibial plateau fracture: a systematic review of the literature. J Orthop Traumatol. 2020;21

[38] Sabatini L, Aprato A, Camazzola D, Bistolf A, Capella M, Massè A. Primary total knee arthroplasty in tibial plateau fractures: Literature review and our institutional experience. Injury. 2021. https://doi.org/10.1016/j.injury.2021.02.006.

[39] Scott CEH, Davidson E, Macdonald DJ, White TO, Keating JF. Total knee arthroplasty following tibial plateau fracture: a matched cohort study. Bone Joint J. 2015;97-B:532-8. https://doi.org/10.1302/0301-620X.97B4.34789.

[40] Tapper V, Toom A, Pesola M, Pamilo K, Paloneva J. Knee

joint replacement as primary treatment for proximal tibial fractures: analysis of clinical results of twenty-two patients with mean follow-up of nineteen months. Int Orthop. 2020;44:85-93. https://doi.org/10.1007/s00264-019-04415-w.

[41] Felix NA, Stuart MJ, Hanssen AD. Periprosthetic fractures of the tibia associated with total knee arthroplasty. In: Clinical orthopaedics and related research. New York: Springer; 1997. p. 113-24.

[42] Ruchholtz S, Tomás J, Gebhard F, Larsen MS. Periprosthetic fractures around the knee-the best way of treatment. Eur Orthop Traumatol. 2013;4:93-102. https://doi.org/10.1007/s12570-012-0130-x.

[43] Keppler AM, Holzschuh J, Pfeufer D, Neuerburg C, Kammerlander C, Böcker W, Fürmetz J. Postoperative physical activity in orthogeriatric patients - new insights with continuous monitoring. Injury. 2020. https://doi.org/10.1016/j.injury.2020.01.041.

[44] Liem IS, Kammerlander C, Suhm N, Blauth M, Roth T, Gosch M, Hoang-Kim A, Mendelson D, Zuckerman J, Leung F, Burton J, Moran C, Parker M, Giusti A, Pioli G, Goldhahn J, Kates SL. Identifying a standard set of outcome parameters for the evaluation of orthogeriatric co-management for hip fractures. Injury. 2013;44:1403-12.

[45] Nakayama A, Major G, Holliday E, Attia J, Bogduk N. Evidence of effectiveness of a fracture liaison service to reduce the re-fracture rate. Osteoporos Int. 2016;27:873-9. https://doi.org/10.1007/s00198-015-3443-0.

第 24 章

青少年膝关节周围骨折
Juvenile Fractures Around the Knee

Hamzah Alhamzah　Jimmy Tat　Jong Min Lee　David Wasserstein　著

万里甫　译

一、股骨远端骺板/骨骺骨折

(一)流行病学

股骨远端骺板/骨骺骨折是一种不常见的损伤,占所有儿科骨骺损伤的 1.4%~2%[1]。然而,它们往往会并发严重的后遗症。平均而言,这些患者中有一半以上会出现生长障碍,其中移位骨折的生长障碍发生率明显高于非移位骨折[2]。在 Salter-Harris 分型中,生长障碍发生率最高的是 SH Ⅳ型骨折(65%),最低的是 SH Ⅰ型骨折(35%)[2]。

年轻患者的损伤机制多是高能量创伤,如机动车事故,而在青春期,运动相关损伤也会导致股骨远端骨骺骨折。相对于骨膜较薄的青少年(13—16 岁),年龄更小的少年(<12 岁)则需要更严重的创伤来破坏厚厚的骨膜和软骨膜,引起骨折移位[3]。

(二)分型、合并损伤和诊断检查

青少年人群的股骨远端骨骺骨折常由作用于股骨远端未闭骨骺的外翻应力或过伸损伤导致。这可能与直接撞击有关,但更多的是高空跳跃或坠落时的落地机制造成的。在青少年人群中,与膝关节韧带结构相比,股骨远端骺板是薄弱环节,常被骨折累及[4]。

1. 分型　股骨远端骨骺骨折可以用 Salter-Harris 分型来描述[4]。

Ⅰ型:骨折线通过骺板,骨骺与干骺端分离。

Ⅱ型:在骨骺与干骺端分离基础上合并干骺端骨折。由此产生的干骺端骨块被称为 Thurstan Holland 骨块。根据损伤机制(内翻或外翻负荷),骺板张力侧的骨膜断裂,压应力导致干骺端骨折。

Ⅲ型:骨折线始于骺板,由骨骺穿出。

Ⅳ型:骨折线跨过骺板,由干骺端延伸至骨骺。

Ⅴ型:压缩机制导致骺板损伤,即骨骺和干骺端的嵌插骨折(图 24-1)[5]。

对于其他部位的骨骺骨折,Ⅰ型和Ⅱ型骨折生长障碍的风险较小,而Ⅲ型和Ⅳ型骨折生长障碍的风险较高。虽然同样的情况也适用于股骨远端骨骺骨折,但无论是哪种类型,都存在生长障碍风险。Salter-Harris 分型有助于诊疗计划的制订,也能为损伤机制提供线索[6]。

2. 合并损伤　股骨远端骨折通常是高能量损伤的结果,应该使用高级创伤生命支持(ATLS)方案完善评估[8,9]。股骨远端骨骺骨折最常见的合并损伤是其他肌肉骨骼系统的损伤,其中膝关节韧带损伤最常发生[8]。在 151 例患者的回顾性研究中[10],21 例(13.9%)患者存在临床症状明显的膝关节韧带松弛,其中 12 例(7.9%)

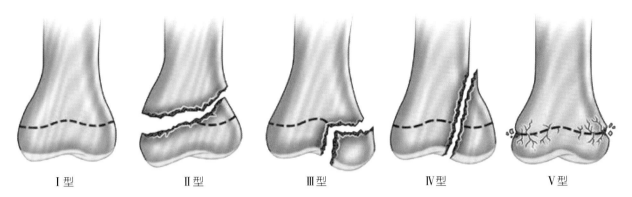

Ⅰ型	Ⅱ型	Ⅲ型	Ⅳ型	Ⅴ型

▲ 图 24-1　**Salter-Harris** 骨骺骨折分型。Ⅰ型骨折为一条只穿过骺板的骨折线；当骨折线穿过骺板，斜形于干骺端穿出时，为Ⅱ型骨折；骨折线穿过骨骺至关节面为Ⅲ型骨折；Ⅳ型骨折为骨骺、骺板和干骺端的垂直劈裂；Ⅴ型骨折涉及骺板的挤压损伤

图片摘自 Edwards 1995-Adapted from JAAOS-Journal of the American Academy of Orthopaedic Surgeons 3(2):63-69, March-April 1995[7]

有症状性不稳定。其他罕见的并发症包括筋膜室综合征（1.3%）、腘动脉损伤和腓总神经损伤[10]。因此，应该对每个患者进行详细的神经血管检查。在过伸型膝关节损伤中，腘动脉通常受累，股骨远端的向后成角畸形导致干骺端向后直接压迫腘动脉，诱发血管断裂、内膜撕裂或血栓形成[6]。腓总神经也可能被损伤，但最常见的是预后良好且有望在 6～12 周内恢复的神经性麻痹[11]。

3. 症状和体征　股骨远端骺板 / 骨骺骨折的患者通常表现为膝关节积液、局部软组织肿胀和骺板区的压痛。在移位性损伤中，畸形可能很明显，能感觉到活动时轻柔或沉闷的捻发音。骨骺向前移位时（即尖端向后），髌骨变得突出，前部皮肤经常出现凹陷。这些通常与高能量的过伸性损伤有关，并增加了神经血管受累的风险。而随着骨骺的后移（即尖端向前），远干骺端的骨折则在髌骨上方变得突出[12]。虽然股骨远端骨骺骨折很少发生血管损伤，但也必须仔细评估血管状况[6]。

4. 影像学检查

(1) X 线检查：应常规拍摄正位和侧位 X 线片，以评估骨折的移位情况。斜位 X 线片可能有

助于显示微小移位的骨折。对于膝关节疼痛和明显松弛，且 X 线片未能显示骨折的患者，温和的应力位 X 线片可以帮助区分骨骺分离和韧带损伤。充分的镇痛可以缓解肌肉痉挛，避免在检查过程中进一步损伤骨骺[12]。

(2) 计算机断层扫描（CT）：建议对所有 X 线片诊断为 Salter-Harris Ⅲ型和Ⅳ型骨折的患者进行 CT 检查。在一项研究显示，CT 能够发现 X 线片上无法识别的骨折移位和粉碎性骨折。作者鼓励使用 CT 来评估这些骨折，以明确骨折的移位情况及骨折形态并制订手术计划。在 X 线片不能确诊的情况下，CT 也可以用来识别骨折和移位，但是该检查也不能明确股骨远端的骺板骨折[6]。

(3) 磁共振成像（MRI）：MRI 的主要作用是在体格检查和 X 线片无法诊断或诊断不明确的情况下识别急性膝关节损伤。MRI 也可以用来明确创伤性损伤愈合后骺板的活性。推荐使用三维脂肪抑制毁损梯度回波序列，这一序列可以识别即将出现的早期生长障碍，并评估骺板骨桥形成的范围，以明确是否将切除骨桥作为治疗选择[6]。

（三）治疗

治疗原则是在不进一步损伤骨骺的情况下实现并维持骨折的解剖复位[6]。长腿石膏固定一般

适用于无移位的股骨远端骨骺骨折[6, 13]。闭合复位应在全身麻醉下进行，牵引力90%，操作力10%，以达到解剖复位[6, 14]，这种方法可以减少进一步的骨骺损伤。需要密切随访以监测任何骨折移位[13, 14]，特别是对于伤后出现移位的那些骨折，因为仅行闭合复位和长腿石膏固定的失败率高达70%[15]。

移位的骨折通常需要手术治疗[6]。手术方式包括闭合与切开复位，并使用光滑的克氏针或螺钉行内固定治疗[3, 13, 16]。

移位的Salter-Harris Ⅰ型和Ⅱ型骨折一般采用闭合复位经皮内固定，固定使用贯穿骺板的光滑克氏针或骺板保护螺钉[3, 6, 16]。然而，一些伴有骨膜嵌顿的SH Ⅱ型骨折需行切开复位，术前MRI可以帮助识别阻止骨折复位的骨膜嵌顿[17]。

Garrett等[3]的病例系列研究表明，在Salter-Harris Ⅰ型和Ⅱ型骨折中使用贯穿骺板的平滑克氏针不会显著增加骺板骨桥的形成，Mäkelä等[18]的研究也发现，小于生长板横截面积7%的钢针不会引起永久性的骺板停滞。然而，Arkander等[16]的研究发现，骺板保护螺钉引起了低发生率的骺板停滞。Dahl等[19]的动物研究也发现，任何破坏骺板的固定物，无论大小和位置，都有可能导致骺板骨桥的形成。因此，对于Salter-Harris Ⅰ型和Ⅱ型骨折，目前还没有明确的指南支持哪种固定方法更有优势。外科医生应该意识到每种疗法的风险和益处。

Salter-Harris Ⅲ型和Ⅳ型骨折有较大的骺板停滞风险，这些骨折切开复位内固定时应采用跨干骺端或骨骺的骺板保护技术[10, 13, 14, 16, 20, 21]。

（四）对生长的影响

股骨远端骺板负责股骨生长的70%，下肢总长度的35%。它的平均生长速度为1.0厘米/年，是体内生长最快的骺板[4]。文献报道股骨远端骨骺骨折后生长停滞的发生率为40%～90%[2, 16, 22, 23]。生长停滞或发育障碍的后遗症包括肢体不等长和

（或）成角畸形。最近对16篇文章（564例股骨远端骨骺骨折）的Meta分析发现，生长障碍的发生率为50%[2]，其中，22%（n=112）的患者双腿长度差＞1.5cm。在儿科群体中，与生长相关的并发症最多发生在青少年人群中。Eid[10]的回顾性研究发现，12岁以下青少年患者晚期成角畸形最多见（67%，27例患者），其次是13—16岁的青少年（51%），婴幼儿中无成角畸形发生。在同一项研究中，28例12岁以下青少年（57.1%），27例13—16岁的青少年（29.7%）和3例婴幼儿（27.3%）出现了双腿不等长[10]。在大多数部位，Salter-Harris Ⅰ型或Ⅱ型骨折后的生长障碍很少出现；然而，对于股骨远端的骨骺骨折，生长障碍即使在Salter-Harris Ⅰ型和Ⅱ型骨折中也有可能发生，这可能是由于导致股骨骨折的剪切力和压缩力更大。据报道，Salter-Harris Ⅰ型股骨远端骨骺骨折的生长障碍发生率为36%，Salter-Harris Ⅱ型为58%，Salter-Harris Ⅲ型为49%，Salter-Harris Ⅳ型为64%[2]，且Salter-Harris Ⅳ型骨折出现下肢不等长＞1.5cm的概率最高（24%，9/37）[2]。

我们建议在伤后6个月进行仔细的临床评估，以发现能够提示生长障碍的骺板不规则[24]。双下肢X线片对比有助于早期发现这些改变。应该定期对患者进行随访，直到骨骼成熟，因为股骨远端骨骺损伤后既可能会出现生长延缓，也可能出现生长刺激。需要治疗的下肢不等长的确切标准仍存在争议，一般来说，预计骨骼成熟时＜2cm的不等长可以通过非手术治疗。如果预计成熟期的不等长为2～5cm，则可以在适当时机对对侧肢体行骨骺封闭术。对于预计成熟时＞5cm的不等长，应考虑行延长手术[12]。

二、胫骨近端骨骺/骺板骨折

（一）流行病学

胫骨近端骨骺/骺板骨折是一种罕见的损伤，

占所有骨骺骨折的比例不到 1%[1]。它们通常也是由高能量创伤引起，如机动车碰撞或滑雪事故。约 5% 的骨折合并血管损伤，尤其是膝关节过伸导致的骨折。血管损伤程度从内膜撕裂引起的血栓形成，到后移的干骺端压迫腘动脉而造成的压闭或栓塞[25]。

（二）分型、合并损伤和检查

1. 分型　胫骨近端骨骺骨折最常用的分型系统是 Salter-Harris 分型[4]（图 24-2）。

Ⅰ型是指骺板的分离，不累及邻近干骺端或骨骺。

Ⅱ型的骨折线在斜形穿出干骺端的一角之前横行穿过骺板。这些骨折通常是外翻应力的结果，干骺端骨折在外侧。

Ⅲ型的骨折线通过骺板穿出骨骺并进入关节。

Ⅳ型的骨折线纵行穿过干骺端、骺板和骨骺，为关节内骨折，骨折可能累及胫骨内侧或外侧平台。

另一种较少使用的胫骨近端骨折分型是描述骨折发生机制的分型，包括外翻、内翻、过伸和屈曲撕脱[26]（图 24-3）。

2. 合并损伤　胫骨近端骨骺骨折通常由高速的创伤造成，其合并损伤与股骨远端骨骺骨折相似。造成胫骨骨骺骨折的损伤能量较大，最常见的是机动车事故、高速运动损伤或其他事件，如割草机事故。然而，Salter-Harris Ⅱ型骨折在虐待儿童的病例中也有报道，Salter-Harris Ⅰ型骨

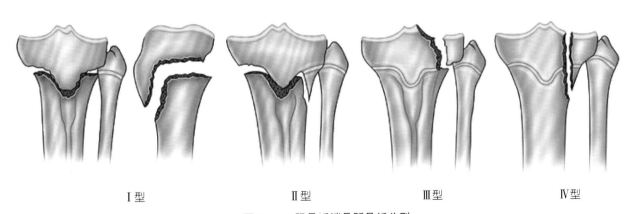

Ⅰ型　　　　　　Ⅱ型　　　　　　Ⅲ型　　　　　　Ⅳ型

▲ 图 24-2　胫骨近端骨骺骨折分型
图片来自文献 [12]

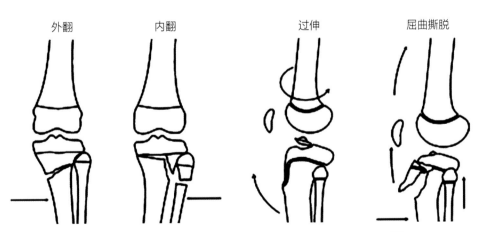

外翻　　　　　内翻　　　　　过伸　　　　屈曲撕脱

▲ 图 24-3　按骨折发生机制分型（图片来自 Mubarak 2009）[26]

折也可发生在接受物理拉伸治疗的关节僵硬儿童[6]。合并损伤包括过伸机制导致的腘动脉栓塞（5%），腓总神经损伤（5%），Salter-Harris Ⅲ 型、Ⅳ 型骨折中的韧带损伤（40%）和 Salter-Harris Ⅳ 型骨折中的筋膜室综合征（3%～4%）[6]。然而，与股骨远端骨骺骨折不同，腘动脉的损伤更令人担忧，因腘动脉在胫骨近端平面分成三束，位置较为固定。因此，当干骺端骨折块向后移位时（在过伸损伤中常见），有可能造成腘动脉撕裂（图 24-4）。

3. 症状和体征　胫骨近端骨骺骨折的临床表现包括膝关节积液、局部软组织肿胀和骺板区的压痛，骨折移位时可能存在肢体畸形。因为靠近胫骨近端骨骺，腘动脉在这些损伤中有潜在的风险。过伸性损伤中可能出现胫骨骨干相对于骨骺的向后移位，这可能会导致腘动脉撕裂或血栓形成。考虑到评估之前骨折可能会部分或完全复位，所以在对这类损伤的患者进行评估时，都必须考虑到动脉损伤的可能性。儿童膝关节过伸伤的评估指南类似于成人创伤性膝关节脱位的评估

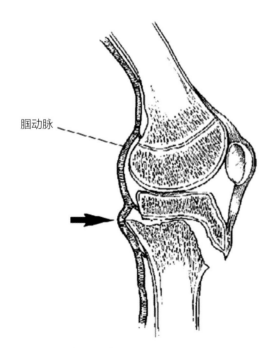

腘动脉

▲ 图 24-4　当干骺端骨折块向后移位时，有可能造成腘动脉撕裂

指南，必须进行仔细的神经血管检查，记录足背动脉和胫后动脉的搏动，肢体远端的灌注状况，以及胫后和腓总神经的功能。对于明显缺血的肢体，应尽快复位移位的骨折端。如果缺血持续存在，则应立即进行动脉探查。在没有明显肢体缺血的情况下，脉搏减弱或消失，或骨折复位后脉搏和灌注恢复的患者，应进行动脉造影。

在骨折后的前几天，对下肢进行持续的评估是很重要的，这样才能及早发现发展中的筋膜室综合征或伴有血栓形成和后期闭塞的内膜撕裂[12]。胫骨近端骨骺骨折的血管损伤可能是灾难性的，腘动脉被靠近胫骨近端骨骺后表面的主要分支固定，胫后分支在比目鱼肌的弓状纤维下穿行，胫前分支在骨间膜近端上方的孔内向前走行。过伸损伤会导致胫骨近端的干骺端向后移位，并拉伸或撕裂腘动脉。即使是轻微移位的骨折，在受伤时也可能有明显的移位，因此应该监测血管损伤。这类骨折并不需要常规进行血管造影，但必须在伤后最初的 24～48h 内持续监测血管状态[6]。

4. 影像学检查

(1) X 线检查：正位和侧位 X 线片通常能够显示骨折。当 X 线片显示正常时，可以考虑在轻微应力位摄片[12]。

(2) MRI 检查：可用于发现如上所述的股骨远端的非移位或隐匿性损伤。

（三）治疗

治疗原则是在不进一步损害骨骺的情况下实现并维持骨折的解剖复位[6]。

对于无移位或轻度移位（<2mm）、稳定的 Salter-Harris Ⅰ 型或 Ⅱ 型骨折，建议在膝关节屈曲约 10°～20° 行长腿石膏固定，持续 4～6 周[6, 13, 27]。

闭合复位，包括牵引和轻柔前推后移的干骺端骨折块，可以在急诊科充分镇静的情况下进行，但建议在手术室的全身麻醉下进行，以获得

足够的肌肉松弛，并最大限度地减少髌板医源性损伤的风险[6, 13]。需要监测闭合复位和石膏固定术后的神经血管状态和筋膜室综合征的发生。石膏可以是石膏托或石膏夹板，以适应患肢的肿胀[6, 13, 27]。需要密切的放射学随访，以监测任何骨折移位[6, 13]。

手术治疗的适应证包括无法复位的 Salter-Harris Ⅰ 型和Ⅱ型骨折，这些骨折由于骨膜或鹅足等软组织嵌顿而无法复位；大多数的 Salter-Harris Ⅲ 型或Ⅳ型骨折；移位＞2mm 的骨折；不稳定骨折；合并血管损伤的骨折；开放性骨折或浮膝损伤[6, 13, 27-29]。

手术治疗方式包括闭合复位经皮穿针固定和切开复位内固定[6, 13, 27]。

闭合复位、经皮光滑克氏针或空心加压螺钉固定是治疗 Salter-Harris Ⅰ 型、Ⅱ型骨折的首选方法。经皮固定干骺端的克氏针或螺钉应与髌板平行。如果需要跨髌板固定，则应使用光滑的克氏针[6, 13, 27]。

切开复位内固定是治疗不可复位的 Salter-Harris Ⅱ 型骨折和移位的 Salter-Harris Ⅲ 型、Ⅳ型骨折的首选方案。空心加压螺钉应置于骨骺或干骺端并与髌板平行[6, 13, 27]。与非手术治疗类似，术后需要密切监测神经血管状态和筋膜室综合征的发生[27]。

手术治疗骨折的并发症有急性血管或神经损伤、筋膜室综合征、复位丢失、韧带不稳定、成角畸形和肢体不等长[6, 13, 27, 30]。

（四）对生长的影响

胫骨近端髌板负责下肢生长的 28%，当损伤累及髌板时，胫骨畸形的发生率为 55%～60%。一篇对已报道文献中 110 例患者的综述显示，超过 25% 的病例出现明显的肢体不等长（＞25mm）和成角畸形（＞5° 的成角和＞10° 的旋转）[31]。然而，干骺端骨折（Cozen 损伤）可能会自动矫正外翻畸形，有必要进一步观察。生长障碍是最

常见的并发症，总发生率为 25%，可导致肢体不等长和（或）成角畸形。当情况足够严重时，这些生长障碍可以通过骨桥切除和植入游离脂肪来治疗，但 1/3 的患者会经历反复的骨桥形成，且多达 60% 的患者临床结果为中到差[13]。

三、胫骨结节骨折

（一）流行病学

这类骨折主要发生在接近骨骼成熟的青春期男孩，通常为 12—17 岁，但很少影响女孩[32]。胫骨结节骨折约占所有骨骺骨折的 1%，所有胫骨近端骨折的 3%[30, 33]。最常用的分型方法是 Ogden 分型（Watson-Jones 分型的改进），这一分型涉及骨折的移位和粉碎程度[34]。胫骨结节骨折的损伤机制通常是在跳跃或膝关节屈曲时股四头肌强力收缩（如从跳跃或跌倒中着陆）产生的高应力。这类骨折通常发生在肌肉发达、外表成熟的男孩身上。因此，绝大多数（＞70%）骨折发生在需要跳跃的体育活动中（如篮球[35]）。而胫骨结节骨骺炎则可能与胫骨结节的撕脱骨折有关，但尚未发现明确的因果联系[35]。

（二）分型、合并损伤和检查

1. 分型 胫骨结节骨折最常用的分型是 Watson-Jones 分型基础上的 Ogden 改良分型。在最初的 Watson-Jones 的文章中[36]，他们描述了三种类型的骨折。第一种是胫骨结节骨化中心最远端的撕脱骨折。第二种是整个胫骨结节的向上成角，这发生在胫骨近端髌板、胫骨结节骨化中心和胫骨近端连接处。第三种是胫骨结节髌板的骨折线延伸至胫骨骨骺，形成一个大的前方单一骨折块。然而，它没有考虑到骨折线向关节内延伸的情况。因此，Ogden 的改良方案根据移位和粉碎程度增加了两个亚型，包括骨折的关节内延伸和胫骨结节的粉碎性骨折。

Ogden 改良分型如下（图 24-5）。

Ⅰ A 型，骨折位于胫骨近端与胫骨结节连接

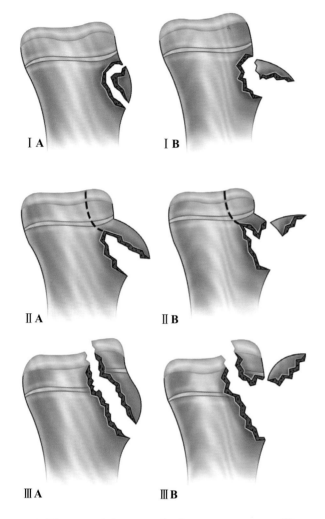

I A	I B
II A	II B
III A	III B

▲ 图 24-5　改良 Ogden 分型图示（Ogden 1980）[34]

处的远端，无移位或轻微移位。

　　I B 型，骨折位于胫骨近端与胫骨结节连接处的远端，有移位，但通过铰链连接。

　　II A 型，骨折位于胫骨近端和胫骨结节的连接处。

　　II B 型，骨折粉碎，远端骨折块前移。

　　III A 型，骨折延伸至关节面。

　　III B 型，骨折为关节内粉碎性骨折[34]。

　　1985 年，Ryu 和 Debenham 另外提出了 IV 型骨折，这是一种胫骨结节骨折，向后延伸穿过胫骨近端骺板，造成整个近端骨骺的撕脱[37]。最后，McKoy 和 Stanitski 在 2003 年提出了 V 型骨折，它由 III B 型骨折和伴随的 IV 型骨折组成，形

成 Y 形[38]。大多数作者推荐的最常用分型是改良后的 Ogden 分型（图 24-6），同时囊括了更新后的 IV 型和 V 型骨折。

　　I 型：髌腱附着处的结节损伤（A，移位；B，非移位）。

　　II 型：无关节内延伸的结节 / 骨骺损伤（A，移位；B，非移位）。

　　III 型：结节 / 骨骺损伤伴关节内延伸（A，移位；B，非移位）。

　　IV 型：整个胫骨近端骨折，+/- 后部 Thurstan Holland 骨折块（A，移位；B，未移位）。

　　V 型：无骨折，单纯髌腱撕脱伤。

　　2. 合并损伤　胫骨结节骨折的损伤机制通常是在体育赛事中，因跳跃或强迫屈膝时股四头肌的强烈偏心收缩所致。其他膝关节损伤可能与胫骨结节撕脱骨折同时出现，包括副韧带、半月板和前十字韧带断裂[35]。Stanitski[35] 发现，伸肌装置其他部分（股四头肌和髌腱断裂）的损伤概率为 17%，这些损伤大多与 II B 型和 III B 型骨折有关。另外，需要注意的是，胫前动脉返支位于胫骨结节附近的前间室内，常因胫骨结节骨折而断裂。这可能导致出血，动脉和腓深神经的压迫性损伤或筋膜室综合征[39]。因此，有必要进行系列的神经血管检查，尤其要注意前间室结构。

　　胫骨结节骨折更多的是跳跃运动的结果，最常见的两种机制是跳跃时伸膝股四头肌强烈收缩，以及落地时膝关节快速的被动屈曲作用于收缩的股四头肌。此外，胫骨结节骨折几乎只发生在青春期男孩，他们往往有更强大的股四头肌力量，而肌肉的强力收缩可能造成结节的损伤。由于胫骨近端骺板由后向前闭合，骨折类型取决于受伤时的骺板闭合的程度及膝关节屈曲的角度。当损伤发生于 0°～30° 屈曲位时，胫骨结节撕脱不合并骨骺骨折；当屈曲 30° 以上时，胫骨结节撕脱合并胫骨近端骨骺撕脱的可能性较大，多为

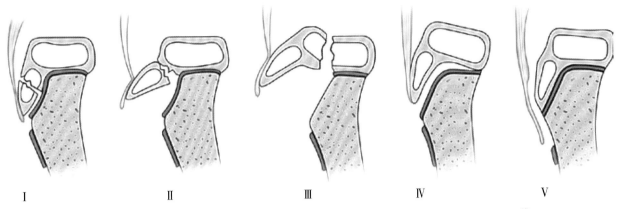

▲ 图 24-6　改良 Ogden 分型（引自 Rockwood and Green in Fractures in Children）[6]

Ⅲ型损伤[6]

3. 影像学检查　X 线片：明确胫骨结节骨折的标准方法是侧位 X 线片；然而，更严重的损伤应该需要更先进的诊断成像，以帮助识别在这些骨折类型中常见的膝关节结构损伤。虽然大多数胫骨结节骨折患者都是青少年（存在发育性的胫骨结节次级骨化中心），但骨折也可能发生在更不成熟的儿童中，在 X 线片上只能看到一个小骨片[6]。准确的胫骨结节侧位摄片是评估这一损伤的关键，因为胫骨结节位于胫骨中线的外侧，所以当腿部稍微内旋时，可以获得最佳的侧位像。胫骨近端的斜位 X 线片有助于显示延伸至膝关节的骨折[12]，应尽量减少 CT 的使用。

（三）治疗

胫骨结节骨折的治疗原则是解剖复位移位的骨折块，恢复伸膝装置的完整性[40, 41]。无移位骨折和闭合复位后微小移位的 Ogden Ⅰ 型、Ⅱ 型骨折采用夹板、管型石膏或膝关节伸直位的长腿石膏治疗 4～6 周[34, 38, 40, 41]。何时开始主动伸膝是有争议的，一般来说，与有类似损伤的成年人相比，儿童胫骨结节骨折愈合得更快，更少受到僵硬等并发症的影响。

大多数的移位骨折需要手术治疗，包括切开复位和内固定及可能的软组织修复[42]。与经皮穿针相比，空心螺钉固定提供了更有效的加压和坚强固定[42]。骨膜缝合固定可以考虑用于骨骺非常不成熟的患者或那些有明显粉碎性骨折的患者[40]。

关节内骨折需要解剖复位关节面，并通过关节镜或使用内侧髌旁微创入路修复任何相关的关节内损伤[13, 38]。

Pretell-Mazzini 等[42] 在对胫骨结节骨折的系统性回顾中发现，大多数青少年胫骨结节骨折的手术治疗结果良好。最常见的并发症是内固定刺激（56%）、胫骨结节压痛（18%）、再骨折（6%）和反曲（4%）。手术治疗后效果最差的是关节内骨折和合并软组织损伤的患者。

（四）对生长的影响

胫骨结节骨折是骺板的损伤，能够影响生长发育。因此，了解胫骨近端的生长模式有助于更好地理解潜在的生长障碍。Ehrenborg[43] 描述了胫骨结节的发育过程，胫骨近端有两个骨化中心：①初级骨化中心为胫骨近端骺板；②次级骨化中心为髌腱附着处的胫骨结节骺板。次级骺板在女性持续到 8—12 岁，在男性持续到 9—14 岁[43, 44]。正常的骨化模式还包括胫骨近端从后到前的骺板闭合，最后是胫骨结节闭合[45]。因此，当年龄较大的儿童接近少年和青春期时，次级骨化中心面临着最大的损伤风险。损伤的能量，以及相应的骨折线，通常穿过未闭合的骺板，而不是完全骨化的区域。

总体而言，胫骨结节骨折的患者预后良好，骨折愈合率高，患者能够重返体育运动。一项研究表明，99% 的胫骨结节骨折完全愈合，98% 的患者在平均 29 周内恢复正常活动，97% 的患者实现了全面活动[42]。生长停滞、畸形和下肢不等长等并发症并不常见，因为这些骨折往往发生在年龄较大的儿童和青少年身上，而此时胫骨近端的骨骺已经骨化[12]。反曲是一种罕见的并发症，发生在不到 4% 的病例中[42]，很可能源于胫骨近端骺板的部分生长停滞，可能需要进一步的干预。

四、胫骨髁间嵴 / 隆突骨折

（一）流行病学

胫骨髁间嵴骨折的发生率为每年 3/10 万[46]。在儿科人群中，它们占创伤性膝关节损伤的 2%[47]。由于前交叉韧带的牵拉，髁间嵴骨折最常见的发病年龄为 8—14 岁[27]。以往研究认为，髁间嵴骨折的损伤机制是膝关节的强力过伸（如从自行车或摩托车上摔下来）或膝盖弯曲时股骨远端的直接撞击[27]。然而，最近的报道显示，这种骨折也发生在非接触性运动中，如足球和滑雪及高能量创伤，如机动车事故[48]。最常用的分型系统是基于骨折块移位的改良 Meyers 和 McKeever 分型[47, 49]。

（二）分型、合并损伤和检查

1. 分型　Meyers 和 McKeever[50] 首次提出了基于骨折移位程度的胫骨髁间嵴骨折的分型，一直被广泛用于骨折的分型和治疗（图 24-7）。

Ⅰ 型：骨折端的微小移位。

Ⅱ 型：撕脱骨折的前 1/3～1/2 移位，向上抬起，但与胫骨近端骨骺的后缘连接。

Ⅲ 型：撕脱骨折与胫骨近端骨骺完全分离，向上移位和旋转。

然而，这种分型在区分 Ⅱ 型和 Ⅲ 型骨折，特

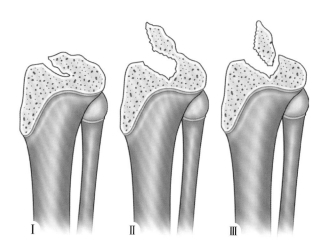

▲ 图 24-7　**Meyers 和 McKeever 分型**（引自 **Rockwood and Green in Fractures in Children**）[6]

别是在描述内、外侧平台的粉碎性骨折中作用有限。随后，Zaricznyj[51] 对该分型进行了改良，将 Ⅳ 型粉碎性撕脱骨折包括在内，并将 Ⅲ 型骨折进一步细分为"未旋转"和"旋转"（图 24-8）[51]。

2. 合并损伤　胫骨髁间嵴，也被称为胫骨髁间隆突，是胫骨平台内侧和外侧关节面之间的隆起区域。ACL 附着于胫骨内侧嵴的外侧和胫骨隆突之间，距胫骨前缘 10～14mm。在骨骼不成熟的患者中可能会发生 ACL 的中部撕裂和髁间嵴骨折，但由于胫骨骨骺相对薄弱，未完全骨化，髁间隆突比附着在其上的韧带结构更容易损伤[13]。

儿童胫骨髁间嵴骨折的合并损伤很常见，但一般不太严重，大多数是膝关节周围的韧带损伤和半月板损伤。一项前瞻性多中心回顾研究（n=54 名受试者）证实，在接受手术治疗的胫骨髁间嵴骨折患者中，关节镜下观察，半月板损伤的发生率为 37%。外侧半月板受累 18/20 例（占所有半月板损伤的 90%），内侧半月板受累 2/20 例（占所有半月板损伤的 10%）[52]。最常见的损伤类型是外侧半月板后角的纵向撕裂（占所有半月板损伤的 30%），这是可以预见的，撕裂主要是由非接触性旋转机制造成的，通常发生在骨骼成熟的患者中。另一项研究也回顾了胫骨髁间嵴

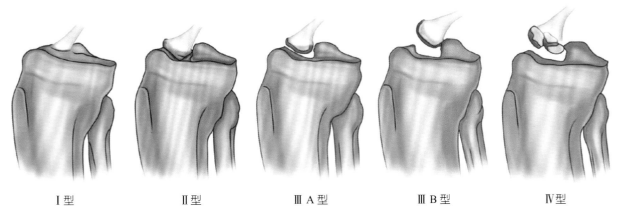

I 型　　　　　II 型　　　　　III A 型　　　　　III B 型　　　　　IV 型

▲ 图 24-8　Zaricznyj 改良的 Meyers 和 McKeever 分型 [51]

骨折及合并的十字韧带和侧副韧带损伤。虽然临床上有 23 例患者（51%）前抽屉试验呈阳性，但无 1 例患者轴移试验阳性 [53]。韧带的松弛被归因于前十字韧带的间质部撕裂，而非撕脱骨折。尽管存在膝关节松弛，但没有患者抱怨任何膝关节不稳定的主观感觉。此外，这项研究没有发现侧副韧带的损伤。侧副韧带损伤极为罕见，仅有病例报道 [54]。因此，通过 MRI 进一步明确胫骨髁间嵴骨折中半月板和（或）韧带的损伤是有益的，特别是当考虑非手术治疗时。

既往，儿童胫骨髁间嵴骨折最常发生于自行车的摔伤事故。然而，随着青少年在更早的年龄和更高的竞技水平上参加更多的体育运动，由运动损伤导致的胫骨髁间嵴骨折的发生率正在增加。尽管胫骨髁间嵴撕脱骨折也可以发生在过屈、过伸或胫骨内旋损伤中，但最常见的损伤机制确是被动外翻和胫骨外旋。与前交叉韧带损伤一样，运动中的髁间嵴骨折可能由接触性和非接触性创伤引起 [6]，在非接触性创伤中，合并的半月板损伤与成熟骨中的情况一致。

3. 症状和体征　患者通常在急性创伤后出现膝关节疼痛、肿胀，患肢不能负重。体格检查会发现大量的关节积血，这是由于骨折累及关节内造成的；另外，因疼痛、肿胀及偶尔出现的骨折块在髁间切迹的机械撞击，患者膝关节活动受限。通常也会发现膝关节矢状面的松弛，但应检查对侧膝关节排除生理性松弛的存在。应进行柔和的应力试验，以发现内侧副韧带（MCL）或外侧副韧带（LCL）的撕裂及股骨远端或胫骨近端的骺板损伤。胫骨髁间嵴移位骨折的畸形愈合可能会导致膝关节伸直受限，这是由于骨折块的机械性阻挡或膝关节松弛导致，此时 Lachman 试验和轴移试验呈阳性 [6]。正如 Little 等所指出的，胫骨髁间嵴骨折患者的主要主诉是膝关节运动疼痛、膝关节的急性肿胀及由于疼痛和肌肉痉挛而使膝关节保持在屈曲位置、活动受限。另外，膝关节的伸直活动也可能会被骨折块所阻挡。由于疼痛导致的肌肉痉挛和保护机制，很难评估膝关节的稳定性，但前抽屉试验或 Lachman 试验可能呈阳性 [13]。

4. 影像学检查

(1) X 线检查：正位和侧位 X 线片将显示胫骨髁间嵴骨折，骨折的移位程度最好在侧位 X 线片上进行评估。因撕脱骨折块主要是软骨，X 线片常常低估了撕脱骨折块的大小。当常规 X 线片显示髁间切迹仅有小片状的骨折时，MRI 可能有助于进一步评估损伤 [12]。

(2) CT：可用于术前计划和更好地量化骨折块的移位程度 [13]。

(3) MRI：与 CT 不同，MRI 不会产生辐射。

胫骨髁间棘骨折常合并半月板和侧副韧带损伤，MRI 能够对这些损伤进行有效的评估[13]。

（三）治疗

髁间棘骨折治疗原则是骨折的解剖复位并恢复膝关节的运动功能和稳定性[55]。

非移位的Ⅰ型和可复位的Ⅱ型骨折可以保守治疗[56, 57]。闭合复位操作包括膝关节过伸，抽或不抽出关节积血，然后将膝关节伸直位固定3～4 周[13, 56]。管型石膏和传统的膝关节固定支具都能够满足固定的需求[49]，但需要密切随访以监测骨折复位是否丢失。如果 X 线片看不清，可以用 CT 来确认骨折是否复位[49, 56]。复位过程中，撕裂的半月板或半月板间韧带可能会产生阻挡[58, 59]。

任何移位的Ⅱ型、Ⅲ型和Ⅳ型骨折都需要通过关节镜或关节切开进行手术治疗[49]。虽然比较这两种入路的文献有限，但与关节切开相比，关节镜手术更常用[49, 55, 57]，关节镜手术可能会降低伸直受限的发生率，但仍缺乏确凿的证据。

关节镜手术应首先清理血肿和周围软组织的嵌顿，以利于骨折的解剖复位，促进愈合。然后使用螺钉或缝线固定（在某些情况下需联合使用）骨折[57]。目前的文献尚不支持哪种固定方法更有优势[57]，然而，必须根据骨折类型、骨骼成熟度和手术医生的偏好来选择固定方法[49]。

与螺钉固定相比，缝合固定的优点之一是在循环载荷下具有更大的生物力学强度[60]。其他研究也发现使用缝线固定的再手术率较低[61]。缝线固定还可以直接缝合前交叉韧带，这可能有助于稳定韧带免受牵拉损伤，但通常只在年长的青少年患者中进行。

相比之下，螺钉固定应用多年，且疗效确切，允许康复期间更早的活动和负重，有利于减少伸直受限和关节僵硬的发生[62]。

对于骺板未闭合的患者，建议术中透视确认螺钉或缝合骨隧道的全骨骺内放置。

（四）对生长的影响

尽管避免骺板损伤是儿童胫骨髁间嵴骨折 ORIF 的主要考虑因素，但目前的综述中没有生长停滞的报道[63]。在一项研究中，有 2 例患者出现了生长停滞和成角畸形，但这 2 个病例都是继发于股骨远端骨骺骨折的生长障碍，而股骨远端骨骺骨折是在手法治疗胫骨髁间嵴骨折引起关节纤维化过程中发生的[64]。

外伤后短期内，胫骨髁间嵴骨折能获得良好的治疗结果，极少出现骨折不愈合的情况。有几位学者报道了骨折解剖愈合后，前十字韧带松弛和膝关节伸直受限的发生。这种松弛被归因于前十字韧带的间质部撕裂，撕裂可能发生在骨折撕脱之前。后期松弛程度取决于初始损伤的严重程度和韧带本身的损伤程度。与Ⅰ型骨折相比，Ⅱ型和Ⅲ型骨折导致的韧带松弛更加明显。尽管存在韧带松弛，但很少有患者抱怨疼痛或膝关节不稳定。胫骨髁间嵴骨折长期随访研究较少，Janarv 等[65]在平均 16 年后对 61 例胫骨髁间前嵴骨折的儿童进行随访，发现多数患者长期临床效果良好。他们没有发现由损伤引起的膝关节前方松弛会随着时间的推移而减少。由于前十字韧带持续松弛，这种损伤的长期预后尚不清楚[12]。然而，尽管存在韧带松弛，没有患者抱怨有任何膝关节不稳定的主观感觉[54]。目前尚不清楚 ACL 残余的松弛是否会像 ACL 部分撕裂一样，使患者面临 ACL 完全断裂的风险，但需要考虑这一情况的发生。鉴于 ACL 损伤预防治疗的成功率很高，我们建议残留 ACL 松弛的高危儿童（参加剪切 / 旋转运动）接受预防 ACL 损伤的康复治疗。

五、髌骨骨折和套状髌骨骨折

（一）流行病学

髌骨骨折在儿童患者中并不常见，估计不到所有儿童骨折的 1%[66]。它最常影响青春期男性，发病高峰在 12—13 岁[66]，其特点是软骨套与骨化的髌骨分离。青少年容易受累可能与其高强度的体育活动和快速的生长有关。此外，髌骨周围骨软骨的迁移及易受伤位置上髌腱和股四头肌肌腱的直接附着（与成年人不同，肌腱附着通过 Sharpey 纤维附着到骨骼上）可能导致青少年患病风险增加[67]。常见的损伤机制是屈膝位股四头肌的快速爆发性收缩，这通常发生在加速运动过程中，即跳跃或俯冲性落地（如滑板）[68]。

（二）分型、合并损伤和检查

1. 分型　髌骨骨折一般根据骨折位置、骨折类型和移位程度进行分型[12]。Houghton 和 Ackroyd 描述了所谓的套状骨折，这种骨折是通过髌骨下极的软骨发生的[68]。在儿童中，大约一半的髌骨骨折是"套状骨折"[67]。一大块软骨套从髌骨主体上拉下来，伴髌骨远极的小骨折块，这是由屈膝时股四头肌的快速收缩造成的。这种损伤可能会漏诊，因为远端的骨折块在 X 线片上不易辨认，然而，应该根据其他特征，如髌骨高位（与对侧膝关节相比），进一步诊断。

Grogan 等[69]之前还描述了基于损伤位置的髌骨骨折分型。在一项对 47 名骨骼不成熟患者进行的回顾性研究中，Grogan 描述了上侧、下侧、内侧（通常伴随急性髌骨外侧脱位）和外侧（归因于股外侧肌反复牵拉造成的慢性损伤）的髌骨撕脱（图 24-9）及横形和星状骨折[69]。

2. 合并损伤　很少有髌骨骨折 / 套状髌骨骨折合并损伤的报道。然而，一些情况可能在受伤时被发现，并被认为是预先存在的。这些疾病通常是反复应力性刺激导致的，如胫骨结节骨骺炎（Osgood-Schlatter 病）、Sinding-Larsen-Johansson 病（髌骨缺血性坏死）或因神经肌肉疾病（如脑瘫或关节炎）导致的固定屈曲畸形儿童的撕脱骨折[70]。

3. 症状和体征　髌骨骨折的患者表现为局部压痛、软组织肿胀、膝关节出血、主动伸膝尤其

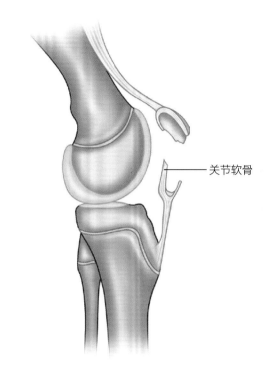

关节软骨

▲ 图 24-9　髌骨撕脱

是抗阻力伸膝困难。髌骨下极明显的裂隙提示套状骨折的存在，高位髌骨意味着伸肌装置的破坏。而在边缘骨折中，髌骨内侧或外侧边缘存在局部压痛和肿胀，仍有可能进行直腿抬高。内侧缘撕脱骨折提示急性髌骨脱位，可能已自动复位。当怀疑为急性髌骨脱位时，体格检查可能还会有其他发现，如内侧支持带压痛和恐惧试验阳性[12]。

4. 影像学

(1) X 线片：X 线检查在髌骨主体骨折的评估中是必需的，横行骨折最易在侧位 X 线片上看到。膝关节屈曲 30° 时的侧位 X 线片可更好地明确软组织稳定性和骨折的移位程度。急性损伤患者髌骨下极附近的小骨片可能提示套状骨折的发生。纵向的边缘骨折最好在切线位 X 线片上观察[12]。

(2) MRI：当临床和 X 线检查不能确诊套状骨折的存在时，MRI 可能是有用的[12]。

（三）治疗

治疗原则是骨折解剖复位并恢复伸膝装置[27, 71]。

伸直位石膏固定的非手术治疗适用于伸膝装置完整的、无移位或微小移位（<2～3mm）的骨折。然而，非手术治疗的结果往往很差[27]，常会出现髌骨高位和髌腱骨化等并发症[72]。

移位的髌骨骨折伸膝装置中断，应采用切开复位内固定治疗[27, 67-69, 73]。早期固定是预防并发症的关键。文献中描述了一些手术技术和病例系列研究结果，包括跨骨缝合、改良张力带钢丝、骨内缝合铆钉和骨折块间螺钉等[67, 73, 74]，目前仍没有一个金标准，但软骨面的恢复非常重要。

（四）对生长的影响

髌骨的骨化开始于3—5岁。在髌骨中央有多个小的骨化中心，骨化向四周蔓延并在髌骨周围形成骨软骨带。损伤时，骨膜于髌骨体部破裂，并从骨软骨区带走具有成骨潜能的细胞[67]。这意味着在髌骨撕脱伤的下极，有一堆强有力的骨形成组织，它们可以继续成骨。在漏诊或被忽视的有显著移位的病例中，套状骨折将导致髌骨增大甚至形成两个髌骨[72]。延迟治疗髌骨套状骨折的其他并发症包括永久性的高位髌骨和随之而来的不稳定、伸肌滞后、股四头肌萎缩和无力及与骨软骨损伤相关的髌骨疼痛[75]。及时的诊断和尽早地治疗可以产生良好的结果，完全恢复所有的活动，避免伸肌滞后等并发症的发生。

六、骨软骨骨折

（一）流行病学

骨软骨骨折通常与髌骨脱位有关，但也可能由直接损伤引起[76]。这通常是由膝关节屈曲时的直接撞击或急性髌骨脱位时的剪切力造成的[77]。据估计，急性髌骨脱位的年发病率约为0.04%，多发生在9—15岁。而骨软骨骨折通常发生在髌

骨脱位或复位时，由髌骨内侧面与股骨外侧髁之间的撞击导致。有25%～40%的急性髌骨脱位存在X线片上可见的伴发骨折，包括髌骨内侧的撞击骨折[78, 79]。最新报道和研究发现，几乎所有的髌骨脱位病例都存在骨软骨损伤[77, 78]，然而，只有一小部分损伤需要进一步的手术干预，如游离体取出、微骨折、马赛克成形术、大的骨软骨碎片固定和软骨细胞植入[77]。

（二）分型、合并损伤和检查

1. 分型　骨软骨损伤是广义的概念，可以用来描述不同类型损伤，包括剥脱性骨软骨炎或软骨缺损（osteochondritis dissecans or defects, OCD）、骨软骨骨折和血管功能不全损伤（炎症引起的软骨下骨缺损、Legg-Calvé-Perths病、使用类固醇的血红蛋白病）等[6, 80]。骨软骨骨折被定义为一种骨软骨缺损，伴有关节软骨的破坏和软骨下正常骨的骨折[81]。这些骨折通常与髌骨脱位有关，最常累及的部位包括髌骨正中崎的下方、髌骨内侧面或股骨外侧髁的外侧面。

Rorabeck和Bobechko[82]根据损伤的解剖位置提出了骨软骨骨折的分型。这项研究回顾了儿童急性髌骨脱位后的骨软骨骨折，共三种类型：①髌骨内下方骨折；②股骨外侧髁骨折；③两者的组合（图24-10）[6]。

2. 合并损伤　与急性髌骨脱位伴骨软骨骨折相关的其他损伤包括MPFL（内侧髌股韧带）撕

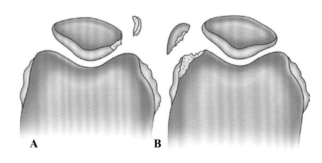

▲ 图 24-10　与右髌骨脱位相关的骨软骨骨折（图片由 Rockwood 提供）[6]
A. 内侧小面；B. 股骨外侧髁

裂和骨挫伤、十字韧带或副韧带撕裂、关节囊撕裂和关节内游离体造成的远期软骨损伤[6, 78]。直接打击造成的骨软骨骨折不太可能与其他支撑性结构的损伤相关。

3. 症状和体征　膝关节骨软骨骨折的患者表现为关节疼痛、肿胀，患肢不能负重，屈膝或伸膝困难。关节面的损伤部分可能会出现压痛。伤后膝关节抽吸可能会发现关节出血和脂肪球，表明膝关节某处存在骨软骨骨折的可能。急性髌骨脱位后，患者可能出现沿髌骨内侧支持带的压痛或触摸到缝隙，并有恐惧试验阳性的表现[12]。而难以定位的膝关节疼痛，运动或爬山或爬楼梯时加重的症状不具有特异性，体格检查会发现异常步态和压痛。出现机械性症状、关节积液、关节凹陷和伴有运动的疼痛可能提示损伤的不稳定。股四头肌萎缩是慢性损伤的一个标志[12]。

4. 影像学

(1) X 线片：在正位和侧位 X 线片上很难看到骨软骨骨折，特别是当骨折块的骨化部分很小时。当怀疑有骨软骨骨折，应拍摄斜面、切线位和切迹位 X 线片[12]。Stanitski 和 Paletta 发现[83]，在关节镜检查中取得的 28 个骨软骨游离体中，只有 8 个（29%）可以在一系列的多角度 X 线检查中被识别出来。

(2) 关节造影、CT 和 MRI：可以更好地显示主体为软骨的骨软骨骨折。

（三）治疗

膝关节骨软骨骨折的治疗是基于骨折块的大小和来源[27]。

非手术治疗一般适用于<5mm 的小骨折块，

这些骨块几乎没有骨质成分，不会引起任何与关节松动相关的机械症状[6]。

大于 5mm 且累及负重区的骨软骨骨折需要考虑进行固定治疗[6, 84]，但预后仍不确定[85]。

手术选择包括关节镜下或切开复位固定和取出骨折块[6, 27]。固定可通过克氏针、空心或实心金属螺钉、可变螺距的无头螺钉或生物可吸收针和螺钉来完成[86-88]。

小于 5mm 的带有极小软骨下骨的或累及膝关节非负重区的骨软骨骨折可考虑直接摘除。不稳定的软骨瓣应该切除，并在骨折处进行微骨折处理以促进纤维软骨的形成[27, 77, 89]。在髌骨不稳定的情况下，大多数骨软骨缺损来自髌骨内侧面，患者出现潜在的髌骨外侧倾斜，内侧关节面抬高[91]。

（四）对生长的影响

骨软骨骨折一般预后良好，与骨折块的大小有关。含有最小的软骨下骨或累及膝关节的非负重区的小骨折（<5mm），在取出游离体后效果良好[6, 27, 77, 89]。然而，累及承重面的较大的骨软骨骨折，其预后存在一定的变数[90]。临床实践表明，许多患者成年后不就即再次就诊并接受后续治疗；然而，尚缺乏高质量的长期随访结果，确切晚期失败率尚不明确。应注意避免金属内固定装置跨过股骨远端骺板，从而避免生长障碍的发生。另外，骨软骨骨折的长期后遗症通常与髌骨脱位症状有关，如反复半脱位或脱位[12]。这似乎更多地与髌骨不稳定的生物力学相关，并导致骨骼发育异常（如滑车或髌骨发育不良）。

参考文献

[1] Peterson HA, Madhok R, Benson JT, Ilstrup DM, Melton LJ. Physeal fractures: part 1. Epidemiology in Olmsted County, Minnesota, 1979-1988. J Pediatr Orthop. 1994 Jul;14(4):423-30.

[2] Basener CJ, Mehlman CT, DiPasquale TG. Growth disturbance after distal femoral growth plate fractures in children: a meta-analysis. J Orthop Trauma. 2009 Oct; 23(9):

663-7.

[3] Garrett BR, Hoffman EB, Carrara H. The effect of percutaneous pin fixation in the treatment of distal femoral physeal fractures. J Bone Joint Surg Br. 2011 May; 93-B(5): 689-94.

[4] Salter RB, Harris WR. Injuries involving the epiphyseal plate. JBJS. 1963;45(3):587-622.

[5] Cepela DJ, Tartaglione JP, Dooley TP, Patel PN. Classifications in brief: Salter-Harris classification of pediatric physeal fractures. Clin Orthop. 2016 Nov;474(11): 2531-7.

[6] Waters PM, Skaggs DL, Flynn JM, Court-Brown CM, editors. Rockwood and Wilkins' fractures in children. 9th ed. Philadelphia: Wolters Kluwer; 2020. 1245 p.

[7] Edwards PH Jr, Grana WA. Physeal fractures about the knee. JAAOS-J Am Acad Orthop Surg. 1995;3(2):63-9.

[8] Mayer S, Albright JC, Stoneback JW. Pediatric knee dislocations and physeal fractures about the knee. J Am Acad Orthop Surg. 2015 Sep;23(9):571-80.

[9] Wascher DC. High-velocity knee dislocation with vascular injury. Treatment principles. Clin Sports Med. 2000 Jul; 19(3): 457-77.

[10] Eid AM, Hafez MA. Traumatic injuries of the distal femoral physis. Retrospective study on 151 cases. Injury. 2002 Apr;33(3):251-5.

[11] Sloboda JF, Benfanti PL, McGuigan JJ, Arrington ED. Distal femoral physeal fractures and peroneal nerve palsy: outcome and review of the literature. Am J Orthop Belle Mead NJ. 2007 Mar;36(3):E43-5.

[12] Zionts LE. Fractures around the knee in children. J Am Acad Orthop Surg. 2002 Oct;10(5):345-55.

[13] Little RM, Milewski MD. Physeal fractures about the knee. Curr Rev Musculoskelet Med. 2016 Sep 7;9(4):478-86.

[14] Hayes N, Umapathysivam K, Foster B. Effectiveness of surgical versus conservative treatment for distal femoral growth plate fractures: a systematic review. Open Orthop J. 2019 Mar 28;13(1):117-29.

[15] Graham JM, Gross RH. Distal femoral physeal problem fractures. Clin Orthop. 1990 Jun;255:51-3.

[16] Arkader A, Warner WC, Horn BD, Shaw RN, Wells L. Predicting the outcome of physeal fractures of the distal femur. J Pediatr Orthop. 2007 Sep;27(6):703-8.

[17] Chen J, Abel MF, Fox MG. Imaging appearance of entrapped periosteum within a distal femoral Salter-Harris II fracture. Skelet Radiol. 2015 Oct;44(10):1547-51.

[18] Mäkelä EA, Vainionpää S, Vihtonen K, Mero M, Rokkanen P. The effect of trauma to the lower femoral epiphyseal plate. An experimental study in rabbits. J Bone Joint Surg Br. 1988 Mar;70(2):187-91.

[19] Dahl WJ, Silva S, Vanderhave KL. Distal femoral physeal fixation: are smooth pins really safe? J Pediatr Orthop. 2014 Mar;34(2):134-8.

[20] Demblon AG, Hoffman EB. Distal femoral physeal fractures. J Bone Jt Surg Br. 1994;76.

[21] Thomson JD, Stricker SJ, Williams MM. Fractures of the distal femoral epiphyseal plate. J Pediatr Orthop. 1995 Aug;15(4):474-8.

[22] Wall EJ, May MM. Growth plate fractures of the distal femur. J Pediatr Orthop. 2012 Jun;32(Suppl 1):S40-6.

[23] Ilharreborde B, Raquillet C, Morel E, Fitoussi F, Bensahel H, Penneçot G-F, et al. Long-term prognosis of Salter-Harris type 2 injuries of the distal femoral physis. J Pediatr Orthop Part B. 2006 Nov;15(6):433-8.

[24] Ogden JA. Growth slowdown and arrest lines. J Pediatr Orthop. 1984 Aug;4(4):409-15.

[25] Wozasek GE, Moser K-D, Haller H, Capousek M. Trauma involving the proximal tibial epiphysis. Arch Orthop Trauma Surg. 1991;110(6):301-6.

[26] Mubarak SJ, Kim JR, Edmonds EW, Pring ME, Bastrom TP. Classification of proximal tibial fractures in children. J Child Orthop. 2009 Jun;3(3):191-7.

[27] Beaty JH, Kumar A. Fractures about the knee in children. J Bone Joint Surg Am. 1994 Dec;76(12):1870-80.

[28] Ciszewski WA, Buschmann WR, Rudolph CN. Irreducible fracture of the proximal tibial physis in an adolescent. Orthop Rev. 1989 Aug;18(8):891-3.

[29] Whan A, Breidahl W, Janes G. MRI of trapped periosteum in a proximal tibial physeal injury of a pediatric patient. AJR Am J Roentgenol. 2003 Nov;181(5):1397-9.

[30] Burkhart SS, Peterson HA. Fractures of the proximal tibial epiphysis. J Bone Joint Surg Am. 1979 Oct;61(7):996-1002.

[31] Gautier E, Ziran BH, Egger B, Slongo T, Jakob RP. Growth disturbances after injuries of the proximal tibial epiphysis. Arch Orthop Trauma Surg. 1998;118(1-2):37-41.

[32] Shelton WR, Canale ST. Fractures of the tibia through the proximal tibial epiphyseal cartilage. J Bone Joint Surg Am. 1979 Mar;61(2):167-73.

[33] Hand WL, Hand CR, Dunn AW. Avulsion fractures of the tibial tubercle. J Bone Joint Surg Am. 1971 Dec;53(8):1579-83.

[34] Ogden JA, Tross RB, Murphy MJ. Fractures of the tibial tuberosity in adolescents. J Bone Joint Surg Am. 1980 Mar; 62(2): 205-15.

[35] Stanitski CL. Acute tibial tubercle avulsion fractures. Manag Sports Inj Child. 1998 Oct 1;6(4):243-6.

[36] Watson-Jones R, Wilson JN. Fractures and joint injuries. Edinburgh [u.a.]: Churchill Livingstone; 1976.

[37] Ryu RK, Debenham JO. An unusual avulsion fracture of the proximal tibial epiphysis. Case report and proposed addition to the Watson-Jones classification. Clin Orthop. 1985 Apr; 194: 181-4.

[38] McKoy BE, Stanitski CL. Acute tibial tubercle avulsion fractures. Orthop Clin North Am. 2003 Jul;34(3):397-403.

[39] Frey S, Hosalkar H, Cameron DB, Heath A, David Horn B, Ganley TJ. Tibial tuberosity fractures in adolescents. J Child Orthop. 2008 Dec;2(6):469-74.

[40] Abalo A, Akakpo-numado KG, Dossim A, Walla A, Gnassingbe K, Tekou AH. Avulsion fractures of the tibial tubercle. J Orthop Surg Hong Kong. 2008 Dec;16(3):308-11.

[41] Mosier SM, Stanitski CL. Acute tibial tubercle avulsion fractures. J Pediatr Orthop. 2004 Apr;24(2):181-4.

[42] Pretell-Mazzini J, Kelly DM, Sawyer JR, Esteban EMA, Spence DD, Warner WC, et al. Outcomes and complications of tibial tubercle fractures in pediatric patients: a

systematic review of the literature. J Pediatr Orthop. 2016 Aug;36(5):440-6.

[43] Ehrenborg G. The Osgood-Schlatter lesion. A clinical study of 170 cases. Acta Chir Scand. 1962 Aug;124:89-105.

[44] Shapiro F. Pediatric orthopedic deformities [Internet]. Saint Louis: Elsevier Science; 2014 [cited 2021 Jan 18]. Available from: http://public.ebookcentral.proquest.com/choice/publicfullrecord.aspx?p=4051448

[45] Ogden JA, Southwick WO. Osgood-Schlatter's disease and tibial tuberosity development. Clin Orthop. 1976 May;116:180-9.

[46] Hargrove R, Parsons S, Payne R. Anterior tibial spine fracture - an easy fracture to miss. Accid Emerg Nurs. 2004; 12(3): 173-5.

[47] Luhmann SJ. Acute traumatic knee effusions in children and adolescents. J Pediatr Orthop. 2003 Apr;23(2):199-202.

[48] Aderinto J, Walmsley P, Keating JF. Fractures of the tibial spine: epidemiology and outcome. Knee. 2008 Jun; 15(3): 164-7.

[49] Lafrance RM, Giordano B, Goldblatt J, Voloshin I, Maloney M. Pediatric tibial eminence fractures: evaluation and management. J Am Acad Orthop Surg. 2010 Jul;18(7):395-405.

[50] Meyers MH, McKeever FM. Fracture of the intercondylar eminence of the tibia. J Bone Joint Surg Am. 1959 Mar;41-A(2):209-220; discussion 220-222.

[51] Zaricznyj B. Avulsion fracture of the tibial eminence: treatment by open reduction and pinning. J Bone Joint Surg Am. 1977 Dec;59(8):1111-4.

[52] Feucht MJ, Brucker PU, Camathias C, Frosch K-H, Hirschmann MT, Lorenz S, et al. Meniscal injuries in children and adolescents undergoing surgical treatment for tibial eminence fractures. Knee Surg Sports Traumatol Arthrosc. 2017 Feb;25(2):445-53.

[53] Baxter MP, Wiley JJ. Fractures of the tibial spine in children. An evaluation of knee stability. J Bone Joint Surg Br. 1988 Mar;70(2):228-30.

[54] Hayes JM, Masear VR. Avulsion fracture of the tibial eminence associated with severe medial ligamentous injury in an adolescent. A case report and literature review. Am J Sports Med. 1984 Aug;12(4):330-3.

[55] Lubowitz JH, Elson WS, Guttmann D. Part II: arthroscopic treatment of tibial plateau fractures: intercondylar eminence avulsion fractures. Arthrosc J Arthrosc Relat Surg Off Publ Arthrosc Assoc N Am Int Arthrosc Assoc. 2005 Jan;21(1):86-92.

[56] Meyers MH, McKeever FM. Fracture of the intercondylar eminence of the tibia. J Bone Joint Surg Am. 1970 Dec; 52(8): 1677-84.

[57] Edmonds EW, Fornari ED, Dashe J, Roocroft JH, King MM, Pennock AT. Results of displaced pediatric tibial spine fractures: a comparison between open, arthroscopic, and closed management. J Pediatr Orthop. 2015 Nov;35(7):651-6.

[58] Mitchell JJ, Sjostrom R, Mansour AA, Irion B, Hotchkiss M, Terhune EB, et al. Incidence of meniscal injury and chondral pathology in anterior tibial spine fractures of children. J Pediatr Orthop. 2015 Mar;35(2):130-5.

[59] Kocher MS, Micheli LJ, Gerbino P, Hresko MT. Tibial eminence fractures in children: prevalence of meniscal entrapment. Am J Sports Med. 2003 Jun;31(3):404-7.

[60] Bong MR, Romero A, Kubiak E, Iesaka K, Heywood CS, Kummer F, et al. Suture versus screw fixation of displaced tibial eminence fractures: a biomechanical comparison. Arthrosc J Arthrosc Relat Surg Off Publ Arthrosc Assoc N Am Int Arthrosc Assoc. 2005 Oct;21(10):1172-6.

[61] Hunter RE, Willis JA. Arthroscopic fixation of avulsion fractures of the tibial eminence: technique and outcome. Arthrosc J Arthrosc Relat Surg Off Publ Arthrosc Assoc N Am Int Arthrosc Assoc. 2004 Feb;20(2):113-21.

[62] Senekovic V, Veselko M. Anterograde arthroscopic fixation of avulsion fractures of the tibial eminence with a cannulated screw: five-year results. Arthrosc J Arthrosc Relat Surg Off Publ Arthrosc Assoc N Am Int Arthrosc Assoc. 2003 Jan;19(1):54-61.

[63] Coyle C, Jagernauth S, Ramachandran M. Tibial eminence fractures in the paediatric population: a systematic review. J Child Orthop. 2014 Mar;8(2):149-59.

[64] Vander Have KL, Ganley TJ, Kocher MS, Price CT, Herrera-Soto JA. Arthrofibrosis after surgical fixation of tibial eminence fractures in children and adolescents. Am J Sports Med. 2010 Feb;38(2):298-301.

[65] Janarv PM, Westblad P, Johansson C, Hirsch G. Longterm follow-up of anterior tibial spine fractures in children. J Pediatr Orthop. 1995 Feb;15(1):63-8.

[66] Ray JM, Hendrix J. Incidence, mechanism of injury, and treatment of fractures of the patella in children. J Trauma. 1992 Apr;32(4):464-7.

[67] Hunt DM, Somashekar N. A review of sleeve fractures of the patella in children. Knee. 2005 Jan;12(1):3-7.

[68] Houghton GR, Ackroyd CE. Sleeve fractures of the patella in children: a report of three cases. J Bone Joint Surg Br. 1979 May;61-B(2):165-8.

[69] Grogan DP, Carey TP, Leffers D, Ogden JA. Avulsion fractures of the patella. J Pediatr Orthop. 1990 Dec; 10(6): 721-30.

[70] Rosenthal RK, Levine DB. Fragmentation of the distal pole of the patella in spastic cerebral palsy. J Bone Joint Surg Am. 1977 Oct;59(7):934-9.

[71] Tsubosaka M, Makino T, Kishimoto S, Yamaura K. A case report of sleeve fracture of the patella in a shield. J Orthop Case Rep. 2016;6(5):24-7.

[72] Bruijn JD, Sanders RJ, Jansen BR. Ossification in the patellar tendon and patella alta following sports injuries in children. Complications of sleeve fractures after conservative treatment. Arch Orthop Trauma Surg. 1993; 112(3): 157-8.

[73] Gettys FK, Morgan RJ, Fleischli JE. Superior pole sleeve fracture of the patella: a case report and review of the literature. Am J Sports Med. 2010 Nov;38(11):2331-6.

[74] Gao GX, Mahadev A, Lee EH. Sleeve fracture of the patella in children. J Orthop Surg Hong Kong. 2008 Apr;16(1):43-6.

[75] Yeung E, Ireland J. An unusual double patella: a case report. Knee. 2004 Apr;11(2):129-31.

[76] Milgram JW, Rogers LF, Miller JW. Osteochondral fractures: mechanisms of injury and fate of fragments. AJR Am J Roentgenol. 1978 Apr;130(4):651-8.

[77] Lee BJ, Christino MA, Daniels AH, Hulstyn MJ, Eberson CP. Adolescent patellar osteochondral fracture following patellar dislocation. Knee Surg Sports Traumatol Arthrosc Off J ESSKA. 2013 Aug;21(8):1856-61.

[78] Nietosvaara Y, Aalto K, Kallio PE. Acute patellar dislocation in children: incidence and associated osteochondral fractures. J Pediatr Orthop. 1994 Aug;14(4):513-5.

[79] McManus F, Rang M, Heslin DJ. Acute dislocation of the patella in children. The natural history. Clin Orthop. 1979 Apr;139:88-91.

[80] Ghahremani S, Griggs R, Hall T, Motamedi K, Boechat MI. Osteochondral lesions in pediatric and adolescent patients. Semin Musculoskelet Radiol. 2014 Nov;18(5):505-12.

[81] Kocher MS, Tucker R, Ganley TJ, Flynn JM. Management of osteochondritis dissecans of the knee: current concepts review. Am J Sports Med. 2006 Jul;34(7):1181-91.

[82] Rorabeck CH, Bobechko WP. Acute dislocation of the patella with osteochondral fracture: a review of eighteen cases. J Bone Joint Surg Br. 1976 May;58(2):237-40.

[83] Stanitski CL, Paletta GA. Articular cartilage injury with acute patellar dislocation in adolescents. Arthroscopic and radiographic correlation. Am J Sports Med. 1998 Feb; 26(1): 52-5.

[84] Fabricant PD, Yen Y-M, Kramer DE, Kocher MS, Micheli LJ, Heyworth BE. Fixation of Chondral-only shear fractures of the knee in pediatric and adolescent athletes. J Pediatr Orthop. 2017 Mar;37(2):156.

[85] Seeley MA, Knesek M, Vanderhave KL. Osteochondral injury after acute patellar dislocation in children and adolescents. J Pediatr Orthop. 2013 Aug;33(5):511-8.

[86] Walsh SJ, Boyle MJ, Morganti V. Large osteochondral fractures of the lateral femoral condyle in the adolescent: outcome of bioabsorbable pin fixation. J Bone Joint Surg Am. 2008 Jul;90(7):1473-8.

[87] Wombwell JH, Nunley JA. Compressive fixation of osteochondritis dissecans fragments with Herbert screws. J Orthop Trauma. 1987;1(1):74-7.

[88] Chotel F, Knorr G, Simian E, Dubrana F, Versier G, French Arthroscopy Society. Knee osteochondral fractures in skeletally immature patients: French multicenter study. Orthop Traumatol Surg Res OTSR. 2011 Dec;97(8 Suppl):S154-9.

[89] Johnson EW, McLeod TL. Osteochondral fragments of the distal end of the femur fixed with bone pegs: report of two cases. J Bone Joint Surg Am. 1977 Jul;59(5):677-9.

[90] Gkiokas A, Morassi LG, Kohl S, Zampakides C, Megremis P, Evangelopoulos DS. Bioabsorbable pins for treatment of osteochondral fractures of the knee after acute patella dislocation in children and young adolescents. Adv Orthop. 2012;2012:249687.

[91] Nomura E, Inoue M, Kurimura M. Chondral and osteochondral injuries associated with acute patellar dislocation. Arthrosc J Arthrosc Relat Surg Off Publ Arthrosc Assoc N Am Int Arthrosc Assoc. 2003 Sep; 19(7): 717-21.

膝关节创伤中神经损伤的处理

Management of Nerve Injury in Knee Trauma

Sandro M. Krieg　著

司坤鹏　译

膝关节创伤中神经损伤的发病率有时很难明确，尤其是在严重的创伤中，任何全面细致的神经检查往往都会因患者多发伤或患肢需要固定而大打折扣。然而，由于神经和膝关节的解剖关系的客观存在，膝关节创伤和神经损伤之间存在着密切的联系（图 25-1）。

一些研究为我们提供了膝关节创伤中神经损伤类型和频率的数据。

腓总神经麻痹是一种后遗症类型，高达 50% 的腓总神经麻痹与膝关节运动损伤相关[2]。腓神经损伤的类型有多种，包括拉伸 / 挫伤、压迫、直接撕裂，甚至是外科干预造成的医源性损伤[1]。然而，腓总神经损伤主要与严重的膝关节韧带损伤有关，牵张挫伤是其主要的损伤类型。

18% 的腓神经损伤与膝关节运动损伤相关，滑雪（50%）、橄榄球（27%）和足球（10%）是膝关节损伤合并腓神经损伤的最常见运动[1]。

由于在常见的膝关节创伤中，神经损伤的发生率很高，本章旨在了解膝关节创伤中神经损伤的发病率、神经损伤类型、典型症状、诊断、治疗和预后评估。

一、神经解剖

腓深神经支配胫前肌和第三腓骨肌及趾伸肌（趾长伸肌和趾短伸肌、姆长伸肌和姆短伸肌）。

腓浅神经支配踝关节外翻肌群（腓骨长肌和腓骨短肌）。

胫神经是坐骨神经穿过腘窝后的另一分支（图 25-1）。胫神经穿出后分为不同的分支，支配腘肌、比目鱼肌、腓肠肌、胫骨后肌、趾长屈肌、姆长屈肌和跖肌。在足部，胫神经的分支支配趾短屈肌、姆展肌和姆短屈肌。在感觉支配上，腓肠神经起源于胫神经，形成足底和足趾的皮支。

二、诊断

（一）临床检查

对于周围神经损伤的评估，临床检查仍然是金标准。其他方式，如电生理学、超声波或 MRI，在某些情况下可能有用，但在许多情况下作用甚微。

关于腓神经损伤，由于胫前肌的运动支配中断，足下垂是最明显的症状。典型的其他主诉是踝关节背伸乏力（胫骨前肌和第三腓骨肌），小腿前外侧、足背和第一二趾间的敏感性降低或刺痛。腓浅神经损伤导致踝关节外翻受限（腓骨长肌和短肌），可以与腓深神经的常见损伤和孤立损伤相鉴别。

此外，腓深神经损伤导致第一二趾间麻木，而腓浅神经损伤导致小腿前外侧和足背的敏感性降低 / 刺痛。对于 L_5 神经根病变的鉴别诊断，

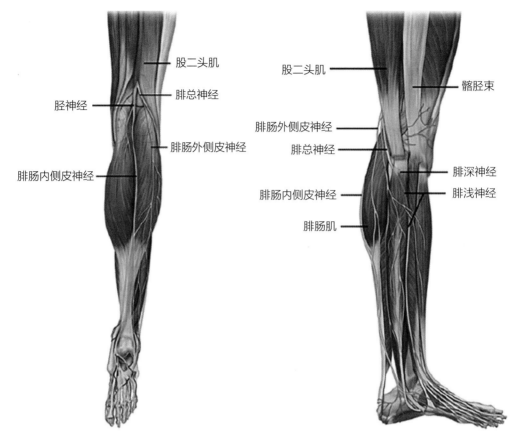

股二头肌
腓总神经
胫神经
腓肠外侧皮神经
腓肠内侧皮神经

股二头肌
髂胫束
腓肠外侧皮神经
腓总神经
腓深神经
腓肠内侧皮神经
腓浅神经
腓肠肌

▲ 图 25-1　本图展示了跨过膝关节的周围神经的相关分布。由于腓总神经缠绕在关节的前外侧，并与骨接触，因此腓总神经损伤的风险最高 [引自 **Peroneal nerve injury associated with sports-related knee injury Neurosurg Focus 31（5）：E11,2011;https://doi.org/10.3171/2011.9.FOCUS11187[1]**]

Trendelenburg 征提示 L_5 神经支配的臀中肌瘫痪，有助于识别病变部位，甚至不需要电生理检查。

胫神经麻痹与无法抬起足跟、足底不能屈曲及上述支配区域皮肤的麻木有关。

（二）电生理检查

肌电图（electromyography，EMG）和神经传导速度是神经损伤定位、损伤程度和预后评估的辅助手段。虽然可以在损伤后立即进行神经传导速度检查，以定位损伤部位，但肌电图需要大约 4 周的时间才能观察到神经退变的病理变化[3]。然后，每 6 周或 12 周进行一次常规检查和随访，以观察潜在的神经恢复。虽然临床检查为我们提供了大部分信息，但肌电图可以在临床检查显示任何运动恢复的前几周显示潜在的神经再支配。神经损伤会导致来自单个运动单元（由一个前角细胞支配的肌纤维）的动作电位，即运动单元电位（motor unit potential，MUP）中断。在恢复期，肌电图能够显示 MUP，MUP 可能不稳定，持续时间、幅度和模式也会变化。通过肌肉逐渐获得神经再支配的表现，肌电图可以更好地评估再生时间，从而确定手术的最佳时间[4]。

（三）影像学检查

MRI 是一种高度敏感的检查方式，甚至可以在临床表现不明显时证明周围神经损伤的存在[5]。尤其是 T_2 加权序列与脂肪和血流抑制相结合，能够可视化创伤相关的信号改变[6]。尽管如此，当涉及外科干预时，临床检查和电生理检测才是目前最好的标准。因此，MRI 并不是周围神经损伤的常规检查。通常在存在血肿压迫的问题时，才会在临床中常规使用。

虽然不是强制检查手段，超声波能够通过非侵入性操作提供一些信息，例如，结构的连续性、神经不连续的宽度和数量、潜在瘢痕形成和神经瘤的存在，这为术前计划提供了重要信息。超声和 MRI 均可用于周围神经损伤程度的评估[7]，但 MRI 耗时且成本高昂，而超声波可以立即获得经济高效的解剖数据，从而可视化所有的主要神经干，包括腓神经和胫神经[8]。

（四）分型

对于周围神经损伤，Sunderland 分型提供了一种标准化且高度可比的方法来分类、比较和描述周围神经损伤的过程[9]（表 25-1）。

三、神经损伤类型

（一）腓神经

由于腓总神经在关节周围走行，与骨接触且解剖位置表浅、相对固定，在膝关节创伤中，腓总神经损伤的风险最高。当腓总神经绕过腓骨颈时，位置固定且表浅，很容易受到外部压迫，也很容易出现牵拉损伤。因此腓总神经损伤的严重程度与韧带断裂和创伤强度相关。腓神经损伤常与膝关节后外侧角的损伤相关[11]。

特别是在膝关节脱位或前后交叉韧带撕裂伤中，腓神经损伤的发生率为 14%～40%[11, 12]。与腓神经损伤高度相关的其他损伤包括股骨远端或

胫骨近端骨折[13]。血管损伤（即腘动脉）等进一步损伤也经常发生[1]。此外，牵拉伤可导致神经内部和周围形成瘢痕，从而进一步损害患者的神经功能。

与膝关节创伤相关的腓神经损伤患者中，最终有 50% 会出现永久性的功能缺陷[14]。

（二）胫神经

胫神经是坐骨神经的另一分支，胫神经位置较深，较少固定在邻近的结缔组织上，并且沿着一条直线穿过膝关节，因此，胫神经不会受到浅表创伤和骨折的损害，而且胫神经比腓神经能够承受更多的拉伸，故在膝关节创伤患者中，胫神经不太可能受到损伤。但胫神经损伤与膝关节脱位或后关节囊的重大创伤有关。

与腓神经不同，胫神经的损伤可能非常轻微，需要进行细致的临床检查或肌电图检查。与创伤相关的胫神经损伤很少见，且大多发生在伴或不伴膝关节脱位的高能创伤中[11]。然而，胫神经损伤总是合并腓总神经损伤，这是由于腓总神经在膝关节周围的盘曲缠绕走行，使其对扭转和拉伸的耐受性较低[5, 15]

四、膝关节创伤中神经损伤的处理

创伤后神经修复的时机至关重要，需要鉴别出能够自发恢复的患者，并在最佳时间治疗其他

表 25-1　与损伤类型（Seddon）相关的 Sunderland 分型和最可能的手术指征[9, 10]

Sunderland 分型	神经元损伤（Seddon）	描　述	微观损伤	手　术
Ⅰ型	机能性麻痹	传导阻滞伴或不伴节段性脱髓鞘	没有，只是功能性的	否
Ⅱ型	轴突中断	轴突不连续，神经内膜完整	神经内膜和神经束膜完整	否
Ⅲ型	轴突中断	轴突和神经内膜不连续，神经束膜完整	神经束膜完整	视具体情况而定
Ⅳ型	轴突中断 / 神经断裂	轴突、神经内膜和神经束膜不连续，神经外膜完整	神经外膜完整	是
Ⅴ型	神经断裂	神经中断	对所有层的损害	是

需要手术的患者[16]。大多数神经外科医生主张在手术之前，进行3～6个月的临床随访和肌电图检查[11, 17]。如表25-1所示，确定神经损伤类型对于最佳治疗方案的制订至关重要。闭合性创伤中，神经通常是连续的，损伤症状与神经失用或轴突断裂有关[4]。在这种情况下，症状的自行缓解是可能的，可以在4～6周后复诊。如果没有观察到神经恢复，建议行肌电图检查作为基准线，如果肌电图在创伤后12周出现恢复迹象，则损伤症状有可能通过神经再支配自行恢复。如果创伤后3～6个月的肌电图没有显示恢复迹象，则应决定手术治疗[11, 17]。如果怀疑为牵拉性损伤，通常需要更长时间的随访，约6个月，才能确定有无手术探查的指征。

如果神经连续性完全中断，可选择通过移植或直接缝合修复神经[3]。神经的锐性损伤通常采用直接缝合方法治疗。如果神经损伤发生于任何开放性损伤或严重的结缔组织损伤中，应推迟修复的时间以获得最佳预后[18]。在这种情况下，应将神经缝合到筋膜或肌腱上，避免局部牵拉，以便后期修复。另外，钝性创伤可引起瘢痕形成和局部压迫，也需要进行手术探查。神经松解术不同于一期缝合或移植修复，是另一种手术方法。

总之，神经修复需要显微外科技术才能获得最佳效果。除神经外膜修复外，还可以进行神经束膜缝合。神经吻合应在显微镜或高倍放大镜下进行，需要使用8-0或9-0的单股缝线[3, 19]。一些作者还主张，额外使用纤维蛋白胶来加强修复部位[20, 21]。直接缝合神经时，需锐性切除神经末端，然后进行缝合，但要保证神经在关节活动范围内没有张力[22]，这可能需要进一步的解剖或施行神经转位。如果无法进行无张力吻合，则需要自体神经移植。皮神经是首选移植物，其中腓肠神经最常用，长度可达40cm。其他的移植物选择是桡浅神经、前臂外侧皮神经和前臂内侧皮神经。为了修复较大的神经，可以将自体神经移植物切割成数段并平行排列使用。

如上所述，创伤性腓神经损伤通常为牵拉/挫伤型。尽管在没有手术干预的情况下一些患者可能会自行恢复，但这种类型的损伤通常需要移植物修复[1]。除了合并损伤和手术时机外，神经修复所需的移植物长度也有助于预后的判断。Cho等证实，当所需的移植物长度<6cm时，70%的病例可以获得良好的功能结果，而当仅需要行神经松解术时，这一比例可达85%。6～12cm（43%功能良好）和12cm以上（25%功能良好）的移植物效果较差。

除了神经松解术或移植物修复外，神经和肌腱转位也是手术的选择。神经转位是将胫神经的一个次要分支与受损伤的腓神经分支吻合。而肌腱转位是将支配足内翻的肌腱转移到足背，从而支配足部背伸[23, 24]。

严重的胫神经麻痹不能通过神经或肌腱转位得到有效治疗[5]。然而，胫神经拥有巨大的自行修复能力，显示出比腓神经更高的治愈率。

五、病例

一名44岁男性患者遭遇摩托车事故，其中一辆汽车撞到了摩托车的左侧。由于剧烈疼痛，患者在现场注射镇静药后被送往我们急诊，并在那里诊断出胫骨骨折。手术治疗后，神经系统检查提示腓神经麻痹。然而，MRI没有发现任何血肿或腓神经中断。因此，决定在6周后再次检查，此时，患者的足下垂症状已经有所改善。之后的随访发现，足下垂症状在接下来的6个月内完全消失。

此病例告诉我们，由于腓神经位置表浅，容易受到钝性损伤。如果没有发现神经断裂，可对患者密切随访，一些患者的症状可能会消失，而另一些患者则进行探查手术。

六、小结

周围神经麻痹是严重或轻微膝关节创伤的一种并发症，在大部分患者有相当大的发病率。腓神经损伤是最常见的类型，经常需要手术干预。膝关节外科医生需要知道其最佳治疗方案和额外的抢救措施，必要时转诊，以便获得更好的治疗效果。

参考文献

[1] Cho D, Saetia K, Lee S, Kline DG, Kim DH. Peroneal nerve injury associated with sports-related knee injury. Neurosurg Focus. 2011;31(5):E11. https://doi.org/10.3171/2011.9.FOCUS11187.

[2] Cush G, Irgit K. Drop foot after knee dislocation: evaluation and treatment. Sports Med Arthrosc. 2011;19(2):139-46. https://doi.org/10.1097/JSA.0b013e3182191897.

[3] Houdek MT, Shin AY. Management and complications of traumatic peripheral nerve injuries. Hand Clin. 2015;31(2):151-63. https://doi.org/10.1016/j.hcl.2015.01.007.

[4] Dubuisson A, Kline DG. Indications for peripheral nerve and brachial plexus surgery. Neurol Clin. 1992;10(4):935-51.

[5] Reddy CG, Amrami KK, Howe BM, Spinner RJ. Combined common peroneal and tibial nerve injury after knee dislocation: one injury or two? An MRI-clinical correlation. Neurosurg Focus. 2015;39(3):E8. https://doi.org/10.3171/2015.6.FO CUS15125.

[6] Chhabra A, Carrino J. Current MR neurography techniques and whole-body MR neurography. Semin Musculoskelet Radiol. 2015;19(2):79-85. https://doi.org/10.1055/s-0035-1545074.

[7] Lee FC, Singh H, Nazarian LN, Ratliff JK. Highresolution ultrasonography in the diagnosis and intraoperative management of peripheral nerve lesions. J Neurosurg. 2011;114(1):206-11. https://doi.org/10.3 171/2010.2. JNS091324.

[8] Beekman R, Visser LH. High-resolution sonography of the peripheral nervous system - a review of the literature. Eur J Neurol. 2004;11(5):305-14. https://doi.org/10.1111/j.1468-1331.2004.00773.x.

[9] Sunderland S. A classification of peripheral nerve injuries producing loss of function. Brain. 1951;74(4):491-516.

[10] Seddon HJ. A classification of nerve injuries. Br Med J. 1942;2(4260):237-9.

[11] Johnson ME, Foster L, DeLee JC. Neurologic and vascular injuries associated with knee ligament injuries. Am J Sports Med. 2008;36(12):2448-62. https://doi.org/10.1177/0363546508325669.

[12] Robertson A, Nutton RW, Keating JF. Dislocation of the knee. J Bone Joint Surg Br. 2006;88(6):706-11. https://doi.org/10.1302/0301-620X.88B6.17448.

[13] Krivickas LS, Wilbourn AJ. Peripheral nerve injuries in athletes: a case series of over 200 injuries. Semin Neurol. 2000;20(2):225-32. https://doi.org/10.1055/s-2000-9832.

[14] Wood MB. Peroneal nerve repair. Surgical results. Clin Orthop Relat Res. 1991;267:206-10.

[15] Wascher DC, Dvirnak PC, DeCoster TA. Knee dislocation: initial assessment and implications for treatment. J Orthop Trauma. 1997;11(7):525-9.

[16] Kim DH, Murovic JA, Tiel RL, Kline DG. Management and outcomes in 318 operative common peroneal nerve lesions at the Louisiana State University Health Sciences Center. Neurosurgery. 2004;54(6):1421-8; discussion 1428-1429.

[17] Goitz RJ, Tomaino MM. Management of peroneal nerve injuries associated with knee dislocations. Am J Orthop (Belle Mead NJ). 2003;32(1):14-6.

[18] Zachary LS, Dellon AL. Progression of the zone of injury in experimental nerve injuries. Microsurgery. 1987;8(4):182-5.

[19] Giddins GE, Wade PJ, Amis AA. Primary nerve repair: strength of repair with different gauges of nylon suture material. J Hand Surg Br. 1989;14(3):301-2.

[20] Isaacs JE, McDaniel CO, Owen JR, Wayne JS. Comparative analysis of biomechanical performance of available "nerve glues". J Hand Surg Am. 2008;33(6):893-9. https://doi.org/10.1016/j.jhsa.2008.02.009.

[21] Ornelas L, Padilla L, Di Silvio M, Schalch P, Esperante S, Infante RL, et al. Fibrin glue: an alternative technique for nerve coaptation-Part II. Nerve regeneration and histomorphometric assessment. J Reconstr Microsurg. 2006;22(2):123-8. https://doi.org/10.1055/s-2006-932507.

[22] Millesi H. Healing of nerves. Clin Plast Surg. 1977;4(3):459-73.

[23] Nath RK, Lyons AB, Paizi M. Successful management of foot drop by nerve transfers to the deep peroneal nerve. J Reconstr Microsurg. 2008;24(6):419-27. https://doi.org/10.1055/s-0028-1082894.

[24] Strazar R, White CP, Bain J. Foot reanimation via nerve transfer to the peroneal nerve using the nerve branch to the lateral gastrocnemius: case report. J Plast Reconstr Aesthet Surg. 2011;64(10):1380-2. https://doi.org/10.1016/j.bjps.2011.02.025.

第 26 章

膝关节创伤中血管损伤的处理
Management of Vascular Injury in Knee Trauma

Gabor Biro 著

司坤鹏 译

四肢血管损伤约占血管创伤性疾病的 70%，其中 10%～20% 病例存在截肢风险。

腘动脉损伤常见于骨折、脱位或开放性损伤。对动脉损伤的关注和对动脉损伤可能性的早期认识对肢体的抢救至关重要[1, 2]。

一、解剖学特点

腘动脉是股浅动脉的延续，起始于大腿大收肌末端的收肌管水平，向下延伸至股骨髁间窝，然后垂直向下至腘绳肌下缘。腘动脉在膝关节后方斜行穿过腘窝后，走行于腓肠肌和小腿后间室的腘肌之间；随后，腘动脉进入后间室的深部，穿过腓肠肌内外侧头之间的腱弓，并立即分岔形成胫前动脉（anterior tibial artery，ATA）和胫腓干（tibiofibular trunk，TTF）。TTF 继续向下走行，分出胫后动脉（posterior tibial artery，ATP）和腓动脉（fibular artery，FIB）。腓动脉为较旧的命名法命名。腘动脉是腘窝最深层的血管结构，与膝关节囊紧密相连。根据血管外科的观点，腘动脉分为三段，分别为 P1、P2 和 P3。P1 和 P3 段可通过经典的膝上或膝下内侧入路显露；而 P2 可通过后入路直接显露（图 26-1 至图 26-3）。

P1：从收肌管出口到髌骨上缘。

P2：从髌骨上缘到膝关节水平。

P3：从膝关节水平到胫骨前动脉起点[4]。

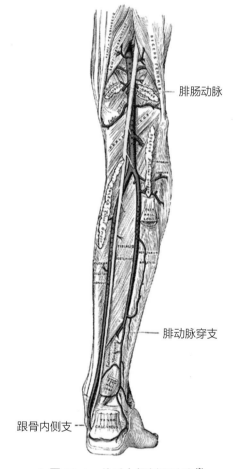

腓肠动脉

腓动脉穿支

跟骨内侧支

▲ 图 26-1 从后方解剖腘动脉[3]

约 90% 的腘动脉分支正常，其余腘动脉及其分支会出现一些变异。这些变异能够通过血管造影发现，包括胫后动脉发育不全（5.1%），胫前动脉发育不全（1.7%），三分支型（1.5%），高起

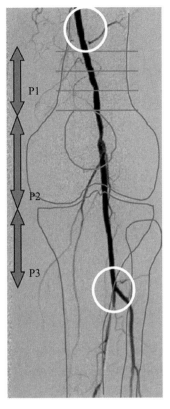

▲ 图 26-2 腘动脉三段的血管造影表现[4]

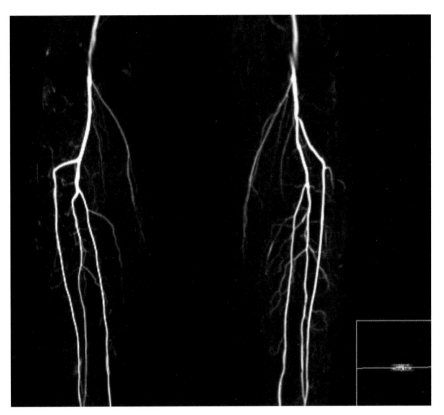

▲ 图 26-3 不典型的高起源胫前动脉（自有材料）

源胫前动脉（1.2%），胫后动脉和胫前动脉发育不全（0.8%），高起源胫后动脉（0.4%）和前方胫腓干（0.1%）。当分支的解剖在一侧肢体有变异时，有 28% 的概率在另一侧也会发生变异[5]。

在膝关节附近，胫前静脉和胫后静脉交界形成 V 形。膝关节后方是腘静脉开始延伸的位置，腘静脉在到达膝关节之前与腓静脉汇合，并在膝关节延续为股静脉。这种变化发生在腘静脉离开收肌管时。腘静脉通常是成对的，环绕着腘动脉，两条静脉通过小的静脉桥连接。一个重要的侧支是小隐静脉，它在膝关节处与腘静脉汇合。与大隐静脉一样，小隐静脉与腘静脉连接处的变异较大，约 30% 的连接位于膝关节上下 6cm 的范围内。大隐静脉在膝关节内侧皮下穿过膝关节。

二、腘血管病变

血管疾病会使腘血管损伤的诊断和治疗变得复杂。

多个流行病学研究评估了外周动脉疾病，在 75 岁以上的患者中，发病率已经从 3%～10% 增加到了 20%。其他病理改变包括腘动脉瘤，发病率为 0.5%～1.3%，且几乎 50% 的患者为双侧症状；腘动脉嵌压，其发病率未明，据报道为 0.17%～3.5%；囊性外膜变性，比较罕见，直到现在也仅有几百例病例报道。

有接受过人工或自体旁路手术史的患者，由于闭塞或严重出血，有进一步发生缺血性并发症的风险。服用抗凝药的患者出血可能更严重。

血管损伤的分型如表 26-1 所示[6]。

表 26-1　血管损伤分型

损伤类型		病理学、临床表现
Ⅰ	内膜损伤型	内膜下 / 壁内血肿，内膜撕裂，闭塞
Ⅱ	血管壁部分横断型	出血，假性动脉瘤
Ⅲ	完全横断型	出血，血栓性闭塞
Ⅳ	静脉瘘型	明显的震颤，周围缺血
Ⅴ	痉挛型	无脉搏，轻度缺血

Ruppert 等对于穿透性和钝性血管损伤做出了进一步的分型[7]

三、诊断

首次诊断性的检查必须在事故现场进行，通过触摸患者伤侧和健侧的血管搏动进行评估。在精密的无创和侵入性诊断工具共存的时代，通过触诊股动脉、腘动脉和足部脉搏这一简单快速的外科检查方法，对早期评估腿部循环有显著价值。文献中还强调，在抵达医院时需完全脱掉患者衣服，这有助于揭示患者，尤其是昏迷或不合作患者的手术史[8]。由于低血容量休克，40%的病例未行儿茶酚胺治疗或低温疗法。Pratt 提出了腘血管损伤者的典型 6P 体征（疼痛、苍白、无脉、感觉异常、麻痹和虚弱）[2]。常规使用多普勒超声和双功能超声有助于早期诊断。可以明确的是，临床检查和 AB 指数＞1.0 能够排除需要治疗的血管损伤的存在。如果有任何可疑或怀疑，建议进行 CT 和对比剂血管造影。如果患者肾功能受损，术中血管造影是最佳选择。磁共振血管造影术（magnetic resonance angiography，MRA）对局部夹层的诊断有较高的敏感性，但耗时；在紧急手术的情况下，可能不适用。

根据作用力的类型，动脉损伤分为直接或间接损伤和钝性或穿透性损伤。出血和周围缺血的程度取决于动脉损伤的类型和严重程度。

四、临床表现

腘动脉损伤常见于骨折、脱位或穿透性创伤中。穿透性创伤是血管损伤最常见的原因，其次是钝性创伤[9]。钝性创伤也可能造成动脉撕裂，但常出现腘动脉的闭合性内膜损伤，以致诊断延迟[10]。腘动脉损伤的临床表现是腿部出血或缺血，或两者兼而有之，应通过局部压迫止血，如果失败，建议使用压力止血带；但是，止血带的使用必须非常小心，仅能在没有其他选择的情况下使用。止血带使用失败和适应证的选择问题存在于 20% 的病例中[11]。

五、腘血管损伤的处理

如果已经证实或怀疑存在动脉损伤，手术时必须先清洁双腿，并等待血管造影。如果患者曾行静脉曲张的切除术，则必须考虑消毒手臂。自体重建或用自体静脉替换受损动脉是其他健康个体的优先选择。在急性出血的情况下，应首先处理血管损伤。部分撕裂可以用自体材料缝合或修补，而完全横断需要直接缝合或自体静脉移植。如果存在动脉的撕裂或伤口严重污染，必须考虑从膝上到小腿动脉的旁路手术。如果及早发现损伤，手术技术本身并不是一个要求很高的部分。静脉移植可以采用连续缝合进行端对端的斜面吻合。考虑到下肢和动脉本身的生长，儿童动脉吻合应采用间断缝合。筋膜切开是手术治疗的一部分，目的是避免筋膜室综合征，严重的软组织损伤也会加重筋膜室综合征。

钝性创伤中血管损伤的处理具有挑战性，通常，主要动脉损伤的延迟诊断是高截肢率的重要原因[12]。

与穿透伤相比，因长节段的钝性创伤或挤压伤导致完全缺血的患者，通过直接吻合修复动脉的成功率较低[13, 14]。

早期研究表明，血管结扎术的截肢率高达

70%，效果不佳。而随着动脉修复、静脉移植和筋膜切开术的使用，一期和二期截肢率明显降低，在近 20 年从 28% 降到 6%[15]。术中的血管修复质量必须通过术中血管造影和（或）超声血流监测评估。血管造影也可以提示血管痉挛的存在。

血管内修复术不是治疗腘动脉损伤的金标准。穿透性损伤必须进行手术；除此之外，也有使用导管治疗血管损伤的零星报道，但主要是治疗内膜损伤相关的血栓形成[16]。然而，内膜撕裂程度的评估和内膜损伤的修复仍存在争议。

术后即刻使用标准剂量的低分子肝素皮下注射进行抗血栓治疗是有效的。如果患者有其他需要抗血栓或抗凝治疗的心血管疾病，则应根据最新的指南进行标准治疗。在自体血管移植治疗腘动脉损伤术后，必须进行抗血小板治疗 3～6 个月，直到内膜修复。

参考文献

[1] Chapman JA. Popliteal artery damage in closed injuries of the knee. J Bone Joint Surg Br. 1985;67(3):420-3.

[2] Coleman JJ, et al. Arterial injuries associated with blunt fractures in the lower extremity. Am Surg. 2016;82(9):820-4.

[3] Gray H. Anatomy of the human body. 1918.

[4] Jahnke T, et al. Prospective, randomized singlecenter trial to compare cryoplasty versus conventional angioplasty in the popliteal artery: midterm results of the COLD Study. J Vasc Intervent Radiol. 2010;21(2):186-94.

[5] Kil SW, Jung GS. Anatomical variations of the popliteal artery and its tibial branches: analysis in 1242 extremities. Cardiovasc Intervent Radiol. 2009;32(2):233-40.

[6] Mavrogenis AF, et al. Vascular injury in orthopedic trauma. Orthopedics. 2016;39(4):249-59.

[7] Ruppert V, et al. Vascular injuries in extremities. Chirurg. 2004;75(12):1229-38; quiz 1239-1240.

[8] Kleber C, et al. Trauma-related preventable deaths in Berlin 2010: need to change prehospital management strategies and trauma management education. World J Surg. 2013; 37(5): 1154-61.

[9] Subasi M, et al. Popliteal artery injuries associated with fractures and dislocations about the knee. Acta Orthop Belg. 2001; 67(3):259-66.

[10] Steele HL, Singh A. Vascular injury after occult knee dislocation presenting as compartment syndrome. J Emerg Med. 2012;42(3):271-4.

[11] Scerbo MH, et al. Safety and appropriateness of tourniquets in 105 civilians. Prehosp Emerg Care. 2016;20(6):712-22.

[12] Abou-Sayed H, Berger DL. Blunt lower-extremity trauma and popliteal artery injuries. Arch Surg. 2002;137(5):585-9.

[13] Bakia JM, Tordoir JH, van Heurn LW. Traumatic dissection and thrombosis of the popliteal artery in a child. J Pediatr Surg. 2012;47:1299-301.

[14] Hossny A. Blunt popliteal artery injury with complete lower limb ischemia: is routine use of temporary intraluminal arterial shunt justified? J Vasc Surg. 2004;40:61-6.

[15] Fabian TC, Turkelson ML, Connelly TL, Stone HH. Injury to the popliteal artery. Am J Surg. 1982;143:225-8.

[16] He C, Hu Y, Huang Y, Fan X, Liu Y, Liu Y. The reconstruction of popliteal artery injury after knee dislocation by catheter-directed thrombolysis. J Vasc Med Surg. 2013;1:3.

第27章 膝关节周围骨折的术后康复
Postoperative rehabilitation following fractures around the knee

Marcus Schmitt-Sody　著

吕胜松　译

一、康复的基本原则

康复的定义是使用所有可能的措施，减少患者在职业和日常生活中的残疾。为了达到生理、心理和社会恢复的目标，必须为每位患者单独制订康复计划。通过与患者协作，康复计划可以在国际功能、残疾和健康分类（international classification of functioning, disability and health, ICF）及康复 – 循环的帮助下完成（图 27-1）[1-3]。

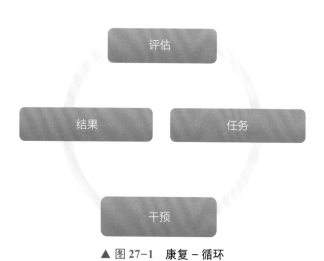

▲ 图 27-1　康复 – 循环

膝关节损伤后康复的主要目标是恢复活动及保证安全行走、重返日常生活和职业生活的步态模式。

二、膝关节功能及其在康复中的作用

膝关节是人体最强壮、最重要的关节之一，它在支撑身体重量的同时允许小腿相对于大腿移动。膝关节的运动对许多日常活动至关重要，包括行走、跑步、坐和站。

从这些事实中可以推断出康复的目的。

• 恢复肌肉力量和关节功能。关节的稳定性主要由肌肉组织和关节囊韧带结构维持。最重要的韧带是前交叉韧带和后交叉韧带及外侧和内侧副韧带。

• 重新获得安全的步态模式。膝关节需要有屈/伸 0°～60° 的活动度（range of motion, ROM）及主要稳定肌肉的良好协调。除此之外，髋关节应能提供 +40°～0°～-10° 的屈伸活动度，踝关节应能提供 +25°～0°～-10° 的屈伸活动度。

肌肉及其功能如下。

1. 伸肌。

(1) 膝关节附属肌群。

(2) 股四头肌及其四个部分：①股直肌；②股外侧肌；③股中间肌；④股内侧肌。

2. 屈肌。

(1) 缝匠肌（膝关节屈曲和内旋，髋关节屈曲、外展和外旋）。

(2) 股二头肌。

(3) 半腱肌。

(4) 半膜肌。

(5) 腓肠肌。

(6) 跖肌。

(7) 腘肌（膝关节屈曲和内旋）。

由于股四头肌是最重要的稳定机构，随着负荷的减少，股四头肌往往会迅速萎缩[4]，因此应在受伤或术后早期进行等长训练。

为了稳定髋关节，外展肌群应该像臀肌和腘绳肌一样获得训练。

三、康复评估

（一）检查

在住院部或门诊部开始物理治疗之前，必须对当前情况（术后）做好记录。因此，有必要对近期的 X 线片进行评估。

为了快速评估膝关节功能，必须首先检查步态模式、下肢力线、关节轮廓、髌骨位置变化、活动度和韧带稳定性。此外，腿部肌肉萎缩也必须考虑在内。

定期检查手术切口的愈合过程是必需的。必须注意软组织水肿和肿胀、发热或局部炎症等迹象。如果发现重要问题，建议留置影像资料以便随访。还应检查病灶周围和外周循环状况。必须向患者询问疼痛类型和疼痛部位。

（二）运动范围的评估

中立位零度法

为了进行客观比较，必须在实际条件允许的范围内，通过中立位 0° 法测量当前的运动范围。

正常或中立姿势是指直立站立，手臂下垂，双脚并拢时关节所处的位置。该正常位置确定为零点，运动范围的评估从两个方向开始，并逐个记录。通常首先记录屈曲范围，然后是表示为零的中立位置，最后记录伸直范围。

（三）触诊

膝关节表面可触及的主要结构如下。

• 髌骨：确保髌骨在股骨滑车上的对线和自由活动。

• 髌腱：当患者进行膝关节主动活动或伸直时，可以触诊髌腱。

• 股四头肌腱：从髌骨的上方，触诊股四头肌腱，该肌腱附着于髌骨上极的全长。髌上囊容积较大，易出现积液。

• 股四头肌群：触诊这些结构是否有点压痛、功能障碍、缺损或痉挛。

• 韧带稳定性：抽屉试验可能暗示前交叉韧带或后交叉韧带不稳定，注意检查侧副韧带的不稳定。

• 股骨内髁和上髁：检查收肌结节，检查长收肌附着点是否有压痛或滑脱。

• 腓骨头：腓骨头位于外侧关节线下略后方，检查是否存在疼痛和肿胀。

• 关节积液。

（四）不稳定的评估

在术后急性期，无法对膝关节不稳定性进行临床评估。待骨折和重建的韧带愈合后，可以进行关节囊稳定性的评估。

（五）肌肉功能测试

1. *肌力评估*　肌肉力量根据 Vladimir Janda 分级量表进行评估，分为五个强度，正常力量相当于 5/5，但没有关于肌肉疲劳的相关评估。肌肉力量的评估有助于患者与物理治疗师沟通，以描述现有或允许的负荷水平，并有助于对患者的功能进展客观化。通过该量表，神经系统检查所发现的不全瘫也可进一步量化（表 27-1）。

2. *功能测试*　每块肌肉的功能可参见前文。

术后无须进行等长强度测试。除膝关节外，还应检测髋关节和踝关节的屈曲、伸直和外展功能。

为了评估膝关节功能并记录患者的主观症状，可以使用以下问卷。

(1) 安大略西部和麦克马斯特大学关节炎指数（Western Ontario and McMaster Universities Arthritis Index，WOMAC）

WOMAC 指数是针对髋关节和膝关节骨关节炎开发的，但它已用于其他风湿性疾病的评估，

表 27-1　Vladimir Janda 肌肉功能分级

分　级	肌　力	占正常百分比	表　现
5 级	正常肌力	100%	正常的肌肉力量
4 级	佳	约为正常的 75%	在整个运动范围内可以克服中等阻力
3 级	一般	约为正常的 50%	可以在整个运动范围内对抗重力实现运动
2 级	差	约为正常肌力的 25%	不能对抗重力，可在水平面运动
1 级	较差	约为正常肌力的 10%	只有肌肉收缩而无法产生运动
0 级	无	肌力约为正常的 0%	肌肉无任何收缩
补充	S		强直状态
补充	K		挛缩

如：类风湿关节炎、幼年类风湿关节炎、纤维肌痛、系统性红斑狼疮和腰痛。它可以记录疼痛、僵硬和身体功能。

（2）膝关节损伤和关节炎功能评分（knee injury and osteoarthritis outcome score，KOOS）

KOOS 用于评估膝关节损伤的短期和长期功能。它包含 5 个部分共 42 个问题：疼痛、其他症状、活动和日常生活功能（activity and daily living，ADL）、运动和娱乐功能（sport/rec）及与膝盖相关的生活质量（quality of life，QOL）。这是 WOMAC 骨关节炎指数的延伸。问卷是自行填写的，KOOS 被证明是可靠的，对手术和物理治疗有反馈效果，对接受前交叉韧带重建的患者也有效。KOOS 符合结果测量的基本标准，可用于评估膝关节损伤的病程和治疗结果[5, 6]。

（3）牛津膝关节评分（oxford knee score，OKS）

这是一个患者反馈结果的工具，包含 12 个关于日常活动的问题，用于评估全膝关节置换术（TKR）患者的功能和残余疼痛。OKS 是由公共卫生工作者和牛津大学共同设计、开发和验证的。这一评分简短、可重复、有效，对患者临床状态的重要变化具有敏感性。

（4）改良的 Lysholm 评分

改良 Lysholm 膝关节功能评分包含 8 个问题，是一个患者报告的结果评分，用来评估前交叉韧带或膝关节的损伤。该评分能够评估患者跛行、负重、障碍、不稳定、疼痛、肿胀、爬楼梯的能力和下蹲的能力。可由评估患者体力活动的 Tegner 活动量表补充。

（5）Cincinnati 膝关节评分

尽管 CKRS 最初用于评估运动员 ACL 重建的效果，但该评分适用于各种膝关节疾病，如关节软骨修复、半月板修复或移植、截骨术或髌股手术等。CKRS 主要用于评估以下四种症状：疼痛、肿胀、部分无力和完全无力。但是，CKRS 经过了几次修改，也包括测量膝关节活动范围、关节积液、胫股关节和髌股关节捻发音、膝关节韧带半脱位、X 线片上的节段狭窄、单腿跳跃试验期间的下肢对称性、日常生活活动和运动活动水平等。CKRS 的现代改良版本也包括了患者对膝盖状况的感知评级。

（六）神经状态评估

全面的神经状态检查包括膝关节和下肢相关神经的定向检查，运动缺陷可通过肌肉功能的检测进行评估。表 27-2 概述了每一块肌肉的神经支配。因位置靠近腓骨头，腓总神经常受损，导致腓骨肌和足背屈肌的部分或完全瘫痪。股神经、股神经分支和隐神经也经常受损。

表 27-2　下肢肌肉及其神经支配

肌　肉	神经分布
股四头肌	股神经
股二头肌	胫神经（长头）和腓总神经（短头）
半腱肌	胫神经 $L_5 \sim S_2$
半膜肌	胫神经
缝匠肌	股神经
股薄肌	闭孔神经
腘肌	胫骨肌神经
腓肠肌	胫骨肌神经
跖肌	胫骨肌神经 $L_5 \sim S_1$

1. **股神经**　股神经损伤最常见的原因是创伤性或医源性损伤，如骨盆或髋部骨折，髋关节过度伸展，血管造影或股四头肌注射或疝切开术。这些损伤大多发生在腹股沟韧带水平，导致股四头肌、耻骨肌和缝匠肌麻痹，伸膝能力受损或丧失，患者不能上坡行走、股四头肌反射消失。最终可能发展为神经分布区的敏感性缺失。

2. **坐骨神经**　坐骨神经在梨状肌下缘分为两支：胫神经和腓总神经。胫神经支配半腱肌、半膜肌、股二头肌长头和大收肌。腓总神经支配股二头肌短头、胫骨前肌、拇长伸肌、趾短伸肌和拇短伸肌。膝关节损伤常导致胫神经和腓总神经损伤，并导致足背屈肌和第一趾瘫痪，腓肠肌、比目鱼肌和小的足稳定肌群瘫痪。此外，小腿和足部的敏感缺失或神经痛也可在查体中发现。

四、治疗方案概述

外科医生应该参与到治疗方案的制订中，因为他最了解术中情况。他必须预先确定可耐受的运动范围，明确每种情况下的负重细节，以及常规的愈合过程中逐渐增加的负载量。任何情况下，在充分镇痛和外科医生确定的运动范围内，尽早活动都很重要。部分必要的固定将导致关节

囊 – 韧带结构的挛缩和肌肉营养不良，以致随后的活动更加困难。

五、治疗总则

（一）体位和矫形器

在允许的活动范围内，术后的体位应尽可能保证舒适无痛。主要的目标应该是预防挛缩和马蹄内翻畸形，同时减轻水肿和疼痛。

必须考虑先天性或后天性的功能限制。从在床上躺着、坐着到站立应在可允许的负重范围内进行训练。如果不能下床，那么使用弹力带进行等长训练是很重要的。

根据手术类型和术中情况，外科医生应规定膝关节是完全固定还是部分固定，必要时应允许踝关节的屈伸运动。根据受伤或手术情况，可使用活动矫形器或固定矫形器，也可使用腹侧或背侧带壳的矫正器。此外，可能还需要一个足踝矫形器。

（二）镇痛

现代疼痛管理应足以抵消围术期和术后的慢性疼痛，允许早期活动。通过超前基础镇痛，在药物剂量较低的情况下可以更好地缓解疼痛。可使用中枢、区域和局部作用的镇痛药，中枢作用的阿片类制剂主要在术中应用，且必须对患者进行充分监测（呼吸抑制）。在门诊手术中，通常不使用中枢作用镇痛药物。

在疼痛感非常剧烈的手术中，使用计算机控制的、基于需求的阿片类药物进行区域麻醉或患者自控镇痛（patient-controlled analgesia，PCA）是非常有用的。可以达到充分的镇痛效果，以便尽早活动。但在植入导管之前，应检查受累神经的功能。

非甾体抗炎药（NSAID）在进一步治疗中的作用已得到证实，且这类药物在术后的前 10~14 天具有额外的抗血栓和抗炎效果，但必须考虑其禁忌证。原则上，应根据 WHO 阶梯原则进行镇

痛治疗。

（三）冷疗

为了减轻肿胀和高热，使用冷疗是合理的。此外，冷疗是运动功能治疗的准备和配套措施之一。5～15s 的短暂冷冻对交感神经系统的影响相当有限。冷疗可使散热加快，组织张力降低，疼痛减轻、运动系统激活。用冰快速摩擦会促进虚弱肌肉的收缩。

10～30min 冷疗的效果进一步深入，但与脂肪层的厚度有关。疼痛减轻的时间是冷疗时间的2～3 倍。冷水覆盖物能够促进水肿的吸收。冷冻疗法一方面可以减轻疼痛，另一方面也可以刺激肌肉。应该注意的是，冰的使用会增加疼痛，而疼痛会使一部分功能受到限制。治疗后患者有时被允许进行剧烈活动，导致治疗后数小时疼痛症状加重。在术后的前 2 周，只有带有织物覆盖的干的冰袋才能用于手术部位，直到拆除缝线。

冷疗的使用应当温和，并间隔进行。冰拭子技术也有一定的疗效，冰敷绷带只能在特殊情况和监测下使用。如果出现冷痛，患者必须立即取下冷疗覆盖物，否则有冻伤的风险。有感觉丧失的损伤在冷疗过程中尤其危险。

（四）热疗

急性期禁止在受伤的膝盖上加热，因为热量会增强刺激敏感性和炎症反应，并加剧水肿，在某些情况下，甚至可能引发或促进出血和再出血。

然而，利用微量的热量作为放松和促进血液循环的措施是有意义的。经典的热疗形式是泥包和干草花袋及所谓的热垫。热疗时，卷起的毛巾被沸水浸泡，毛巾卷的温度与患者的耐受温度相同（45～65℃），并在治疗区域的不同点反复按压和展开。冷却后，重复该程序，治疗需要10～20min。与温泉泥疗法（fango treatment）相比，其优势在于热量的个体化，也避免了热量的积聚。

在慢性期，热疗非常适合于关节挛缩的治疗。在 40～45℃的温度范围内进行治疗时，胶原纤维在增加应变后不会完全回复到其原始长度，即使在拉伸刺激被移除，胶原纤维仍能保持部分拉伸的状态。对于治疗师来说，这种治疗方法消耗的力量更少，因为加热会降低运动阻力，也会增加被动运动的速度。

（五）按摩

1. 手法淋巴引流　手法淋巴引流是一种特殊的按摩方式。通过轻柔的组织保护技术，使血管内和血管外的组织液被动员和排出，以缓解组织液在局部的积聚。根据手术切口的不同，小淋巴管会被阻断，从而出现局部性淋巴水肿。通过淋巴引流，转运血管的血管壁肌肉受到刺激，并促进新淋巴管的形成。

该治疗基于淋巴管的解剖，与轻抚不同，它用于从近端到远端的淋巴引流。首先在腋窝区域进行轻柔的压力按摩，以促进局部淋巴结的引流。采用不同的技术，如 Vodder 博士的旋转、拔罐和横向技术，或 Asdonk 博士的水肿技术，随后在远端方向逐渐进行。每种技术重复 6～7 次。最后，肢体应该用弹力绷带包裹在柔软的棉垫上或用压力袜包裹。

2. 瘢痕按摩　对于结缔组织的松解，在瘢痕区域的组织充分愈合后，也可以进行所谓的瘢痕按摩。与传统按摩不同的是，在治疗过程中，肌肉强力的收缩是为了尽可能清晰地区分收缩结构和瘢痕组织。通过牵引使瘢痕紧张的技术称为相移技术。此外，瘢痕组织可以通过横向和侧向扭曲或提起皮肤进行按摩。

为了达到更好的效果，可以使用瘢痕刺激疗法。力度和按摩方式取决于年龄、瘢痕的情况和位置。它从菱形的边缘开始，然后，在瘢痕组织上画对角线（5～10 次重复），最后必须从远端到近端按摩瘢痕和周围组织。对感觉敏感的疤痕可以用局部麻醉。

3. 传统按摩　在急性情况下，传统按摩不直接在手术区进行。然而，在经常肌肉紧张的上肢和腰椎背部的整个区域进行按摩可以产生很大的效果。按摩后，交感神经系统受到抑制，从而使肌肉张力降低。总的来说，按摩还能通过协调肌肉张力来改善姿势，减少紧张性的疼痛。按摩能够刺激静脉和淋巴流动，清除代谢废物，也能够降低肌肉张力。根据 Cyriax 的软组织技术，采用横向按摩法可以达到更深的组织层。在这种方法中，肌肉和肌腱止点的"摩擦力"是横向施加的，例如，借助小的平面（拇指、手掌、指垫），压力以直线、圆周或螺旋运动施加在组织上，血液循环受到刺激。组织的弹性和内在活动性得到改善，单个肌肉纤维或瘢痕链被松解，愈合过程受到刺激。为了解决皮下脂肪组织的粘连，需要进行揉捏。在这种情况下，肌肉被轻轻地从组织垫上抬起，通过间歇性牵拉，组织得到最大程度的拉伸。

（六）电疗

在电疗中，各种治疗方式被用来干预疾病进程，并产生普遍和特定的效果。可根据不同的疾病选择不同的治疗模式。疗效可在电极放置部位实现，也可通过内脏器官的反射弧在中枢神经系统、自主神经系统内实现。有必要区分镇痛、促进再生电疗和提高运动能力的肌肉电刺激这三种形式（表 27-3）。

下面，我们将详细介绍一些常用的治疗方法。

1. 经皮神经电刺激（TENS）　经皮神经电刺激（transcutaneous electrical nerve stimulation, TENS），是一种对抗性刺激方法。电极粘在皮肤上，通过电极设置电刺激以治疗疼痛。电刺激参数，如振幅、脉冲持续时间、频率和电极的正确位置，必须针对每位患者单独制订。

如电流可以在脊髓后角抑制疼痛信号的传递。这是通过刺激周围神经的快速传导纤维来实

表 27-3　电疗的形式和效果

镇痛

局部： －交流电 －根据"特鲁伯特"的超刺激 －直流电 －APL-Tens	中枢： －TENS －高压电流 －交流电 －直流电

再生 / 循环支持

局部： －交流电 －根据"特鲁伯特"的超刺激 －直流电	中枢： －TENS －高压电流 －交流电 －直流电

肌肉电刺激

－新法拉第阈电流
－AMF 电流
－指数电流和其他类型取决于频率范围的电流

现的。TENS 还促进内啡肽的产生，有助于缓解疼痛。

2. 肌肉电刺激　肌肉电刺激（electrical muscle stimulation, EMS），也称为神经肌肉电刺激（neuromuscular electrical stimulation, NMES）或肌肉电刺激，可用于预防肌肉萎缩，并触发膝关节周围肌肉的记忆功能，尤其是股四头肌。在治疗过程中，通过放置在皮肤上的电极施加电刺激，刺激肌肉。使用较低的频率（1～10 Hz），使所治疗的肌肉循环和氧合同时得到改善，代谢终产物得到去除。而使用更高频率的刺激（10～20 Hz），可使肌肉结构快速连续收缩（纤颤），促进其功能的恢复。事实证明，当因手术无法积极锻炼时，EMS 可以增强肌肉力量，增加肌纤维直径。

3. 离子电渗疗法　离子电渗疗法能够在组织深处有针对性地引入镇痛和（或）抗炎物质，产生放大的局部效应。使用两个电极，电极的正确定位对于所产生的效果至关重要。阴极（正极）或阳极（负极）的方向取决于物质粒子在电场中

的电荷。负电荷物质，例如，水杨酸、水杨酸羟乙基酯（如美孚利）、双氯芬酸、二吡喃酮和肝素（负）被置于阳极下方，并被阴极（正）吸引穿过组织。相反，带正电荷的物质，如局部麻醉药、组胺、乙酰胆碱或透明质酸酶，被置于阳极下（负电），并移动到阴极（正电）。金属植入物的存在是离子电渗疗法的禁忌证！

4. 超声波　超声波被认为是一种深度加热方法，穿透深度可达 7cm，也可以作用于骨骼结构和肌肉组织。这种效果就像一种微按摩，通过这种按摩，可以更有效地去除肿胀和污染物，并通过细胞水平的激活来刺激应用区域的新陈代谢[7]。在超声波设备的帮助下，药物可以被"振入"，超声波也可与离子电渗疗法结合使用。

六、关节的运动

从生物力学角度确定膝关节当前功能和稳定性后，应与患者讨论治疗的短期和长期目标，并尽可能详细地与治疗师沟通（治疗图、进展反馈）。

治疗过程的精确控制及患者、医生和治疗师之间的沟通非常重要。应定期检查治疗效果，必要时根据治疗时间和强度进行调整。总的来说，尽早开始运动治疗以避免粘连和挛缩。另外，极其温和的治疗强度是至关重要的，因为过于激烈的物理治疗与关节纤维变性的形成有关，并可能导致严重疼痛和刺激。

膝关节的功能恢复、稳定性和镇痛是总体目标。应避免肌肉功能不全、运动障碍和不良姿势等后期影响。理疗的目标如下。

- 膝关节的灵活性：一方面通过被动技术（如手法治疗和 CPM 治疗）促进膝关节的屈伸活动，另一方面增强稳定膝关节肌肉的力量。
- 通过物理治疗轻柔拉伸和放松背侧肌群以允许伸膝。

- 步态模式：为了保证生物力学上正确的运动和安全的步态，患者必须学习如何使用助行器及如何按照外科医生的要求减轻负重。通过神经生理技术和本体感觉训练，训练生理运动模式和神经肌肉关联。不正确的姿势或下背部和臀部功能不全会导致臀肌和髂腰肌挛缩和力量减弱。如前所述，髋关节和核心稳定性对生理步态模式至关重要。因此，应加强训练下肢外展肌群。
- 膝关节的肌肉稳定性：如前所述，股四头肌的稳定性训练对行走和膝关节疼痛至关重要。

康复治疗可分为四个阶段：①急性期 / 制动；②早期活动；③恢复期和重返日常活动；④稳定负重，重返工作和运动。

七、急性和早期阶段

当肌间隔或关节中放置引流管时，可以行大部分被动训练。肢体放置在规定的术后位置，在运动治疗期间，通常会保留所需的无菌敷料。

物理疗法的首要目标是维持尽可能的活动度，如被动的 CPM 训练。为了避免肌肉反射性紧张，还可以使用冰敷和放松技术。首先，可以对股四头肌进行轻微的等长拉伸，可以使用弹力带。早期活动并进展到站立和行走有许多积极的影响：除了肌肉力量加强和提高患者的信心外，当患者在手术当天活动时，血栓栓塞事件和肺部感染发生更少[8, 9]。

除了由治疗师进行淋巴引流外，患者还可以行骨骼肌泵训练，以增加静脉和淋巴回流。可以锻炼腰椎和髋关节，以避免紧张和不良姿势。但这些锻炼必须谨慎。如果肿胀加剧和皮温升高，应降低强度。

本体感觉训练可以在床上开始，例如，通过PNF（本体感觉神经肌肉促进疗法）练习辅助被动运动，而肌肉电刺激可以帮助预防肌肉萎缩并增强新陈代谢。

电动可活动夹板

被动运动疗法可以在康复的早期阶段进行，这取决于损伤的类型和可活动夹板允许的运动范围。这些也被称为连续被动运动（continuous passive motion，CPM）模式。

如果可以的话，每天短时间治疗几次。在这个过程中，治疗可以减少到每天 1～4 次，每次 20～30min。首次使用前，应根据夹板的参数和痛阈手动确定当前的运动范围。

八、早期活动

（一）向主动运动的过渡

随着单纯被动运动的进展，患者的活动、平衡步态模式及肌肉的稳定逐渐成为治疗的主要内容。仍然要遵守允许的运动量和痛阈。治疗师的积极帮助慢慢减少为单纯性的指导性接触。

患者逐渐采取更多的肌肉活动来对抗重力，并开始根据手术方式和外科医生的指导，在技术设备的帮助下进行训练。即我们所讲的对抗重力的主动运动。此外，如果伤口愈合，在流动的浴缸内开始治疗也是有效的。水的浮力可以使患者进行对肌肉力量和协调性要求不高的、看起来不重的运动活动。股四头肌可以在不增加太多重量和膝关节紧张的情况下进行训练。运动训练的阻力可以平稳的分散，且温水对肌肉有放松作用，进而对挛缩的治疗有益。

腰椎和髋关节必须保持活动，这意味着他们也包括在运动疗法中，以避免因姿势错误而出现僵硬。

（二）体重监测和 PNF 指导下的运动

在进一步增加负荷之前，应进行 X 线检查，并对临床结果进行评估。通过这些，可以确定达到的固定程度是否允许负重。如果是的话，对抗阻力的训练可以在下一个阶段进行。除负荷增加

外，运动量也逐渐增大。从这一阶段开始，以 PNF 模式进行的练习非常有助于恢复安全的步态模式，并做特殊运动训练，如爬楼梯等。PNF 即本体感觉神经肌肉促进疗法。PNF 方法将复杂的运动分解为各种基本的肌群运动模式。这些是日常运动的组成部分，呈三维和对角延伸，每个单独的运动模式都可以进行训练。在这个过程中，通过牵拉刺激肌肉骨骼系统，通过触摸对关节或皮肤施加张力和压力，通过视听刺激促进眼、耳协调。PNF 利用了一个事实，即大脑让人联想到复杂的运动，尽管此时身体无法执行。

PNF 训练可以作为积极的生理运动模式进行，具体如下。

- 可以对抗手动按压。
- 可以对抗匹配的阻力。
- 最大限度地对抗阻力。
- 对抗设备的阻力或体重。
- 可以对抗固定的阻力如靠墙或门框等。

通过逐渐增加运动阻力，肌肉力量和耐力得以提高，并且与运动同步进行。在没有疾病影响的关节中，可以增加阻力。

PNF 训练的实施和活动量必须根据当前的稳定性、活动性和恢复情况（骨折、软组织、韧带损伤、手术）进行个体化调整。

（三）骨科手法治疗

根据 Maitland 和 Kaltenborn-Evjenth 的概念，手法治疗是世界卫生组织认可的物理治疗程序。

根据规则和定义，骨科手法治疗（orthopedic manipulative therapy，OMT）的重点是通过牵引和关节内轻微的平移运动实现关节的活动。

对于关节损伤，建议使用手法治疗技术，以解决关节区域的交锁和粘连，从而解决问题，保持和恢复关节的灵活性。这些技术也可应用于邻近关节，如髋关节和踝关节。如手动活动髌上隐窝或手动活动髋部和骨盆的肌肉。

九、恢复期和重返日常活动

医学训练疗法 / 应用设备的物理治疗

医 学 训 练 疗 法（medical training therapy，MTT）代表着患者向独立训练的过渡，但在住院患者的康复领域也可以使用。医学训练是指以训练关节柔韧性和耐力为目标的一种特定的轻量肌肉训练。膝关节必须具有足够的弹性。应使用能够满足特定康复需求的设备和辅助设备。使用这些设备有助于在训练期间获得更准确的活动度。在 MTT 期间，刺激密度、强度和持续时间可以准确测量，并在训练标准的基础上根据个人需求进行调整。MTT 应始终由经验丰富的教练进行，他们在开始时详细指导练习的实施，并持续监督训练过程。培训人员应能够识别治疗期间或治疗后的症状，如疼痛、发红和发热等过度反应，必要时与主治医师协商调整或停止训练计划。

如果膝关节具有良好的弹性和足够的活动度，可以进入这一训练阶段。其特点如下。

- 增强式训练。
- 加强神经肌肉训练。
- 对整个肩部和躯干肌肉进行有氧运动和力量训练。
- 全身锻炼。

股四头肌及外展肌、内收肌和髋部稳定肌都应经过特别训练（见前文）。应广泛练习步态模式，以训练生理性的功能运动模式。

十、稳定负重，重返工作和运动

在急诊住院或门诊康复后，患者应接受日常生活行为的指导。

在住院康复治疗后，通常建议继续进行门诊物理治疗。这样，训练后的功能将进一步得到加强，避免退步。因此，患者应持续康复，从巩固阶段（可能需要 1 年时间）进入预防阶段。

在门诊手术中，患者必须接受准确的行为规则，并在手术后立即获得家庭锻炼指导。患者需要知道他必须练习什么，他应该避免什么，他应该负重多少，运动多长时间。必须指出警示标志，如病灶周围疼痛、肿胀、发红和（或）发热，需要立即就医。

患者的家庭作业

为了延长每天的练习时间，患者还应该在住院或康复期间为自己做一些"家庭作业"。应根据损伤类型或手术方式、术后管理和基本表现，行个体化训练。在主治医生和治疗师的随访下，患者接受正确的运动指导和训练，并正确执行。

1. 急性期训练示例　在急性期，家庭锻炼应在外科医生的指导下进行。除了 CPM 中的被动运动外，建议进行以下练习和治疗。

(1) 足趾和踝：扭动足趾并移动踝关节激活肌肉泵。

(2) 股四头肌：等长收缩训练。

(3) 简单、积极地训练臀部和腿部稳定肌肉（图 27-2）。

(4) 改善感觉知觉，如通过应用 PNF 技术和使用弹力带进行允许负重的训练。

(5) 使用助行器进行步行训练，稳定手臂肌肉，以避免长时间使用手杖时出现肩部和颈部问题。

重复的次数应该逐步增加。一开始，最好每天锻炼多次，但只锻炼几分钟。

2. 稳定负重阶段的示例　这一阶段的目标应该是增强和恢复膝关节的功能和结构，并恢复日常生活所需的能力。

(1) 在坐姿下的擦拭运动，行下肢的轴向训练（图 27-3）。

(2) 膝关节的主动和被动运动（图 27-4 和图 27-5）。

(3) 筋膜和韧带结构，如半月板股骨韧带和半月板胫韧带、小腿筋膜和背侧肌筋膜的训练。

(4) 髌骨活动。

(5) 在柔韧性基础上的协调训练（图 27-6）。

(6) 复杂神经肌肉训练。

(7) MTT。

3. 稳定性重建示例 在恢复稳定性时，患者可以在没有矫形器的情况下独立练习。稳定肌肉结构是主要目标（图 27-7 和图 27-8）。训练是多样的，弹性带的使用很方便，因为它们可以用于多种类似 PNF 的复杂运动。此外，MTT 的应用

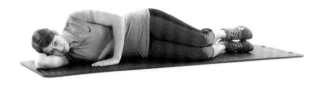
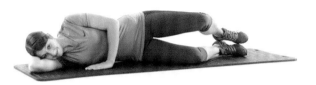
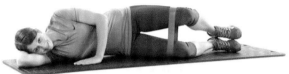

▲ 图 27-2 "贝壳运动"：带或不带弹力带的髋关节旋转肌稳定性的训练
资料来源：MedicalParkAG

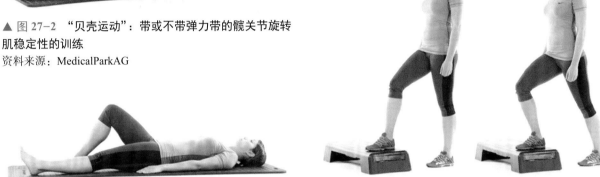

▲ 图 27-3 足跟滑动运动
资料来源：MedicalParkAG

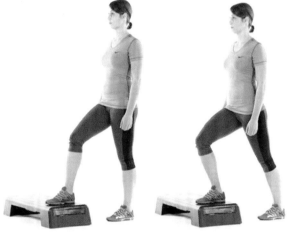

▲ 图 27-5 膝关节的自我运动训练
资料来源：MedicalParkAG

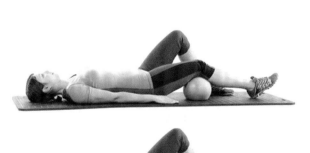

▲ 图 27-4 股四头肌强化训练
资料来源：MedicalParkAG

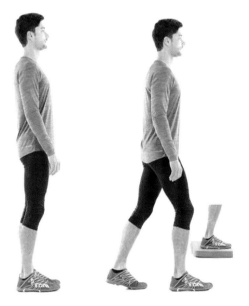

▲ 图 27-6 有无平衡垫的起步训练
资料来源：MedicalParkAG

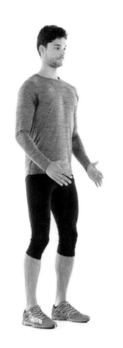
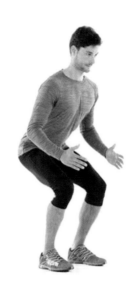

▲ 图 27-7　下蹲训练
资料来源：MedicalParkAG

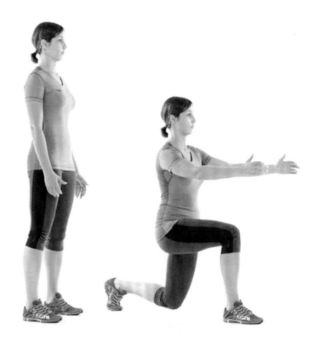

▲ 图 27-8　分体式下蹲训练
资料来源：MedicalParkAG

和步态模式的改善变得越来越重要。

4. 日常生活中的重要问题

• 我可以提或搬运什么？

• 额外镇痛药的应用。

• 我什么时候应该看医生（疼痛、炎症、功能损害）？

• 在外科医生处进行随访。

• 定期肌肉训练，必要时进行理疗。

参考文献

[1] Rauch A, Cieza A, Stucki G. How to apply the international classification of functioning, disability and health for rehabilitation management in clinical practice. Eur J Phys Rehabil Med. 2008;44(3):329-42.

[2] WHO. Disability, prevention and rehabilitation. Bd. 668. Genf: Technical Report. 1981.

[3] WHO. ICF - Internationale Klassifikation der Funktionsfähigkeit, Behinderung und Gesundheit.Oktober. Herausgeber: DIMDI. Genf. 2005.

[4] Pozzi F, Snyder-Mackler L, Zeni J. Physical exercise after knee arthroplasty: a systematic review of controlled trials. Eur J Phys Rehabil Med. 2013;49:877-92.

[5] Roos EM, Lohmander LS. Knee injury and Osteoarthritis Outcome Score (KOOS): from joint injury to osteoarthritis. Health Qual Life Outcomes. 2003;1:64.

[6] Roos EM, Roos HP, Lohmander LS, Ekdahl C, Beynnon BD. Knee injury and Osteoarthritis Outcome Score (KOOS)-development of a self-administered outcome measure. J Orthop Sports Phys Ther. 1998;28(2):88-96.

[7] Ebenbichler GR, et al. Ultrasound therapy for calcific tendinitis of the shoulder. New Engl J Med. 1999; 340(20): 1533-8.

[8] Bandholm T, Kehlet H. Physiotherapy exercise after fast-track total hip and knee arthroplasty: time for reconsideration? Arch Phys Med Rehabil. 2012;93(7):1292-4. https://doi.org/10.1016/j.apmr.2012.02.014.

[9] Husted H, Otte KS, Kristensen BB, Ørsnes T, Wong C, Kehlet H. Low risk of thromboembolic complications after fast-track hip and knee arthroplasty. Acta Orthop. 2010;81(5):599-605. https://doi.org/10.3109/174536 74.2010.525196.